临床检验与健康体检

胡 林 著

黑龙江科学技术出版社

图书在版编目（CIP）数据

临床检验与健康体检 / 胡林著. -- 哈尔滨 ：黑龙
江科学技术出版社, 2018.11（2024.1 重印）

ISBN 978-7-5388-9886-6

Ⅰ. ①临… Ⅱ. ①胡… Ⅲ. ①临床医学 – 医学检验 –
基本知识 Ⅳ. ①R446.1

中国版本图书馆 CIP 数据核字(2018)第 262041 号

临床检验与健康体检

LINCHUANG JIANYAN YU JIANKANG TIJIAN

作 者	胡 林	
责任编辑	马远洋	
封面设计	翟 晓	
出 版	黑龙江科学技术出版社	
	地址：哈尔滨市南岗区公安街 70-2 号　邮编：150007	
	电话：（0451）53642106　传真：（0451）53642143	
	网址：www.lkcbs.cn	
发 行	全国新华书店	
印 刷	三河市铭诚印务有限公司	
开 本	787 mm×1092 mm　　1/16	
印 张	13.25	
字 数	300 千字	
版 次	2018 年 11 月第 1 版	
印 次	2024 年 1 月第 2 次印刷	
书 号	ISBN 978-7-5388-9886-6	
定 价	125.00 元	

前　言

人类亘古以来对于健康的追求永恒不变，长生不老的梦想几乎与人类文明的历史一样久远，健康长寿成为人类上下求索的终极目标。世界卫生组织"21世纪人人享有健康"观念，强调打破旧模式，接受看待健康问题观念上重大转变的必要性。"健康不仅是没有疾病，而是包括躯体健康、心理健康、社会适应良好和道德健康"。

中共十八届五中全会明确提出建设健康中国，2016年《"健康中国2030"规划纲要》发布实施，强调预防为主、推行健康生活方式以减少疾病发生的健康中国战略正式上升为国家战略。随着科学的发展、社会的进步，人们从思想上越来越多地赋予健康更广泛更深刻的含义。无论是从个体、社会还是整个国家层面，健康已经成为社会关注的主流，并上升到战略的最高。

在《辞海》中说，健康是人类各器官系统发育良好、体格健壮、功能正常、精力充沛，并具有良好劳动效能的状态，通常可以用人体健康检查的各种生理、生化指标来衡量。实施健康管理是变被动的疾病治疗为主动的管理健康，达到节约医疗费用支出、维护健康的目的，是指一种对个人或人群的健康危险因素进行全面管理的过程。其宗旨是调动个人及集体的积极性，有效地利用有限的资源来达到最大的健康效果。一般来说，从处于低危险状态发展到高危险状态，发生早期病变，出现临床症状，形成疾病。这个过程可以很长，往往需要几年甚至十几年，乃至几十年的时间。期间的变化多数不被轻易地察觉，各阶段之间也无截然的界线。在形成疾病以前进行有针对性的预防干预，可成功地阻断、延缓甚至逆转疾病的发生和发展进程，从而实现维护健康的目的。

健康体检是指通过医学手段和方法对受检者进行身体检查，了解受检者健康状况、早期发现疾病线索和健康隐患的诊疗行为。现有的体检主要包括一般基础检查、实验室检查及影像学检查等三大类，而鉴于科学的快速发展，人们对于疾病的认识已经上升到了分子生物学的水平，有些疾病在早期甚至还不曾有身体体征上的表现，就已经能够通过血液或体液的一些实验检查，发现指标上的变化，从而提起某些注意，进行干预，将疾病的发展遏制在萌芽阶段。

本书就体检中涉及的有关临床检验实验室检查的相关知识，和注意事项进行阐释，以供临床医学，护理等专业的相关同仁参阅，并给进行健康体检的人们提供帮助。

目 录

第一章 健康体检那些事

一、健康体检的几个概念

1.健康

世界卫生组织（WHO）在 1948 年的组织宪章中提出了关于健康的定义："健康是人在生理、心理和社会适应的完美状态，而不仅仅是没有疾病和免于虚弱。"这个定义包含 3 个方面的内容：一是身体生理没有疾病，免于虚弱，体格健全；二是心理和精神方面的平衡状态；三是人与社会相适应，达到与社会和谐相处的完美状态。

2.健康体检

健康体检是以健康为中心的身体检查。国家卫生部 2009 年颁发的《健康体检管理暂行规定》提出，健康体检是指通过医学手段和方法对受检者进行身体检查，了解受检者健康状况、早期发现疾病线索和健康隐患的诊疗行为。

3.健康体检的任务

人最宝贵的是生命，生命最宝贵的是健康。根据健康的定义，如何评价生理、心理和社会适应的状态，有哪些影响健康的因素，有没有疾病的预兆，对身体全面地"监察"和"审计"，就是健康体检的任务。

4.健康体检是自我保健、主动健康的重要方式

健康体检是从视、触、叩、听的物理检查中，发现新的异常体征，已成为自我保健、主动健康的重要方式。健康体检能从各项化验数据的量变中，看出身体质变的信息，有利于疾病的早期发现；健康体检可以寻找影响健康的不利因素，纠正不良生活方式的影响；健康体检可以指导修正机体自身的调节机制，维持机体内、外环境的平衡；健康体检能促进对疾病的早预防、早诊断、早治疗，将疾病消灭在萌芽状态。健康体检还能节省医疗经济开支。从长远考虑，倘若有病而未及时发现和治疗，将来所花的治疗费用要比早发现、早治疗所需的费用多得多，而且病痛更不是金钱所能计算的。

5.健康体检的历史

健康体检作为一种行业，是 20 世纪 40 年代先在美国出现的。第二次世界大战后，人们向往健康，需要了解自己是否能够耐受致病因素的侵袭。怎样才能保持身体的健康?是患病后的被动诊治，还是主动找医师检查?由此，体检行业应运而生。1947 年美国医药协会首次提出了"健康体检"的概念，并郑重建议：35 岁及以上的健康人，应每年做一次全面的体格检查。

二、健康体检与医疗体检的区别

健康体检与医疗体检在体检方法上有很多共同之处，而在项目组合、科室构架、制度管理、体检结果处理和交流方面义与医疗体检有很多不同。

（1）服务对象不同：健康体检的服务对象是主动防病查体的"客人"；医疗体检的服务对象是因疾病或伤痛而就医的"患者"。

（2）指导思想不同；健康体检的指导思想是"预防为主""治未病"；医疗体检的指导思想是"救死扶伤""治病救人"。

（3）目的不同：健康体检的目的是在健康人群中，通过查体发现异常体征，提示可能威胁健康的因素；医疗体检的目的是根据病痛症状，通过查体发现其发生的原因和部位，明确诊断，为治疗提供依据。

（4）中心不同：健康体检是以"健康"为中心的体检过程和结论；医疗体检是以"病痛"为中心的体检过程和结论，目的是根据患者或家属对病痛症状的主诉，通过查体发现其原因和部位，以明确诊断，为治疗提供依据。

（5）项目不同：健康体检的项目与医疗体检项目有所区别。国家颁布的《学生健康标准附中国成年人体质测定标准》是人们评定体质的标准，并根据其要求设定了体能测试、心理测查以及如微量元素、肿瘤标志物乃至基因性质的检测项目，这在一般医疗体检中是没有的。

（6）"产品"不同；健康体检的结果是最终做出健康体检的汇总报告，即在本次体检中发现的异常体征的解释、分析和处理建议。而医疗体检的结果是书写病历和病程记录，通过有效的治疗，消除病痛和症状。

三、定期进行健康体检的意义

（1）健康是自己的，定期全面地进行健康体检，"定期审计""年检"，可以实现预防为主的目标。

（2）健康是动态的，定期进行全面的健康体检，有利于从生活方式和致病原因上发现影响健康的因素。

（3）健康体检是社会的，定期进行全面的健康体检，有利于了解环境、家庭、社会有关因素的影响。

（4）健康是主动的，定期进行全面的健康体检，有利于了解自己的健康状态，采取最佳方式和强度，提高免疫和抗病能力，早期发现健康危险因素。

四、健康体检根据体检的目的和性质不同，可分为以下几类。

1.预防保健性体检

预防保健性体检是人们自发地通过医学手段对身体进行的定期全面检查，以了解身体整个健康状况，达到对疾病早发现、早诊断、早治疗的目的。

2.社会性体检

社会性体检是指处于社会因素、按照国家指定的有关政策文件要求，对从事相关专业的人员进行上岗前、上岗期间、离岗前的定期或者不定期检查。如入学体检、入托体检、招工体检、征兵体检、婚前体检、驾驶员体检等。

3.鉴定性体检

鉴定性体检指职工因工伤、职业病致残程度进行鉴定或对某些体检结果存在异议，需进一步检查鉴定而进行的健康体检。

4.科研性健康体检

根据科研设计要求，对某些人群、某些项目进行有针对性的体格检查。

五、健康体检的适合人群

1.常规体检对象

常规体检对象大多由团体组织，如机关公务员体检、企事业单位员工体检、学校教职工体检、城镇街道、农村乡镇安排的体检等，这类对象通常安排的是常规性的体检项目。

2.特定对象有针对性的体检

该类体检如优生优育体检、微量元素检测、职业病体检、性传播疾病检查、防癌体检、亚健康状态时的体检、遗传性疾病的风险评估体检等，这类对象除了安排常规性的项目之外，再按照其本人的意愿安排相应的体检项目。

六、体检内容

根据体检手段和设备材料的不同，体检内容分为四大类：常规体格检查、影像学检查、电生理检查、检验检查。

1.常规体格检查

常规体格检查是医师通过望、触、叩、听4种方法以及使用简单的工具（血压计、听诊器、耳镜、手电筒、视力表等）对身体某个脏器和部位进行的全面检查，包括身高、体重、营养等身体一般情况；内科、外科、妇科、眼科、耳鼻咽喉科、口腔科、神经科、皮肤科等专科检查都属于体格检查的范畴。

2.影像学检查

影像学检查包括X线、B超、颅脑多普勒、磁共振成像（MRI）、内镜、CT等的检查，对于诊断、发现疾病及提供部分治疗手段具有重要的意义。

3.电生理检查

电生理检查包括心电图、动态心电图、运动平板试验、脑电图、肌电图、肺功能检查等，是通过仪器引出，放大记录身体内的生物电活动，具有较高的灵敏度，无创伤、无病苦。

4.检验检查

检验检查是利用试剂和仪器，对受检者的血液、尿液、粪便、分泌物、痰液等标本进行分析检测，通过检验值的高低，来判断身体某个脏器的功能是否正常或为诊断某种疾病提供依据。而其中检验检查得益于快速发展的各种医学科学实验手段，越来越多的在早发现上独占鳌头，占据不可动摇的社会地位。

七、健康体检的医疗机构

1.医院

各级医院都可以接受健康体检任务。现在规模较大、条件较好的医院单独开设了体检中心或医疗保健中心，可以与求诊的患者分流。体检后若要求会诊或希望进一步的咨询，即可就地挂号请体检中心（医疗保健中心）的专家为您提供周到的服务。

2.疾病预防控制中心

职业病体检、微量元素与重金属检测、艾滋病确诊等，通常由各级疾病预防控制中心承担。

3.独立实验室

这是21世纪在我国出现的一种新型医疗机构，它相当于独立在医院之外的检验科，是独立法人单位。常能开展几百个检验项目，有些还开展病理检验。其服务对象主要是未设置检验科的乡镇卫生院、个体诊所，一些大中型医院因为标本量太少而暂不开展的特殊检验项目，独立实验室也可以集中起来做，这有利于资源共享，节约成本。

第二章 临床检验常见问题解答

一、检验科是干什么的？

检验科是临床医学和基础医学之间的桥梁，包括临床化学、临床微生物学、临床免疫学、血液学、体液学以及输血学等分支学科。临床医学很好理解，通俗地说就是解决疾病的诊断、治疗及预后等等，基础医学这个词好似有些晦涩。百度词条上是这样说的，基础医学（英语缩写 BMS），属于基础学科，是现代医学的基础。基础医学是研究人的生命和疾病现象的本质及其规律的自然科学，其所研究的关于人体的健康与疾病的本质及其规律为其他所有应用医学所遵循。

那么检验科就是通过各种实验手段将疾病从生物化学、血液学、细胞学及免疫学等各方面所体现的状态给临床诊断疾病、追踪疗效和预后提供准确的科学数据。检验科内根据专业和习惯的不同，可将实验室分为临床常规检验室、临床生化实验室、免疫室、微生物（细菌）室、血库、特检室、急诊实验室等，在一些小型医院或门诊部则直接称为化验室或检验室。在一些大型综合医院或专科医院中还有许多专科实验室，如内分泌实验室、遗传实验室、肿瘤实验室、血液病室、肾病实验室、呼吸实验室、胃肠实验室、妇科实验室、男性学实验室等等，专门开展一些特殊化验项目为专科病人服务。

它所提供的是健康或不健康、有病或没有病的客观证据；从某种意义上来说，检验科提供的不仅是一个体从出生到终老的服务，而且在其尚未形成生命之前和刚刚形成生命之时已经介入其中，如提供孕前遗传病风险评估和早早孕试验。

现代化的医院检验科，不仅设备精良，而且管理到位。常常有体检者在采血以后不忘交代："医生，这管血是我的，不要搞错了!"您完全可以放心，错不了。现在，检验科用的是带条形码的标本容器，并通过实验室计算机系统（简称 LIS 系统）从检验标本采取、检验前处理、检验过程、检验结束到标本保存（一般保存期 7d）实行全程监控，好像 GPS 导航仪一样；随时能够监控到您的标本在什么地方、现在处于什么位置、共需检测多少项目、已完成哪些项目等等。检验科内部还有国际通用的检验前、检验中和检验后的全面质量控制制度，会对发出的每一份检验报告负责。所以，您可以放心地为检验科投下一张信任票。

二、怎样保证检验结果的准确?

过去我们仅仅在实验室内部做质量控制的监督，包括室内质量评价和室间质量评价。通过仪器的维护保养保证正常运转，定值的质控样本来监测整体实验过程，为室内质评。室间质量评价是由国际、国家以及地区性卫生机构，组织若干实验室在共同规定的时间内，同时测定同一批号的控制样本，按期回收其测定结果，进行统计分析，观察实验室各测定结果是否在允许的误差范围内，据以衡量实验室的工作质量。

这一部分的监控仅仅是分析中质量控制，除此之外还包括分析前质量控制和分析后的质量控制。检验结果的合理应用不但取决于实验室良好的分析中质量控制，也取决于临床医生对检验项目的正确选择和对结果的正确评价，取决于检验标本的准确、及时的采集及临床医生、检验医生及护理人员积极有效的沟通和交流。始于来自临床医师的申请，止于检验分析程序启动，习惯上称为分析前阶段或检验前过程，其步骤包括检验申请、患者准备、原始样本采集、运送到实验室并在实验室内传递。这一阶段质量保证的重要性在于保证所提供的检验信息对临床医师用于患者诊断、治疗时的有效性、可靠性。也就是说，这一阶段质量保证工作是为保证检验结果能真实、客观地反映患者当前病情或健康状态所应采取的必要保证措施。所以，分析前阶段质量保证是临床实验室质量保证体系中最重要、最关键的环节之一，是保证检验信息正确、有效的先决条件，而检验信息的有效性是检验工作的目的，也是检验质量的重要内涵之一。检验信息的不正确、不可靠，不仅会造成人力、物力的浪费，还可能对临床诊治产生误导，延误对患者及时治疗。

分析后的质量控制的主要内容是对检验结果的审核和通过与临床医生的沟通对一部分特殊的情况进行核实和分析衡量实验结果是否正确。检验结果是静态的，只能反映受试者特定时间内的情况，而患者的机体是动态的，机体的反应性也因为个体差异而不同，同一疾病的患者可能出现不尽相同的检验结果。因而，评价检验结果时与临床的结合就显得额外重要。

三、正常值、参考值和医学决定水平

正常值是指正常人或动物的各种组织和排泄物中各种成分含量及人体和动物对各种试验的正常反应值。同一正常人随着机体内外环境的改变，这些数值也会发生相应的改变，并存在个体差异。所谓"正常值"等一系列称呼实际上只是一个概念，即所得到的测定结果在一个相对正常的范围之内，所以也可称为正常范围。人人都希望自己的化验结果是正常的，并以此表明白己身体目前的状态是健康的。正常值的划定是有一定要求的，它是来自于相对绝大多数处于健康状态人的测定结果，一般以所选择相对健康的正常人群测定值中的95%划定正常值的界限，所以仍有约5%的健康人的结果分布在异常区域内。因此，当你的化验结果略超出正常值范围一点时并不意味着你一定有病，这里可能存在测定误差、干扰因素、你是95%以外的正常人等各种可能。如果简单地承认"正常"的概念，把"正常范围"看作从健康到疾病的分界范围显然是错误的。正常值、正常参考值、参考值、参考值范围等不同的称呼均表达同一个含义，但正常二字有较多的局限性，所以现在专家推荐统称为参考值或参考范围。

医学决定水平是一个界限值。在介绍参考值时我们说明了参考值的来源，参考值的意义，而医学决定水平是一个不同于参考值的指标，它是决定人体健康与否的一条界线，它来源于大量的医学实践，它的升高和降低决定着某种疾病的是与否，在临床治疗过程中带给临床医生的意义是采用什么方式对病人进行治疗和治疗是否见效。它具有诊断和治疗的决定性使用价值，因此被称为医学决定水平。例如：当血小板计数值低与参考值时，并非说明该患者确有出血问题或出血倾向，但当血小板低于医学决定水平的 $50 \times 10^9/L$ 时，提示病人确有出血倾向，应予以治疗和重视，当血小板低于医学决定水平的最低界限值时（如 $10 \times 10^9/L$）。则必须立即采取止血措施或为病人输入血小板，以帮助病人增加循环血液中血小板的数量和增强止凝血能力。

参考值来源于大量的正常人群中有关实验测定数据，并根据正常人群中不同年龄、性别分别进行统计分析，得到厂绝大多数人群中数据的分布范围，并以此确定参考值范围。而医学决定水平是来源广大量的临床病人数据的观察和积累。用于确定疾病的发生发展和变化情况，并针对这些情况对病人进行诊断和治疗。因此医学决定水平的界定需要进行大量的临床观察和研究，是一项十分复杂的工作。对超出参考值界限不大的异常值，可以根据病人的临床表现区别对待，可以采取治疗措施，也可以进行观察。但如超过了医学决定水平的界限，则一定要及时采取治疗措施。某些疾病的诊断指标需依靠医学决定水平值才能判断，而在参考值范围左右则很难进行判断，参考值可有一个上限和一个下限，也可只有一个上限或一个下限，而医学决定水平可根据不同的疾病诊断要点和标准不同的治疗要求和治疗方法的选择，有多个设定的上限或下限，临床医生在使用这些指标时能够根据不同的界限采取不同的处理方法和措施。医学决定水平是临床医生在诊断和治疗疾病时应该掌握和使用的数据，不是普通患者做参考的参考值。

四、如何正确看待正常值和异常值？

测定值会因生理条件而变动，一次检查的测定值超出参考值范围，变成异常值就认为有异常或疾病，有些为时过早。因为参考值其数值因年龄和性别而不同，而且，即使是同一个人，测定值也会因测定的日期、时刻、季节、饮食、运动、怀孕等条件而不同，这就属于生理波动。

即使是健康的人，测定值有时候也会有很大的个人差异，不符合群体的参考值。例如，因腹痛来医院就诊的患者白细胞的数量测定值为 $8.0 \times 10^9/L$，从参考值看是在正常范围内，但此患者本身的基础参考值为 $4.0 \times 10^9/L$，根据这个判断测定值为异常值。像这样，也可能是检查的数据为正常值，其实却是异常值；检查结果出现异常值，也可能是正常的。因此，为了正确判断个人的测定值，就必须考虑生理的变动和个人差异。所以，重复二三次的检查，将检查资料画成线图，以了解自己的参考值，这是很重要的。

有人在检查项目上只写有异常，其实已经病得很严重。只看一个检查项目的测定值时，大部分都是位于参考值和异常值之间的临界值，很难判断属于什么情况。因此，不可以自己针对检查结果随意判断，若对检查结果的判定感到不安或有疑问时，应该请教专业的医生根据多个检查结果做出综合的疾病诊断，必要的时候进行动态观察或增加其他的检查项目配合辅助诊断。

五、为什么要空腹抽血？

空腹抽血已成为许多项化验检查基本要求，主要有以下原因：

（1）许多抽血化验项目的正常参考值均来源于正常人群空腹抽血的结果，经统计分析后得到的。

（2）进食后可血液中许多化学成分可发生改变，因而不能得到准确的化验值，如进食含脂肪高的食物后可使三酰甘油明显升高数倍；食用高糖食物两小时内可使血糖迅速升高；头天晚间进食后到第二天清晨，空腹时间达十小时以上，体内各种物质已达到相对稳定和平衡，食物性因素对血液成分基本没有影响，此时抽血可得到相对稳定准确的结果。

（3）人体生物周期的变化，某些项目指标因采血时间不同，变化较大，如皮质醇分泌高峰在早晨，下午至晚间则逐渐下降，因此在同一时间测定的结果具有可比性。

（4）人在早间运动较少，而进食、劳动、运动、工作等诸多因素的影响，可使一些化验指标波动，有碍检测结果的准确性，也不利于与以前所做结果的比较。

六、血液由什么组成，为什么我们抽出的血液不是鲜红色？

血液是人体的重要组成部分，它维持着人体各部分的少理功能，是维持生命的基本成分之一，没有了血液，人的生命将不会存在。简单地说，血液主要由血浆和血细胞（就是人们所说的血球）两大部分组成，将血液用抗凝剂抗凝处理后，放在离心机内离心或静置一段时间后就可发现血浆和血细胞明显分为两部分，血细胞因为分量较重被沉淀在底部，悬浮在红色血细胞上面的黄色透明液体就是血浆。

血细胞部分是由有固定形态的红细胞、白细胞和血小板三部分组成的，血浆中含有91%～92%的水分，浆蛋白、激素、营养物质、代谢产物、酶类、电解质、微量元素和血液气体等。如果血液不经过抗凝处理，让其自然凝固，血液也会分成两大部分，沉淀在下面的是凝固在一起的红细胞、白细胞和血小板三种有形成分；浮在上面的清晰透明的淡黄色液体是血清，血清中不含有血细胞和纤维蛋白原成分。

血液是一种黏稠的红色液体，它流经人体的各个部分，从心脏出发，经过动脉到小血管到毛细血管，再到静脉，回到心脏，经过心脏将血液送入肺内，静脉血在肺脏的肺泡中进行气体交换后，血液重新带足氧气变为鲜红的动脉血，再回流到心脏中，进行下一轮的循环。一个成人大约有相当于体重的 8% 的血液在全身各个部位循环，也就是说如果体重为 60 千克的人约有 4.8 千克的血液。血液的比重约为 1.060，因此 48 千克重的血液约有 4.5 升。

我们用于检查的血液大部分都是采集的静脉血，因为含有较多的二氧化碳和其他代谢产物而显得颜色暗淡。

七、为什么静脉血要取代末梢血检测血常规？

血球计数仪的使用极大地提高了血常规检验的水平和工作效率，取得了良好的社会效益和经济效益。血细胞计数仪从设计上均要求以检测静脉血为佳，采静脉血和末梢血测定白细胞（WBC）、红细胞（RBC）、血红蛋白（HGB）、红细胞比积（HCT）、平均红细胞体积（MCV）、平均红细胞血红蛋白含量（MCH）、平均红细胞血红蛋白浓度（MCHC）、血小板（PLT）的结果进行比较分析。

血常规标本的采集对检验结果有较大的影响。静脉血检测能正确地反映患者实际情况，重复性好；而末梢血的血样实际上是动静脉血、毛细血管血、组织间液和细胞内液组成，不能反映循环血液的真实情况。有研究表明，末梢血和静脉血的血常规结果有明显差异，末梢血 WBC 计数增高（+8%），血小板计数明显偏低（−9%），这是由于采末梢血时的速度慢，出血不畅，组织液混入或血小板黏附于皮肤穿刺处形成微血块所致。为获得充足的血液须反复挤压，使组织液稀释液，加速血小板聚集，而使仪器检测结果受到干扰造成计数误差。患者紧张、采血时进针深度不够等也会使检测结果受到影响。而静脉采血能尽量避免这些情况的出现。也有研究表明，末梢血所用预稀释液由于质量（渗透压、离子浓度、pH 酸碱度）可影响白细胞的形态。使仪器进行细胞计数和白细胞分类计数困难，血小板计数偏低。通过比较，末梢血测定的RBC、HGB、PLT、HCT 低于静脉血，末梢血检测的结果的平均变异系数大于静脉血，若标本合格，静脉血的白细胞和血小板计数不仅重复性好，且准确，除了白细胞形态上的变异外，分析仪对白细胞分类结果也较准确。通过对测定的每例患者静脉血和末梢血血常规的结果配对 t 检验分析，8 项主要参数中除 MCH外，其余 7 项差异均有统计学意义。说明不同的采血方式对血液分析仪测定血常规的结果有显著差别，若交叉使用静脉血和末梢血测定血常规可能导致错误的结论。

另外，静脉采血有利于延长仪器的使用寿命。末梢采血常采用棉球擦拭消毒常会有不易发现的细小棉纤维随着血液进入计数系统，容易造成计数微孔或管道的堵塞，产生计数误差，缩短仪器使用寿命。而且，静脉采血可以减少交叉感染，医源感染。静脉采血量通常为 0.6~1.0ml，对于有干扰的可疑结果可以反复检测；末梢血采血时血量有限，需复查时常要进行 2 次采血，增加了患者的痛苦，而且 2 次采血也不能保证排除干扰。综上所述，随着各类型血细胞计数仪的广泛应用，

为提高结果准确性，保证仪器的使用，应积极推广采用静脉血取代末梢血检测血常规。

八、为什么不同医院的检验结果差别很大？

临床检验涉及的检查项目繁多，其中只有一部分常规的检查项目在不同医院间可以进行比较对照，而大多数的检查项目由于各个医院的使用仪器和检测方法的不同，参考值的范围也不尽相同。参考值在不同的医院和实验室之间本身存在一定的差异，原因是在确定各自实验室的参考值时所选取的正常参考人群不同；所使用的仪器、方法、试剂不同等；地区性差异；种族性差异；年龄差异；性别差异；选用测定值单

位不同，需要换算等。所以如果确实需要做监测对照建议在同一家医院的相同条件下进行检测，以避免临床上无法做出正确的判断，延误就医。

例如，血常规在各医院间检测的差别不大，但上午和下午不同时间检查 WBC 的计数就会出现正常的生理波动。而对于各类激素水平的检测，由于检测方法和仪器的不同，结果往往完全没有可比性。

九、采血时用的各种带不同颜色帽的真空采血管的用途?

我们采血时使用的不同颜色帽的各类采血管代表的是内含不同的抗凝剂，用来检测不同的检查项目，因为不同的检测项目的要求不同，所以是不能混用的。

肝素（绿色）： 肝素是用于血液检测化学成分的首选抗凝剂，是一种含有硫酸基团的黏多糖，其抗凝机理主要是与抗凝血酶 II（AT-II）一起，在低浓度能抑制因子 IXa、VIII 和 PF3 之间的作用，并能加强抗凝血酶 III（AT-III）灭活丝氨酸蛋白酶的作用，从而阻止凝血酶的形成，还有抑制凝血酶的自我催化及抑制因子 X 的作用，在高浓度时可阻断凝血酶与纤维蛋白的反应，并有阻止血小板聚集等多种抗凝作用。肝素对血液成分干扰较少，不影响红细胞体积，不引起溶血，适用于做红细胞渗透性实验。此外肝素抗凝血不能用于制作血涂片，因为 Wright 染色后出现深蓝色背景，影响显微镜计数。肝素抗凝血应于短时间使用，否则放置过久血液又可凝固。

乙二胺四乙酸盐（EDTA 盐）（紫色）： EDTA 能与血液中的钙离子结合成螯合物，凝血过程被阻断，血液不能发生凝固。EDTA 盐可在 100℃下干燥，抗凝作用不变。此抗凝剂不影响白细胞计数及大小，对红细胞形态影响最小，并且可以抑制血小板聚集，适用于一般血液学检测。EDTA-K2 可使红细胞体积轻度膨胀，采血后短时间内平均血小板体积非常不稳定半小时后趋于稳定。可使钙离子和镁离子下降，同时使肌酸激酶、碱性磷酸酶活性减低。最佳浓度为 1.5mg/ml 血液，如果血少，中性粒细胞会肿胀分叶消失；血小板会肿胀、崩解，产生正常血小板的碎片，使分析结果产生错误。EDTA 由于能抑制或干涉纤维蛋白凝块形成时纤维蛋白单体的聚合，不适用于凝血和血小板功能检查，也不适用于钙、钾、钠及含氮物质的测定。此外还能影响某些酶的活性和抑制红斑狼疮因子，故不适合制作组化染色和检查红斑狼疮细胞的血涂片。

枸橼酸盐（蓝色 1:9）（黑色 1:4）： 枸橼酸盐主要是枸橼酸钠，其抗凝机理是能与血液中的钙离子结合形成螯合物使钙离子失去凝血功能，凝血过程阻断，从而阻止血液凝固。凝血试验用蓝色的，血沉用黑色的。大部分凝血试验都可用枸橼酸钠抗凝，它有助于 V 因子和 VIII 因子的稳定，并且对平均血小板体积及其他凝血因自影响最小，可用于血小板功能分析，枸橼酸钠细胞毒性较小，也是输血中血液保养液的成分之一，但是枸橼酸钠 6mg 才能抗凝 1ml 血液，碱性强，不适用于血液化验和生化测验。

氟化钠（灰色）： 氟化钠中的氟离子可与钙离子结合形成螯合物而发挥抗凝作用，但其抗凝能力较其他抗凝剂弱，氟离子可抑制糖酵解中的烯糖化酶，防止糖酵解，若未加氟化钠，血标本中的葡萄糖含量将以每小时 6% 的速度下降，而在有氟化钠存在的条件下，血糖浓度在 25℃ 的条件下可以稳定 24h，4℃ 可以稳定 72h，临床上常用 EDTA-K2 和氟化钠一起作为抗凝剂用于血糖测定。

十、有些检查项目的化验结果当天拿不到结果，血会坏吗?

有时候我们检测的一些结果需要隔日，甚至一周才能拿到结果是什么原因呢?每个医院的检验科因为要考虑试验成本，时间及人员的掣肘等各种原因，会根据自身的情况规定不同检验项目的操作时间和取报告的时间。只要是工作人员采取的样本都会根据不同实验的要求进行实验前的处理，经过高速离心，提取血清或是血浆进行低温存储。所有的这些存储方式都是经过科学的验证对化验结果不会产生影响。

十一、抽血需要怎么做?

提到抽血，有些人会有不同程度的紧张，甚至有些患者会有晕针晕血的现象，有些小孩还会大哭大闹。抽血只是有轻微的痛感，紧张甚至恐惧大多是心理因素，为保证抽血顺利和化验结果的准确和稳定，应予以积极的配合，保持良好放松的心态。

抽血检查一般采静脉血，静脉血化验除特殊要求的项目以外，一般要求在上午抽血，抽血前尽量减少运动量，不要吃食物，保持空腹，可以喝少量的水，除某些必须按时服用的药物以外，尽量将其他药物移到抽血之后再服用，以免对某些实验结果有所干扰。如是住院病人，应在比较平稳的状态下，由医生或护士为您抽血，抽血前应尽量清洁抽血部位的皮肤。抽血量的多少是根据化验内容的不同及项目的多少来决定的，抽血量在 2~20ml，最多不会超过 50ml。经常听患者说"抽这么多的血需要多少营养才能补回来呢?"其实这完全没有必要担心和紧张，因为这只占人体全部血量的 0.5%~3%，不需要任何补充和特殊营养，血液是在不间断的新陈代谢，有消亡同时也有新的血液产生，人体完全可以自行调整和适应。

抽静脉血一般有静坐抽血和躺卧抽血两种情况。静脉抽血前虽然医生和护士要为你消毒处理，但你还是应该将整个手臂清洗干净，因为消毒只是在抽血部位一个小范围内采取的碘酒和酒精的皮肤消毒。静坐抽血需要患者静坐于椅子上，将衣袖上卷，但不要使衣袖压迫上臂过紧，如所穿衣服过多或过紧，最好将所要抽血的一侧衣袖脱出，以免衣服压迫血管太紧或时间过长引起一些麻烦。静脉抽血一般无左右手臂之分，无男女性别之分。一般在肘弯处静脉血管是最易观察到和最粗的部位，抽血多在此处进行。体胖或肘静脉不易找到的患者也可在手背静脉抽血。将手臂平放于桌面，掌心向上，医生或护士会将一个小软垫放于你的手臂之下，此时手臂平放的高度应与心脏高低位置不相上下，此时医生或护士会为你扎止血带、消毒和静脉穿刺。抽血穿刺时应握紧拳，针头进入血管后可以放开拳头。患者此时应保持安静平稳心情，如对静脉穿刺抽血紧张或见血恶心及眩晕问题，可闭上双眼或扭转头部抽血，或采取躺卧抽血。完成后立即用消毒的棉块或其他消毒止血物品压紧穿刺部位，或弯曲手臂夹住棉球，已免血液渗出。此后 24h 内尽量保持抽血手臂的清洁卫生。躺卧抽血一般用于重病患者、住院患者、长期卧床患者、精神病患者等。有关抽血的要求同于前面叙述的内容、患者平卧于床上，面向上，手臂平放于身体两侧，掌心向上，不要翘起前身或用力抬头，不要过分注意抽血的部位。抽血之后应静躺一会儿，不要立即坐起或下床活动。

十二、从化验单上看到的信息

随着计算机技术的快速发展，现有的大部分医院已经取消了纸质的检查单，所有病人的信息和检查项目的信息都保存在就诊卡内，病人通过刷卡就医、检查、取药及取化验结果。在检查报告中除了能够体现病人的基本信息外，通常还有检查项目及其英文缩写，检查数值、单位、参考值范围，样本采集时间及报告时间。除此之外，有时还会出现一些符号，会给您提示。

表示高于参考值的字母和符号常有：H、HIGH、>、+、↑。

表示低于参考值的字母和符号常有：L、LOW、<、-、↓。

表示异常值的其他方式：文字反白、字体或字母加粗或加黑、加注星号（*）或其他字母、用短语（如 ABN、abnomal 等）、用字母和数字代码标出（如 A1、A2、F1、F2、R0、Rl、R4 等）。各种代码的含义可根据所使用的仪器不同，有不同的定义，其中许多为提示给实验室专业人员参考的，并非确有临床意义，遇到这类问题可向实验工作人员询问。

直接用英文单词或短语说明可能出现的异常问题，对于这种方式，因各种仪器设备的不同，化验内容的不同，各种提示多种多样无法详述，如有具体问题，可直接向实验工作人员及临床医生咨询。

十三、什么是三大常规？

常规就是指最基本的检查。相对于特殊来说，常规一般不代表某些特定的疾病，具有普遍性，是最基础的。我们通常会听到住院常规，也就是说所有疾病都需要检查的最基本项目。有些医院也赋予其特定的含义。

三大常规化验特指血、尿、便三大常规检查。"常规"二字的英文为"routing"，常缩写为"RT"或"Rt"。因此，血常规又可写为"血 RT"或"血 Rt"、尿常规又写为"尿 RT"或"尿 Rt"、便常规又写作"便 RT"或"便 Rt"，其他项目的常规化验也可用"Rt"或"RT"代替"常规"二字，如"精液 RT"，"胸水 RT"等。一般在临床检验室操作完成。

十四、什么是定性实验、半定量实验和定量实验？

在众多的检查项目的选择中，有时候我们会发现同一种检查分为定性、半定量、和定量三种，而且价格不一，会让您产生困惑，不知所措。通俗的说定性实验是用来判定是与非的，也就是我们常说的阴性或者阳性；定量实验是在定性的基础上给出具体的数值；而半定量实验一般是在实现定量比较困难的情况下的一种折中的办法，通常会展示测定值取向于某一个区间，并且不同的区间在临床上具有不同的意义。例如乙肝病毒 DNA 的检测。临床医生会根据病人的不同需求选取合适的检测避免不必要的浪费。当需要判断是与非时选择定性实验，需要根据具体的数值确定治疗效果时就需要选择定量实验。一般来讲，定性实验简单，取报告的时长短，价格相对便宜。

十五、检验项目的临床性能指标

检验项目的敏感性（灵敏度）：检验项目的敏感性反映的是某检验项目能够正确检出某病患者的能力；或者说敏感性是经诊断金标准诊断的有病者，用诊断实验检测为阳性的比例。敏感性越高，漏诊的机会越少。

检验项目的特异性：检验项目的特异性反映的是某检验项目能够正确排除未患有某病的能力。特异性越高，误诊机会越少。或者说特异性是经诊断的金标准诊断无病者，用诊断实验检测为阴性的比例。

检验医师对阴性或阳性的判断是依据试验所设置的"阈值"来决定的。在阈值之上判断为阳性（在有的试验为阴性），在阈值之下判断为阴性（在有的试验为阳性），阈值与检验项目的临床性能（灵敏度、特异性）非常相关。有时检验结果阴性并不说明患者体内无此物质，只是设置的灵敏度不高。譬如以金标法检测乙肝表面抗原（HBsAg）时，HbsAg 在 lng 才能检出，说明在 1ng 以上才为阳性，lng 以下为阴性。但若患者体内 HbsAg 在 lng 以下时，实际上还是存在 HbsAg 的（就是漏诊了）。

我们理想的要求是，一个诊断项目的敏感性和特异性都达到 100%，即漏诊率和误诊率都为零，但是在临床实践中几乎没有这种可能。敏感性和特异性是一对矛盾，鱼与熊掌不可兼得。要敏感性，就会牺牲特异性；要特异性，又会牺牲敏感性。也就是说敏感性高了，漏诊机会减少，但误诊机会会增加；特异性高了，误诊机会减少，但漏诊机会就会增加。因此，漏诊和误诊都是客观存在，只是我们都在尽量减少或避免漏诊和乌镇，我们可以根据不同的病种，设定不同的敏感性和特异性，使两者的组合达到合理的状态。

十六、检验项目的窗口期

某些检验项目在疾病的不同病程中可以表现为阴性结果。很多感染性疾病的免疫检验项目存在检测的窗口期。如艾滋病毒感染后需要 3～4 个月才产生抗体，或者说我们目前的检测手段在 3～4 个月后才能检测得到。检测出来之前的这段时间就叫窗口期。

十七、"一过性"变化

在长期的临床实践中，有个别的患者有时候某一个检验指标出现异常的变化，多数情况下表现为异常增高。而这种增高已经是在排除了实验室内部各种可能的影响因素以后，又是在临床医生无法从临床的角度进行解释的。但在接下来再复查时（与第一次间隔一二天或若干天，注意复查使用重新采集的标本），这个指标又恢复到合理的水平。实验室和临床医生将这种现象称之为"一过性变化或增高"。

十八、检查的目的

随着医学水平的不断提升，人们对于健康更深层次的需求，临床检验成为疾病预防、诊断、预后及追踪不可或缺的重要组成。一般而言，检查的目的有两种，一种是因为身体已出现不同程度的症状来医院进行的检查，一种是健康体检。健康体检一般如果没有因病受诊时的症状，一般只针对身体各器官的基本检查，不会再进行别的相关检查，或者针对高发的各类慢性疾病和死亡率较高的疾病，或高危人群进行有针对性的专项检查。

针对症状比较明显和紧急的疾病，一般会及时就医诊治。但对于症状不十分清晰的慢性疾病，健康体检的优势就非常明显。例如糖尿病在初期的时候只会有点疲劳，没有精神，如果没有相当恶化，并不会出现口渴、、消瘦等特有症状，大部分都是在体检中查出血糖和尿糖的异常。这种慢性疾病，乍看之下好像很健康，有时候精力还比别人好，但发现后接受治疗时就有些太迟了。即使是恶性肿瘤，只要能早期发现，大多可以根治，至少可以控制病程的发展并改善生存质量。

十九、检查结果并不代表一切

检查也有不周全的地方，我们不能说接受了健康检查就可以绝对放心。也有人在健康检查时是"一切正常"，却在一个月后因心脏病发作而死亡，因脑中风而病倒。这种悲剧的主要原因是就诊者不知道健康检查也有不周到的地方。拿心脏病发作的患者为例，患者在发作的四五天前在爬楼梯时前胸有压迫感。发作当天也是快速爬楼梯时突然胸痛及呼吸困难，被救护车送到医院，住院后的心电图中，发现新的心肌梗死。但发作四五天前胸痛有可能心电图没有异常，如果进一步检查心脏的血管造影，就可以确认微细血管的狭窄。

健康体检要配合正确良好的生活习惯，最大限度地发挥预防疾病的优势。疾病的发生发展不是一蹴而就的，是有其发展过程的。绿灯不会突然变成红灯，当出现黄灯的警告信号时，就应该及时采取措施进行干预。

二十、检查结果的判定

参考值通常依照每个实验室的不同情况而设定，医生则根据这个来判定检查结果。自己认为健康的人，可能也会发现有一两个异常，如果是明显异常，就诊断为疾病。若是异常值或临界值，则还要考虑就诊者的职业、生活环境、及对疾病的知识程度等。配合这些进行警告或详细指示。这是因为如果就诊者是神经质的人，一点点数值的异常也会觉得很严重，很可能会变成神经官能症。

以六个阶段进行判定。检查结果的判定通常会依器官而分成 A，B，BF，C，D，G 等六个阶段来进行。A，没有异常；B，仅有一点点异常，不影响正常生活；BF,轻度异常，日常生活可维持以往模式，但必须观察，经过一个月、两个月、三个月、六个月、一年后再接受检查；C，日常生活要注意，为保持健康的生活在社会活动、体力的运动、饮食生活方面，接受适合体力的生活指导；D，需要治疗，请遵照专科医生的指示；G，需要精密检查。

综合判定的方法。依据其各器官的判定，进行综合判定。综合判定分为主要的疾病和一点点异常。主要疾病就是和生命有关，必须不断地接受专门治疗和医生的生活指导的疾病；一点点异常就是和生命没有直接关系的疾病，或不担心再发作的旧病灶，随着老化而出现的白内障或老年性重听等。判定的资料不够时，要进行再检查，尤其可能是癌症的疾病时，要追加二次检查、三次检查。如果认定为主要的疾病，也不要自己一个人烦恼，应相信医生，取得家人的协助，专心治疗，人生大道自然开启。

总体上讲，检验项目属于诊断试验，其作用可以归纳为：①作为疾病的诊断指标；②用于疾病的鉴别诊断；③用于疾病风险评估；④用于病情判断；⑤用于治疗监控；⑥用于预后估计；⑦对于健康体检者来说，侧重于对自身健康状况的评估，有时可以检查出一些隐匿的慢性病。

临床医师对就诊者做出诊断的过程是一个对各种证据进行筛选、综合分析的过程。临床医师在对就诊者进行问诊和查体之后，就会得到对该就诊者是否患病以及患何种疾病的初步印象；在进行相关诊断试验检查之后，再根据检查结果，做出该就诊者是否患病的估计或诊断。

判断一个人是否有病，重要的是证据，即检验结果。而这个检验结果是诊断疾病明确无疑的，即这个检验结果为临床疾病诊断的金标准。诊断试验的任务就是为临床医师对疾病的诊断和处置提供证据。有些诊断试验属于金标准，有些则不属于金标准，譬如，常作为肿瘤等疾病诊断金标准的病理学检查结果，就是指病理学检查结果是临床医师对肿瘤做出诊断的最好证据。有时虽然某项诊断试验的结果为阳性或超出参考值范围，但不一定就被诊断为患某病；也不会仅凭 1 次或 1～2 次阳性或阴性结果，轻率地作出判断。综上所述，无论诊断试验的结果如何，它都不等于诊断，而只能提供受检查者患某病的证据和可能性。

医学是一门严谨的科学，对疾病的诊断过程，要根据各方面的证据和全方位的、细致的分析判断。

二十一、医学检验的计量单位

我国医学检验采用法定单位和惯用单位两种计量单位。目前大部分医院检验科采用前者，也有个别医院仍沿用后者。也有一些医院的临床实验室用的是有别
于法定单位和惯用单位的计量单位。所以看报告单时一定要注意计量单位。

1.法定单位

法定单位如：mmol/L（毫摩/升）μmol/L（微摩/升），nmol/L（纳摩/升），mg/L（毫克/升），g/L（克/升）等等。

2.惯用单位

惯用单位如 2mg/dl（毫克/分升）g/dl（克/分升），××××/μl（××××/微升）等等。

3.不常用单位

不常用单位如 lmg/ml（毫克/毫升μg/ml（微克/毫升）等等。

各种酶的测定常用 IU/L（单位/升）

注；1L = 10dL = 100ml

1L = 1000ml = l000μl。

1mmol/L = 1000μmol/L；

1μmol/L = 1000nmol/L。

二十二、家用的血糖检测仪为什么与医院的检查结果不同？

糖尿病患者可以在家中使用小型的血糖测定仪自测血糖，免除去医院排队挂号交费等许多麻烦，但是为什么和医院的结果会有不同程度的差异。首先要正确使用血糖仪，其次可以用同一份样本的检测结果与医院的检查结果进行比对，比对可以选取 3～5 次差异的平均值确定,经过校正后就能够使用并避免差异了。

需要注意的是：

（1）首先应该了解你的血糖仪、因为此类仪器有不同国家和厂家生产多种不同的型号。认真阅读使用说明书，注意各种提示和信号，注意电池是否有足够的电量。

（2）一定要选用与自己血糖仪相匹配的血糖试纸条，最好使用原厂家配套生产的试纸条。注意试纸条的有效期，不要使用过期的试纸条，不要用手触摸试纸条表面，不要让试纸条受潮。

（3）家用血糖仪多使用特殊的弹簧笔式刺血针，采用刺破指尖后采末梢血的方式测定血糖。此实验可自己操作也可由家人或朋友帮助完成。刺血前一定要做好指尖皮肤消毒，待酒精挥发后再进行针刺采血。听到血糖仪发出的声音或提示的秒数时，将从指尖挤出一大滴血液滴于试纸上。

（4）等待时，按要求的时间将多余的血液擦掉或冲掉。这里时间是非常重要的，如果时间延长可能会使血糖增高，时间不够可能使血糖降低，掌握时间需要多加练习，不要紧张和慌张。

（5）在提示的时间内将试纸条放入仪器内，仪器可按设定好的时间进行比色测定，并显示结果。用户可选择自己熟悉的单位观察和记录结果。

（6）使用完毕后将用过的试纸条取出，将仪器擦拭干净，关闭电源。

（7）试纸条应盖紧，放在室温条件下保存，注意防止潮湿和避光。不要存放冰箱内，不要让孩子接触和玩耍。

第三章 标本误差与影响检验结果的因素

第一节 标本误差

标本误差是指被检标本在取送及保存过程中引入的误差，这类误差在标本正式检验之前即已存在。由于临床医院的各种标本多由医护人员取送、环节多、时间长，部分医护人员对标本误差因素的认识不足而不能重视。这些都可给检验质量带来一定影响：严密控制标本误差出现，作为实验分析前质控的标本质量控制应予以广泛重视：分析前阶段质量保证的主要内容为：保证检验项目申请的科学、合理性；根据临床医师的检验要求和患者的病情正确准备；标本的正确采集及运送，这一阶段质量保证的重要性在于保证所提供的检验信息对临床医师用于患者诊断、治疗时的有效性、可靠性，也就是说这一阶段的质量保证工作是为保证检验结果能真实、客观地反映患者当前病情或健康状态所应采取的必要保证措施。

临床检验的分析前程序就是从医师开出医嘱申请到检验分析开始这一环节。其中包括申请、患者准备、标本采集到运送一系列过程。以上工作均出医师、护士来完成、其中某一环节处理不好，不符合规定和要求，都直接或间接地影响检验结果的准确性：有文献报道，临床反馈不满意的结果中，有80%的报告可溯源到标本质量的不合乎要求，而且这一环节潜在因素多，很难控制。因此，需要广大临床医护人员和检验人员应共同努力、共同配合、共同把关，加强相关专业知识的学习和培训。影响检验结果的因素是很多的。特别是患者的生活起居、饮食状况、个理状态、生理变化、治疗措施等。真正做到按要求正确采集标本，最大限度地减少干扰因素，使送检的标本符合要求、真实反映患者的真实情况，为标本的正常检测奠定可靠的基础。

临床常见的标本误差因素：

一、固定因素

年龄、性别、民族、居住地区环境等不同。

二、可变因素

1.内在因素

患者的情绪、运动、生理节律变化等。

2 外部出素

饮食、药物的影响等为外源性的因素。其他有采血部位时体位，止血带扎的时间、标本的采集和运送、抗凝剂的处理和使用等。

第二节 生物学变异

近年来实验诊断学有了长足的进展，不仅表现在项目的增多上，在对结果临床意义的理解上也加深了。

检验结果的变异主要来源于生物学变异、分析变异、病理变异个方面。

人体的化学和物理学性质随环境（如海拔、失重、暴露于光线）、气候（季节律）、性别、年龄、生理学（月经、绝经、身高、体重、冲动、姿势等）、生活习惯等的不同而在个体内和个体间发生不同的变化。这种由非病理学变化引起的人体内环境改变，称之为生物学变异。

生物学变异可分为个体内变异和个体间变异的类。受试者在不同身体状况下（激动、月经等），其标本检测值围绕一个"界点值"变化，称为个体内变异；而不同受试者间"界点值"的差异称为个体间变异。也可以分为不能控制的和可控的两大类，如年龄、性别、身高、体重、种族、生理周期及环境等，对检验的影响是长期的，这一类为不可控的；食物、药物、情绪、活动、状态、体位等，对检验单影响多为短期的，这一类为可控的。

生物学变异的几个因素：

一、运动

运动员与不常运动的人群相比，其血清骨骼肌的相关酶活性更高，这可能是缘于骨骼肌肉含量的增加和剧烈运动时骨骼肌的挤压引起的。马拉松运动以后，血液钾、钠、钙、碱性磷酸酶、清蛋白、糖、无机磷、尿酸、尿素、胆红素、天冬氨酸氨基转移酶等均升高 1 倍以上，ATP 肌酸磷酸激酶转移酶升高 4 倍以上。

二、饮食

饮食习惯及人体对食物的吸收可以非常显著地影响血浆成分的组成，一顿标准餐后，三酰甘油增加 50%，天冬氨酸氨基转移酶增加 20%，胆红素、无机磷、钙、钠和胆固醇增加 5% 左右。其中饮食结构不同，对上述指标的影响也是各有不同。高脂肪饮食会使三酰甘油大幅度升高，高蛋白饮食全使氨、尿酸和尿素升高，而素食主义者的低密度脂蛋白胆固醇与极低密度脂蛋白胆固醇比非素食主义者下降 37% 和 12%。

三、性别

性别的差异表现在多种血液学和生化指标上，因为男性的肌肉组织比例较高，所以其与肌肉组织有关的指标都比女性高。由高至低。男性比女性高的常见指标有：三酰甘油、ATP 肌酸磷酸激酶、胆红素、转氨酶、肌酸酐、肌红蛋白、尿酸、尿素、氨、天冬氨酸氨基转移酶、血红蛋白、酸性磷酸酶、红细胞计数、氨基酸、碱性磷酸酶、胆碱酯酶、铁、葡萄糖、低密度脂蛋白-胆固醇、清蛋白、IgG、胆固醇和总蛋白等。内高至低，女性比男性高的常见指标有；高密度脂蛋白-胆固醇、铜和网织红细胞等，

四、体位

卧位采血与坐、立位采血结果是有区别的，坐、立位与卧位相比，静脉渗透压增加，一部分水从心血管系统转移到间质中去。正常人直立位时血浆总量比卧位减少 12% 左右，血液中体积 >4nm 的成分不能通过血管壁转移到间质中去，使其血浆含量升高 5% ~ 15%。常见的指标有：血红素、白细胞计数、红细胞计数、血细胞比容、总钙、天冬氨酸氨基转移酶、碱性磷酸酶、甲状腺素、IgG、IgA、清蛋白、总蛋白、载脂蛋白B、胆固醇、低密度脂蛋白-胆固醇、三酰甘油。静脉压的改变又进一步导致血管活性物质的释放，

直立位时，胆固醇、肾上腺素、血管紧张素和去甲肾上腺素都有 7%~70% 多少不等的升高。

五、年龄

年龄是引起生物学变异的另一关键因素，其影响可以用不同的参考范围来区别。健康的生长期儿童的骨骼生长和发育表现为成骨细胞分泌碱性磷酸酶增加，因此，生长期儿童的碱性磷酸酶的活性比健康成年人约高 3 倍。新生儿的红细胞计数高于成年人，出生后大量 RBC 被破坏，使血红蛋白水平增加，血红蛋内在网状内皮系统中转变成间接胆红素。由于新生儿肝中缺乏葡萄糖醛酸转移酶，不能将间接胆红素转变成水溶性的结合服红素，表现为血清中总胆红素和间接胆红素水平增加。年龄可以影响肾功能，表现为肌酐清除率的变化，肌酐清除率每隔 10 年会渐渐减少。而抗利尿激家的水平随着年龄的增长而升高。不仅如此，甲状腺激素水平同样受到年龄的影响。促甲状腺素水平在老年人群比青年人群高 38%；而老年组血清三碘甲状腺原氨酸水平比青年组低 11%。

六、妊娠

妊娠时血容量增加导致血液稀释，使微量元素的测定结果明显降低；在妊娠后期，胎盘产生雌激素和绒毛膜促生长激素，使血清葡萄糖的水平升高；妊娠期代谢需求增加使脂肪动员增加，使血清载脂蛋白 AI、AII、三酰甘油和总胆固醇（特别是低密度脂蛋白胆固醇）大大增加。妊娠时胎盘生成热稳定碱性磷酸酶、甲胎蛋白、铜蓝蛋白、急性时相蛋白和凝血因子，使相应的检查结果升高。

七、视觉缺失

当人失明后，人体下丘脑-垂体-肾上腺轴的正常刺激反应减弱，随后垂体和肾上腺功能减退的症状慢慢出现。有些失明的患者体内皮质醇的分泌仍然维持着昼夜节律，可也有相当部分失明患者没有了这个节律，而表现混乱。尿液中 17-羟皮质类固醇与 17-酮皮质类固醇的排泄减少。血清离子浓度的昼夜节律消失，并且随着醛固酮的分泌减少，还会引起血浆中氯化钠水平的降低。不仅如此，失明患者还可能伴有轻微的肾功能损害，血清中尿素与肌酐的含量比正常人要高。血清蛋白的水平会有所下降，表现为负氮平衡状态，但血清胆固醇与胆红素水平常高于正常人参考值的上限。

八、饮酒

酒中有效成分是乙醇，被胃和小肠 0.5~3.0h 完全吸收，人体全身乙醇的浓度尤其在血中的浓度直接反映。乙醇由肺和肾排出至多占总量 10%，而 90% 在肝脏代谢、分解，最后转化为二氧化碳和水排出体外。当大量乙醇进入人体，超过肝脏的解毒能力时，会引起肝脏疾病，同时它可直接被吸收入血，通过血-脑屏障，引起一系列慢性疾病，如酒精性肝病（ALD）、脂肪肝、肝纤维化、肝硬化、心脑血管疾病、高血压、心力衰竭、心律失常、脑栓塞、慢性胰腺炎、胃粘膜损伤等，甚至引起死亡。肝脏每天可消化约 50ml 的乙醇，一般来说成人每天饮酒 250ml 以上，持续 10~20 年即发展为酒精中毒。饮酒可发生短期及长期效应，短期效应指在饮酒后 2~4h 产生的效应，包括血糖水平降低及乳酸水平升高。乙醇代谢为乙醛，最后代谢为乙酸，可引起尿酸水平升高，乳酸水平升高会消耗碳酸氢根离子，从而导致代谢性酸中毒的发生。持续饮酒，在酶诱导作用下，血清中的肝酶如 GGT 等活性增加，但血清 GGT 活性的升高存在个体间及同一个体日间的差异。乙醇通过其直接的肝细胞毒性作用，可使 ALT 和 AST 活性升高。FreerDE 研究发现，每天饮酒 225g，持续 1 个月可使肝细胞酶释放进入血液的量增加，γ-谷氨酰转肽酶是持续饮酒的标志。饮酒的程度决定了乙醇对血清脂质影响的大小，从不饮酒的人短期饮酒后，血清中 VLDL、三酰甘油水平升高，脂肪餐同时饮酒时血清中三酰甘油水平增高更显著。当每日饮酒量少于 40g 时人血清中 HDL-c、APoAI、APoAII 水平升高，当每日饮酒超过 80g 时人 VLDL 合成增加，但由于脂蛋脂肪酶（LPL）同时被激活，被 LPL 水解的 VLDL 及三酰甘油也增加，故血清 VLDL，水平也无明显改变。

表 1 饮酒引起变异的检验指标

饮酒后增高的检验指标	饮酒后降低的检验指标
醛固酮、儿茶酚胺、可的松	血钠、
黄体化激素	抗利尿激素、锌
肾素、乳酸	甲旁激素、镁
肌酸激酶及同工酶、酮类	香草扁豆酸、血钾
血管紧张素转化酶、网织红细胞	胰岛素
血浆胆碱酯酶、铜、铁、铅	高钙素
三酰甘油、胆固醇	泌乳素
高密度脂蛋白	乙酰胆碱酯酶
前脂蛋白 A1	5-羟基吲哚乙酸
结合珠蛋白	维生素 B_{12}
铁蛋白、纤维蛋白原	维生素 C
氯化物	叶酸
血沉	淋巴细胞
尿微量白蛋白	血小板
r-谷氨酰转肽酶	尿比重

吸烟长期吸烟可导致机体发生某些生物化学变化及细胞学变化。长期吸烟者因吸入大量的 CO,CO 与 Hb 的亲和力比氧与 Hb 的亲和力高，血中碳氧血红蛋白水平升高，氧浓度下降，RBC 及 Hb 则因缺氧而代偿性升高，RBC 变大，故 MCV 升高，同时 WBC 计数也升高。长期吸烟者血中镉水平比健康非吸烟者显著升高。吸烟能使血清 HDL-C 水平降低。降低的程度与每日吸烟的数量相关，吸 1～5 支烟后 1h 内会产生的短期效应，血浆肾上腺素、醛固酮、皮质醇、游离脂肪酸及游离甘油水平升高。吸烟者血浆血管紧张素转化酶（ACE）因吸烟破坏肺内皮细胞、活性会降低。血硫氰酸盐及尼古丁的代谢产物柯替宁（cotinine）水平与吸烟的程度有关，其半衰期比尼古丁长，为 20～28h，是评价吸烟严重程度的理想标志物。烟中所含尼古丁对检验结果的影响程度与其含量和持续时间相关，血浆中的肾上腺素浓度在吸烟刺激肾上腺髓质时升高。抽一支烟 10min 内血糖浓度增加 0.56mmol/L，并维持 1h，30min 内生长激素浓度可增加 10 倍。

表 2 吸烟引起变异的检验指标

吸烟后增高的检验指标	吸烟后降低的检验指标
醛固酮、癌胚抗原儿茶酚胺淀粉酶	总甲状腺激素
单核细胞、嗜酸细胞、淋巴细胞	雌三醇
可的松雌二醇	总 T3
脱表雄甾酮、前脂蛋白β	高密度脂蛋白胆固醇
促甲状腺激素、铜蓝蛋白	前脂白蛋白 A1

r-谷氨酰转肽酶抗核抗体	人血白蛋白
胆固醇、三酰甘油	维生素 C
低密度脂蛋蛋白胆固醇	叶酸
胆固醇、三酰甘油	尿素
红细胞生成素、钴、铅	尿酸
改变葡萄糖耐量、葡萄糖	
5-羟基吲哚乙酸	
C 反应蛋白、类风湿因子	
免疫球蛋白 IgA、免疫球蛋白 IgE	

其他除以上几点，还有很多重要的因素可以引起生物学变异，如药物、生活习惯、饥饿、失重、噪声、维生素缺乏等。这些错综复杂的因素可能单独干扰，也可能联合作用，而使得很多血液学和生化指标受到影响。如何掌握检验项目的生物学差异，向临床提供准确有价值的检验结果，是临床检验工作一个严峻的考验

第三节 常用检验项目的生物学变异

谷丙转氨酶 100kg 体重的男性较 50kg 者约升高 85%。20~30 岁超负荷的男性约可升高 60%，长期剧烈运动的男性约可升高 30%。100kg 体重的女性较 40kg 者约升高 35%，20~30 岁的女性超负荷者约升高 10%。不分性别，慢性摄入乙醇者约升高 30%，40~60 岁年龄组约升高 20%，站立较卧姿高约 10%。4~14 岁年龄组约降低 10%，维生素 B$_6$ 缺乏者约降低 40%。

谷草转氨酶氯贝丁酯（安妥明）型低脂蛋白血症约升高 20%，慢性饮酒约升高 20%，轻度溶血约升高 10%，捆绑约升高 10%；男性；长期剧烈运动约升高 75%，20~30 岁组超负荷约升高 15%，100kg 体重较 50kg 体重者约升高 10%，40~50 岁年龄组约升高 10%，50~60 岁约升高 10%。女性；50~60 岁年龄组约升高 15%，20~30 岁超负荷约升高 10%。维生素 B$_6$ 缺乏约降低 30%，4~14 岁年龄组约降低 10%，维生素 B$_6$ 缺乏者约降低 40%。

乳酸脱氢酶：在男性，长期剧烈运动约升高 40%，中强度的锻炼约升高 15%。口服避孕药约可降低 6%。

肌酸激酶：血清中 CK 男性高于女性，1 岁以上儿童含量与成年人相同，1 个月内的婴儿为正常成年人的 2~5 倍。肌肉发达者 CK 活力较高，黑种人的 CK 在骨骼肌、心肌和脑组织中有很高含量。

碱性磷酸酶：超负荷的女性约升高 10%，饭后可高 5%~20%，系小肠 ALP 同工酶升高所引起的。口服避孕药降低 10%，女性氯贝丁酯型低脂蛋白血症的降低 10%，男性氯贝丁酯型低脂蛋白血症约降低 25%，均系影响肝 ALP 同工酶活力而致总 ALP 活力降低的。

r-谷氨酰转肽酶：20~30 岁超负荷的男性升高约 58%，慢性酒精中毒升高 20%~40%，40~90kg 的女性约升高 42%。4~10 岁的儿童约降低 10%。

胆碱酯酶：饮酒约升高 20%，工期负重约升高 18%，100kg 体重较 50kg 者约升高 18%，剧烈动运可致升高。女性口服避孕药约降低 10%，青春期可降低 14%，25~40 岁约降低 20%，妊娠降低 25%~30%；不分性别的遗传变异，该酶活力明显降低。

总蛋白：站立较卧躺高约 10%；夏季较冬季约升高 8%，捆绑约升高 5%，适度用力约升高 3%，口服避孕药的女性约降低 2%。

清蛋白：持久用力约升高 10%，直立较卧姿约升高 10%，夏季较冬季约升高 4%，中度用力约升高 3%，

应用止血带取血约升高 3%。吸烟可使清蛋白降低 3%，慢性摄入乙醇约降低 5%，60~80 岁老年人约降低 8%。服用抗癫痫药物约降低 8%，4~150d 的婴儿可降低 20%，妊娠可降低 25%。

总胆红素：紫外线、太阳光、白炽灯照射过的样本其结果将显著降低。

尿素：氮大量清蛋白饮食升高 30%，50~60 岁的女性约升高 30%，而男性约升高 15%，农民较自由职业者约升高 10%，40~50 岁的人约升高 10%，季节变异的升高 5%（夏季）。酗酒约降低 5%，吸烟约降低 10%，3 期妊娠约降低 10%，4~10 岁儿童约降低 12%。

肌酐：大量运动的男性约升高 20%，不分性别，季节律变异约升高 6%，昼夜律（夜间）约升高 5%，55~60 岁的老年人约升高 5%。4~10 岁儿童约降低 30%，妊娠约降低 6%，女性比男性的值要低。

尿酸：瘦肉饮食约升高 150%，遗传学上的大洋洲人约升高 30%，脑力劳动者比体力劳动者约升高 17%，饮酒、富含嘌呤类饮食升高 10%~30%；精神紧张约升高 5%，超负荷约升高 15%，绝经约升高 10%；低嘌呤类饮食约降低 15%，14~20 岁的男性约降低 6%，4~14 岁的男孩约降低 30%，4~10 岁的女孩约降低 5%，口服避孕药约降低 5%，A 型血较 AB 型血女性约降低 12%，妊娠约降低 12%。

免疫球蛋白：黑种人升高 20%~75%，60~80 岁老人升高 15~60%，雨季较旱季约升 20%，锻炼约升高 14%，冬季较夏季升高 10%~14%，肥胖女性约升高 30%、男性升高 4%~30%；口服避孕药降低 11%~40%，妊娠约降低 20%。

葡萄糖：长期饮酒约升高 20%，饭后升高 10%~40%，取血前吸烟约升高 10%。长期体育锻炼约降低 5%，高海拔约降低 5%。在女性，饥饿 2d 约降低 18%，妊娠妇女进行性降低 12%；在男性，饥饿 3d 约降低 12%，饥饿 2d 约降低 10%。

三酰甘油：妊娠约升高 50%，餐后可升高 20%~100%，平均升高 50%，口服避孕药约升高 40%，富含饱和脂肪酸的饮食升高 35%，50~60 岁人约升高 30%，吸烟约升高 20%，长期饮酒约升高 15%，维生素 D 约升高 10%，超负荷约升高 50%。激烈活动可降低 15%，新生儿约降低 50%。

总胆固醇：妊娠期的第 7~9 个月约升高 45%，40~50 岁的女性约升高 10%，绝经期约升高 10%，不分性别慢性饮酒约升高 10%，富含饱和脂肪酸的饮食约升高 6%，长期负重约升高 4%，吸烟者约升高 4%。B 型血的人较 A 型血的人约降低 5%，素食者约降低 5%，生理锻炼可降低 5%，月经周期的黄体期约降低 20%，新生儿约降低 50%。

钾：男性食入水果过多约升高 30%，用止血带取血约升高 12%，溶血导致升高。中等强度锻炼可降低 8%。

钠：高钠饮食约升高 15%，昼夜律变异中约升高 3%，最高值在 11 时，长期低钠饮食约降低 5%。

钙：制动约升高 10%，站立比躺下约升高 5%，用止血带约升高 5%。在女性，口服避孕药约降低 4%，妊娠约降低 5%，哺乳约降低 5%。

磷：4~10 岁男孩约升高 30%，男性少量饮酒后取血约升高 15%，男性轻度运动后约升高 7%，女性绝经后约升高 10%。65~80 岁男性约降低 5%，超载负荷的男性约降低 5%，青春期的男性和女性约降低 85%，芳香型有机溶剂中毒约降低 12%，口服避孕药约降低 15%。

药物对检验结果的影响药物对检验结果的影响是显著的，其作用机制是复杂的，将单独赘述。

第四节 血液状态对检查结果的影响

一、溶血

在一般血液检测或某些凝血检测时，红细胞计数、红细胞比容、血红蛋白测定、白细胞计数、嗜酸性粒细胞计数、嗜碱性点彩红细胞计数和血小板计数降低。标本溶血使红细胞计数降低，溶血越严重，红细胞计数降低越大。标本溶血对白细胞分类有影响，使中性粒细胞比例明显降低，淋巴细胞比例明显升高，而对白细胞计数无影响。标本溶血常常使血小板计数偏高。实际工作中应避免标本溶血，发现异常分类结果，应通过手工分类法进行复核或重新采集标本。

溶血对生化检验结果的影响，干扰机制有三种：一是血细胞中高浓度组分逸出，使测定结果偏高，血细胞内浓度比血浆中浓度明显高的物质有 LDH、ACP、AST、K 离子，只要轻微溶血就可以对这些检测项目产生很大影响。另外，若某些物质的血细胞内浓度低于血清浓度，则溶血相当于血清被稀释，因而使这些血清成分特别是发生重度溶血时的检测值降低，这类项目主要有钙离子、钠离子、氯离子和尿酸等。二是血细胞成分进入血清中后因化学反应而引起其他物质的浓度改变，如溶血后红细胞的磷脂进入血清，被血清中的磷酸酯酶水解，其结果是造成血清无机磷浓度显著增高。三是血红蛋白本身颜色对检查的光学干扰，血红蛋白的颜色在 431nm 和 555nm 波长附近能使比色、比浊法的吸光度升高，如溶血引起重氮单试剂法胆红素测定结果明显增高。实际上，上述三类干扰在溶血标本中同时存在并可相互作用，因而使受影响的检项更为复杂，这在超微量、高精度和多指标的检测分析中显然不可忽视。发生肉眼可见溶血，血浆中血红蛋白的浓度已超过 0.2g/L。

常见引起溶血的原因：①注射器、针头、容器不干燥，或者穿刺处消毒剂未擦干即进行穿刺；②注射器和针头连接不紧或注射器漏气，采血时有空气进入；③压脉带捆扎时间过久或者穿刺不顺利；④抽血速度太快或太慢；⑤血液注入容器时未取下针头，或者推力过大、速度过快；⑥用力振荡盛血容器，或者容器内添加剂（抗凝剂、促凝剂）不合格；⑦血液存放时间过长或冻结后复融；⑧患者病理原因或其他原因。

二、脂血

高脂血症患者检测时，血红蛋白测定和血小板计数增高。乳糜血中的乳糜成分主要为 CM 和 VLDL,TG 含量达 60%，甚至高达 90%，故我们采用三酰甘油浓度来表示。TG 对血红蛋白的测定也存在正干扰，当 TG≥7.0mmol/L 时。Hgb 明显增高，两者之间呈较强的直线相关性。因为血红蛋白是通过光电比色法测定，乳糜血标本使透光度降低，吸光度增加，从而使血红蛋白的测定结果假性偏高。

血液脂浊可散射光线，所以对吸光度一般产生正向干扰，导致某些项目如 ALB、UA、TP 等测定结果偏高，此时即使使用两点法或连续监测法也不能排除脂血干扰。而在 pH 值 10 以上的环境中，入迷中的 TG 会皂化可使血清逐渐变清，使许多比色法测定如钙离子、肌酐、ALP、TP 等结果产生负误差，此时可用双波长或设计样本空白消除干扰。在某些实验室用乙醚处理脂血以消除脂浊对生化检验结果的影响，但是乙醚处理的脂浊标本虽然可以排除脂浊对 ALT、AST、TP 等指标的干扰，但是不能排除对 ALB、GGT、LDH、BUN、GLU、钙离子等指标的干扰。

三、黄疸

随着胆红素浓度的增加，PLT 计数降低，可能是由于游离胆红素的脂溶性特性，对 PLT 膜的脂质层造成损伤，从而使 PLT 被破坏。血红蛋白的测定通常采用氰化血红蛋白法，胆红素的测定波长与氰化血红蛋白的测定波长比较接近，故胆红素可对血红蛋白的测定造成干扰。

胆红素对反应结果产生黄色化合物的比色分析影响很大，一般可以用样本空白或两点比色法、连续监测法来消除胆红素对黄色结果的影响，但由于胆红素不稳定，随着胆红素被氧化为胆绿素、胆褐素而变色，此时如果使用两点法、连续监测法同样也不能排除胆红素对结果的干扰。此外，胆红素作为一种还原剂对氧化反应有干扰，如氧化酶法测定 GLU、TG、UA、胆固醇等，因为胆红素可以与上述过程中双氧水分解产生的新生态氧发生反应，从而使新生态氧与氧化酶法反应中的色源物质结合减少，导致结果偏低。此时也可用双波长法或设计样本空白消除干扰，抑或当外观检查发现是黄疸血清时可先除蛋白，然后加胆红素氧化酶预先将胆红素氧化成较稳定的氧化产物胆褐素，可大大减低甚至消除胆红素的干扰。

第四章 药物对检验结果的影响

药物是指可用于预防、治疗、诊断人的疾病，有目的地调节认定生理功能并规定有适应证、用法、用量和注意事项的物质。治疗药物是除了饮食、标本采集、实验方式和条件等影响临床检验结果因素之外的一个非常重要的干扰因素，特别是与人体正常代谢物质极为相似的药物，更带来分析上的复杂化。治疗药物从不同程度影响检验结果的准确性，甚至有时给疾病的诊断与合理的治疗造成了一定的困难。药物是一些化学物质，对检验结果的影响，经实验和实践证明它不仅来自其物理或化学性质的干扰，且在治疗疾病过程中，药物起着双重作用，它既可防治疾病，还可产生不良反应，特别在用药不当时能引起药源性疾病。

第一节 药物在体内的转运

药物进入机体后，作用于机体而影响某些组织器官的功能，而且药物在机体的影响下，可以发生一系列的运动和体内过程，自用药部位被吸收进入（静脉注射则直接进入）血液循环，然后分布于各组织器官、组织间隙或细胞内，有些药物则在血浆、组织中与蛋白质结合，或在各组织发生化学反应而被代谢，最后，通过各种途径离开机体，上述即为药物在人体内的吸收、分布、代谢和排泄过程。它们可以归纳为两大方面：一是药物在体内位置的变化，即药物的转运，如吸收、分布、排泄；二是药物化学结构的改变，及药物的转化。由于转运和转化可引起药物在体内量和浓度（血浆内、组织内）的变化，这一变化可随用药后的时间移行而发生动态变化，而且药物对机体的作用或效应依赖于药物在体内的浓度，因而上述过程对于药物的作用具有重要的意义。

一、药物的吸收

药物的吸收是指药物由用药部位向血液循环中转运的过程。

药物的吸收是由药物的理化性质、辅料的理化性质、生产工艺以及给药途径、吸收环境等因素决定的。药物被吸收前首先必须能进入溶解状态。固体药物剂型先崩解或解聚，药物无再进入溶液状态后才能被吸收。药物在进入人体循环之前需通过半渗透性细胞膜。细胞膜主要由流动的脂质双分子层为基架构成，其中主要含有胆固醇及磷脂。脂质双分子层使细胞膜具有稳定性，大小不同的球形蛋白质埋嵌在基架中，这些膜蛋白参与药物转运过程，并在细胞调节机制中起到受体的作用。

药物吸收的方式包括被动扩散、易化扩散、主动转运或胞饮作用。

（1）被动扩散。被动扩散即药物从膜的高浓度一侧向低浓度一侧扩散，扩散过程不消耗能量，不需要载体参与，无饱和与竞争抑制现象，转运速率与膜两侧浓度成正比。药物扩散速率还依赖于药物的脂溶性、分子量大小、膜的通透性、吸收表面的面积等。由于细胞膜是类脂质，脂溶性高的药物扩散得更快，小分子药物透过膜的速度也要比大分子的快。药物吸收与药物解离程度有关。多数药物是弱有机酸或弱有机碱，药物在体液中可部分解离。非解离型极性小，脂溶性大，容易透过细胞膜扩散，而解离型极性大，脂溶性小，不易透过细胞膜。在理论上，弱酸性药物在碱性介质中应当比弱碱性药物更易吸收。

（2）易化扩散。易化扩散是指非脂溶性物质或亲水性物质，如氨基酸、糖和金属离子等借助细胞膜上的膜蛋白的帮助顺浓度梯度或顺电化学浓度梯度，不消耗能量进入细胞膜内的运输方式。易化扩散比自由扩散转运速率高，存在最大转运速率。在一定限度内，转运速率同物质浓度成正比，如超过一定限度，浓度再增加，转运也不增加。其原因是膜上载体蛋白的结合位点已达到饱和，载体蛋白具有特异性，即与特定溶质结合，这类特殊的载体蛋白主要有离子载体和通道蛋白两种类型。

（3）主动转运。主动转运是从低浓度一侧向高浓度一侧的运输方式。这种运输方式需要载体，并有饱和性和竞争抑制现象，且消耗细胞能量，多种离子、维生素类、糖类和氨基酸类等已被证实是通过这种方式被吸收的。

（4）胞饮作用。胞饮作用是指物质吸附在质膜上，然后通过膜的内折而转移到细胞内的攫取物质及液体的过程。胞饮作用是非选择性吸收，它在吸收水分的同时，把水分中的物质一起吸收进来，如各种盐类和大分子物质甚至病毒。这为细胞如何吸收大分子物质提供了一个可能的机制，但这种机制需要消耗能量。

二、药物的分布

药物的分布是药物经过体循环进入全身各组织器官的过程。由于不同器官的血液灌注、药物与组织的结合力、pH 值及细胞膜通透性差异等影响，药物分布一般是不均匀的。药物进入血液循环后可不同程度地与血浆蛋白结合，成为结合型药物。结合率高的多种药物同时服用，可发生竞争抑制，导致游离性药物浓度增高，药物作用增强而引起不良反应。

影响分布的因素：①药物本身的物理化学性质（包括分子大小、脂溶性高低等）；②药物与血浆蛋白结合率，结合药不能通过生物膜，只有游离药物才能向组织分布；③组织器官的屏障作用，如血脑屏障、胎盘屏障；④细胞膜两侧液体的 pH 值，如细胞内液 pH 值（约0.7）略低于细胞外液约（约7.4），弱碱性药在细胞内浓度略高，弱酸性药在细胞外液浓度略高。

血脑屏障是指脑毛细血管阻止某些物质（多半是有害的）进入脑循环的结构。药物进入中枢神经系统是经过脑毛细血管和脑脊液而实现的。供给脑部的血液站心输出量的六分之一，但分布到脑组织的药物却受到一定的限制。脂溶性药物能很快进入脑组织而迅速发挥其药理作用，但水溶性较高的药物却非常缓慢地进入脑部。影响药物通透到脑脊液的因素有与蛋白质结合程度、解离度及脂—水分配系数，对于高度蛋白结合的药物进入脑袋通透率较低，对于弱酸或弱碱的解离型药物来说通透率更低，几乎为零。对于大多数组织的间液而言，血液灌注是主要因素，中枢神经系统的血液灌注极佳，对于血液灌注差的组织（如肌肉、脂肪），特别是当组织对药物具有高的亲和性时，分布过程将非常缓慢。

三、药物的代谢

药物的代谢是指机体对药物的生物转化过程。肝脏是体内药物代谢的主要部位。药物代谢主要在肝脏经药酶的催化，主要是肝微粒体混合功能酶（又称肝药酶），存在于肝细胞内质网中，该系统中主要的酶为 P-450。在人类肝脏与药物代谢有关的 P-450 主要是 CYP1A1、CYP2A6、CYP2C9、CYP2C19、CYP2D6、CYP2E1 及 CYP3A4 等。

有些药物能增强药酶活性，加速其本身或其他一些药物的代谢。这类药物被称为药酶诱导剂，如苯巴比妥、苯妥英钠、水合氯醛、利福平等。有些药物能抑制或减弱酶活性，减慢某些药物的代谢，它们则被称为药酶抑制剂，如氯霉素、异烟肼、西咪替丁等。

药物代谢与年龄、个体和能力限度有关。新生儿由于肝脏微粒体酶系统发育不全，因此对许多药物（如环己巴比妥、苯丙胺和氯丙嗪）难以代谢。灰婴综合征是典型表现，这是氯霉素血液水平持久居高不下所致。个体差异的存在使个体对一定剂量药物的临床反应相差较大。某些患者代谢过快，以致不能获得有效的浓度。而有些患者代谢太缓慢，抑制常用剂量就可以产生中毒效应。其原因是肝脏中 CYP2C9 量的差异，有的是由于该酶对药物的亲和力不同所致，同时与疾病状态及药物相互作用有关。

四、药物的排泄

药物的排泄是指药物及其代谢物被排出体外的过程。机体对药物的排泄主要是经肾脏排泄，其次是经胆汁排泄，还可经唾液、乳汁、呼吸道及汗腺等途径排泄，但排泄量较少。药物排泄过程的正常与否直接关系到药物在体内的浓度和持续时间，从而影响到药物的药理效应。

（一）肾脏排泄

肾脏可将废物或毒性的代谢产物等排出体外，因此肾排泄对药物的体内过程、有效性、安全性有着十分重要的作用。药物从肾的排泄是肾小球的滤过、肾小管的重吸收和分泌的综合结果。肾小球是动静脉交汇的毛细血管团，除红细胞和血浆蛋白以外的一般物质均可无选择性地滤过。药物以膜孔扩散方式滤过，滤过率较高。但药物如果与血浆蛋白结合，则不能滤过。肾小管的分泌过程是指肾小管上皮细胞经过新陈代谢，将所产生的物质送入官腔的过程。近曲小管中分别具有有机阴离子和有机阳离子输送系统。因此，有机酸类（如磺酸类）、青霉素类和有机碱类（如组织胺、鲁卡因）等药物都在肾小管内分泌。这一过程是主送转运过程，是逆浓度梯度转运需要载体和消耗能量，有饱和与竞争抑制现象。肾小管的毛细血管具有类质膜的特性，在大多数情况下，药物经过肾小管远曲小管的重吸收过程与在消化道时一样，按被动扩散方式进行。因此，脂溶性药物、未解离型药物吸收得更多。尿液的 pH 值、尿量和肾脏疾病对药物的肾脏排泄影响较大。

（二）胆汁排泄

胆汁排泄是药物排泄的重要途径，某些药物如脂溶性维生素、性激素、甲状腺素等药物及其代谢产物在胆汁中的排泄非常显著。有些药物或代谢物经胆汁进入十二指肠后，可在小肠重吸收返回肝脏，形成肠肝循环。由于肠肝循环的存在，药物在血中持续时间延长。因此，给药时应充分考虑，否则可能产生毒性。

（三）其他途径排泄

除了上诉途径外，尚有唾液、汗腺、眼泪、呼出气和肠道排泄等，这些途径排除药量较少，在药物消除中作用不大。一般唾液排泄对药物的消除没有临床意义，但又可以利用唾液和血浆药物浓度比相对稳定的规律，以唾液药物浓度作为血药浓度的指标，来研究药物的代谢动力学。

第二节 分析方法与药物干扰

很多治疗药物及其代谢产物不但可引起药源性疾病，而且还是除了饮食、标本采集、试验方式、实验条件等影响临床检验结果因素之外的一个非常重要的干扰因素，这些药物及其代谢产物从不同程度上参与了检验分析的整个过程，影响了检验结果的特异性和准确性，甚至有时给疾病的诊断造成了一定的困难。

一、药物干扰检验结果的机制

药物干扰检验结果的机制：①药理特性；②药物的特异件反应，即某些人应用某些药物后，即使使用量很小，也发生与药物药理学作用完全不同的反应；③药物相互作用，在药物联合应用时，药物之间产生一定的相互作用；④药物的毒性反应；⑦药物的生物条件，指某些药物对某些组织和器官有比较特殊的亲和力，从而发挥其损害作用；⑥药物对检验程序的干扰；⑦药物的杂质。而后两点是对待测物分析方法的影响因素，本节将着重论述。

药物对检验程序的干扰性质分为物理干扰和化学干扰。例如，注射脂肪乳剂、右旋糖酐等药物对血清折射率的测定有影响。化学干扰可有以下几种形式：

①给予药物本身就是待测物或含有被测物，如静脉注射葡萄糖或电解质溶液后引起血糖或相应检测物浓度增高。

②药物化学组成，如水杨酸盐类可以引起葡萄糖氧化酶法检测尿糖呈现出假阴性，因水杨酸代谢物龙胆酸是一种强还原剂，它从尿中排出可制止颜色反应，出现假阴性。

③药物对比色、比浊的干扰，有色药物，如酚红（PSP）、维生素 B_2 或能够产生显色作用的药物，对比色分析有干扰。可分为下列三方面：a 显色反应异常，采用硝普钠法测尿酮体时，吩噻嗪类、左旋多巴可使显色异常，掩盖了原来反应，导致结果难以判定；b.促进显色反应、地西泮在测定 17-酮类固醇时，可促进显色，使测定结果升高；c.发生浑浊沉淀影响测定，右旋糖酐在 J-G 改良法测定血胆红素，检验中产生浊度，同样在双缩脲反应中也可产生浊度，均影响测定结果。

药物对荧光分析的干扰，甲基多巴、奎宁、奎尼丁、青霉素等药物能发生与吸光度相关的曲线方程，作为定量的工作曲线。

二、药物对血液生化检测方法的干扰

（一）药物对糖类及其代谢产物测定的影响

1.血糖测定

目前我国推荐测定血糖的方法为葡萄糖氧化酶（GOD）法，该方法测定血糖的特异性较高，干扰测定结果的物质较少。但以下药物能影响该方法的测定结果。

对葡萄糖氧化酶法干扰的药物。①影响结果升高的药物：甲磺丁酸和次氯酸盐可引起结果假性升高，其中次氯酸盐可直接和色素原发生氧化反应。②影响结果降低的药物：异卡波肼（闷可乐）、肼屈嗪、四环素、异烟肼、左旋多巴、儿茶酚、维生素 C、胍氯酚等可影响葡萄糖氧化酶法，致测定结果假性降低。儿茶酚通过抑制葡萄糖氧化酶的活性而产生干扰；维生素 C 具有强还原性，与色素原竞争过氧化氢，导致结果的负偏差。阿司匹林及其代谢产物也具有还原性，同干扰 Tridenr 反应致结果降低。

2.对糖化血红蛋白测定方法的影响

（1）吗啡、普萘洛尔（心得安）、氢氯噻嗪（双氢克尿塞）可引起琼脂糖电泳法测定糖化血红蛋白的结果升高。

（2）采用微柱亲和色谱法测定时，阿司匹林与半乳糖可改变 β-链氨基末端，其产物干扰微柱分析，使分析结果降低。

（二）药物对血脂测定方法的影响

1.影响结果升高的药物

甘油可严重干扰三酰甘油的测定，使结果明显升高，这是由于甘油参与整个测定过程。采样前患者静脉滴注脂肪乳剂也可直接影响血清三酰甘油水平。

2.影响结果降低的药物

（1）抗凝药影响血脂测定：EDTA 抗凝优点是可以减轻金属离子诱发的脂质过氧化及酶分解，但因渗透作用可使血浆稀释，致总胆固醇（Tc）与三酰甘油（TG）偏低 3%，相反可使高密度脂蛋白胆固醇（HDL-c）偏高，但有方法依赖性；柠檬酸盐及草酸盐渗透性体液转移的影响更大。

（2）硝酸盐、氟化物不仅有渗透作用，而且可抑制酶法分析中的工具酶的活力，在测定 Tc 时导致结果降低 0.3~0.5g/L。

（3）维生素 C、阿司匹林及代谢产物具有还原性干扰 Trinder 反应，从而影响 TC、TG、HDL-c 等的测定，结果呈负偏差。

（三）药物对蛋白质测定方法的影响

血浆（血清）蛋白质是血浆固体中含量最多、组成复杂、功能广泛的一类化合物。

1.影响结果升高的药物

测定总蛋白的方法很多，双缩脲法是最方便、最实用的临床首选方法。右旋糖酐、胆红素对双缩脲法测定有干扰，可使结果出现假性增高，这是由于右旋糖酐在双缩脲反应中与试剂中酒石酸钾反应，形成不溶复合物产生浊度，而胆红素是对吸光度产生干扰。Lowry 法测定蛋白质具有较高的灵敏度，但干扰因素多，如有很多还原性物质带有巯基的化合物、糖类、酚类等，与酚试剂发生非特异反应，故缺乏特异性。有些药物，比如水杨酸、非那西丁、氯丙嗪、四环素、链霉素、多巴胺及磺胺类等含硫药物，也对此法测定蛋白有干扰，导致结果增高；肝素的作用是促进 2-［4-羟偶氮苯］-苯甲酸（HABA）染料与球蛋白结合从而导致 HABA 法测定白蛋白时假性升高。

2.影响结果降低的药物

染料结合技术已广泛应用于血清蛋白测定，其根据是清蛋白通过离子键或疏水键具有结合低分子物质，包括生理性代谢物和外源性染料的能力。但因许多化合物能和外源染料竞争清蛋白分子上结合位点，降低了清蛋白结合外源性染料的能力，以致干扰测定结果，出现假性降低。例如：阿司匹林、磺胺类和青霉素、氨苄西林均与 2-[4'-羟偶氮苯]-苯甲酸（HABA）染料竞争结合位置，使测定结果呈现负偏差。接受肝素治疗患者用溴甲酚绿（BCG）法测定清蛋白时，可使测定结果呈假性降低。

（四）药物对非蛋白含氮化合物测定的影响

1.药物对尿素检测方法的干扰

血液中尿素的测定有两类：一类为直接法，也就是用某种特殊试剂（如二乙酰、邻苯二甲醛等）与尿素直接作用，测定产物用尿素酶水解尿素直接作用，测定产物：一类是间接法测定，即先用尿素酶水解尿素生成氨和二氧化碳，然后用不同方法再进行测定。

（1）影响结果升高的药物：直接法简便灵敏，但特异性不高，瓜氨酸可与二乙醚反应；甘氨酸、精氨酸及磺胺类对邻苯二甲醛呈正干扰，致使结果增高。间接法测尿素时，水合氯醛、氯霉素可与纳氏试剂发生反应，铵盐可干扰试验，均引起检测结果增高；胍乙啶致结果升高是由于其化学结构与尿素类似所致。

（2）影响结果降低的药物：链霉素可抑制 Berthelot 反应，汞化合物与氟化物可抑制尿素酶活性，均致尿素假性降低。

2.药物对肌酐测定方法的影响

目前临床工作中测定肌酐的方法主要有（Jaffe 法）、酶法两种。

（1）影响结果升高的药物：Jaffe 反应法为非特异性反应，维生素 C、甲基多巴、离浓度葡萄糖和一些抗生素，如青霉素 G、头孢菌素（头孢噻吩、头孢西丁、头孢唑林等）可与碱性苦味酸反应生成红色，引起结果升高。

（2）影响结果降低的药物：胆红素与半胱氨酸等抑制 Jaffe 反应，使测定结果偏低。

3.药物对尿酸测定方法的影响

具有还原磷钨酸作用或其代谢物具有还原性的药物，如水合氯醛、咖啡因、茶碱、甲基多巴、葡萄糖、维生素 C、右旋糖酐、酪胺、谷胱甘肽、阿司匹林、龙胆酸等，在用磷钨酸测定尿酸时，同样与磷钨酸起作用，使测定结果升高。钾盐对磷钨酸法的干扰是由于在磷钨酸试验中产生浑浊。

（五）药物对总胆红素测定方法的影响

1.酶钓结果升高的药物

（1）试验中产生浊度致血清胆红素假性增高的药物，如右旋糖苷。

（2）可产生颜色而干扰试验的吸光度，引起结果升高的药物，胡萝卜素、利福平、新生霉素及降解产物；利福平还可抑制肝脏排泄胆红素，而新生霉素能引起溶血性贫血、肝内胆汁淤积性黄疸，易引起新生儿非结合性胆红素血症。

（3）与重氮试剂起反应使胆红素假性升高的药物，如酪氨酸、盐酸普萘洛尔和甲基多巴。但甲基多巴可引起轻度肝细胞性黄疸。

2.影响结果降低的药物

氯化钠、茶碱和咖啡因均可导致测定结果降低，原因是氯化钠可抑制重氮反应。茶碱与咖啡因可减弱呈色反应。

（六）药物对血清电解质测定方法的影响

1.影响测定结果升高的药物

（1）钙的放射光谱在火焰分光光度法测定血清钾时，干扰钾的直接检测，造成结果升向。接受大量含氟、溴或碘离子药物治疗时，这些卤素在硫氰酸汞比色法测定血清氯时与其起同样反应，可使血清中氯测定结果偏高。

（2）用火焰光度法测钙时，钠盐、钾盐的发射光谱可干扰检测结果，引起结果偏高，锌影响依地酸钙法，也导致结果增高。

2.影响测定结果降低的药物

（1）火焰光度法测定血钠时，铜、钾、钙和高浓度蛋白及高脂均可起干扰反应。高浓度蛋白或脂质减少了同体积血浆水的相对含量，引起假性的低钠。同时也可造成假性的低钾。

（2）用离子选择电极法测定血清钾时，碘解磷定等药物可以通过碘作用于电极膜，造成钾离子假性降低。

（3）阿司匹林、肝素、磺胺二甲基异噁唑及磺胺嘧啶等在荧光计法测定钙时，可降低钙的荧光强度造成结果偏低；肝素干扰依地酸钙法使测定结果降低；制霉菌素、两性霉素 B、普鲁卡因、利多卡因及水杨酸盐在离子选择电极法测定离子钙时，可影响电极使离子钙降低。吩噻嗪类、甘露醇等在还原钼蓝法测定磷时，影响钼蓝呈色反应使结果降低。

（七）药物对血清酶测定方法的影响

目前已有数百种酶类为临床所用，血清酶的测定是生化检验的重要组成部分，酶活性测定主要有终点法与连续监测法（速率法），但血清酶的测定易受温度、pH 值、抑制剂和激活剂等的影响。

阿司匹林及其代谢产物为还原剂，可影响 NADH 在 340nm 处的光吸收，对以 NAD 或 NADH 耦联脱氢酶的指示反应测定酶活性者，均干扰检测结果。红霉素可干扰比色法测定丙氨酸氨基转移酶；氨苯蝶啶可干扰荧光法测定乳酸脱氢酶；测定 5'-核苷酶时可用 NADH 耦联脱氢酶的指示反应或 Trinder 反应两种方法，维生素 C 对抑制 Trinder 反应，造成假性降低；去甲基比林对两种方法均有影响，呈现假性减少；青霉胺对这两种方法的干扰表现出前者为正偏差，后者为负偏差。

（八）药物对内分泌功能检测的影响

1.放射性碘摄取试验

放射性碘摄取试验是利用甲状腺的聚碘功能，给予定量 1311，测定甲状腺区的放射性强度变化，以甲状腺摄取碘速度和量（摄取率），间接反映甲状腺功能。

甲喹酮（安眠酮）、戊巴比妥、异戊巴比妥、司可巴比妥（速可眠）、丙米嗪、非那西丁、左旋多巴、麻黄碱、洋地黄、异丙嗪、奎尼丁、环戊噻嗪、华法林、雌激素、氯苯那敏（扑尔敏）、红霉素、土霉素、四环素等直接干扰这一方法，导致摄取率下降，其原因在于这些药物均含有四碘荧光素。

2.血清皮质醇测定

烟酸、螺内酯（安体舒通）和奎尼丁都可增强被测荧光，引起荧光法测定血清皮质醇的结果明显升向。

3.血清儿茶酚胺测

定左旋多巴、甲基多巴、烟酸、维生素 C、B 族维生素、氨苄西林、四环素、咖啡因及奎宁代谢物等，均可干扰荧光法测血清儿茶酚胺，使测定值出现假性增高。

二、药物对尿液检测方法的干扰

目前尿液检测普遍采用的方法是干化学法。干化学法快速、准确，是目前尿液检测的首选方法，然而其方法学也受众多的药物影响，下面列举常见的药物。

1 尿蛋白检测

蛋白定性的检验方法有：干化学法、磺基水杨酸法和加热醋酸法。采用干化学法测定尿蛋白，如果患者用过奎宁等药物，能引起尿液呈强碱性，能使干化学结果出现假阳性，同时氯霉素、头孢菌素、羧苄西林等药的过量使用，均可引起尿蛋白干化学假阳性。而苯唑西林达 50mg/ml 时，能使试纸法的显色抑制，从而引起假阴性。采用磺基水杨酸法检测尿蛋白时、放射性造影剂、青霉素、磺胺、甲苯磺丁脲、磺胺二甲基异噁唑䂳等药物均可引起假阳性。

2.尿糖检测

干化学法检测尿液葡萄糖采用的方法是酶法，应用这方法时，左旋多巴、汞、阿司匹林等药物可抑制葡萄糖的氧化酶反应，引起假阴性，而维生素 C 会在干化学法中产生过氧化氢还原，干扰色原显色，从而引起假阴性，四环素药也能通过阻止色原的氧化而导致假阴性。

3.尿胆红素检测

尿胆红素的干化学检测是用偶氮反应原理，高浓度的维生素 C 和亚硝酸盐抑制偶氮反应，处于化学结果出现假阴性；维生素 B_2 由于可以与胆红素结合使显色程度减弱而使结果呈假阴性；患者用大剂量的氯丙嗪或盐酸苯偶氮吡啶治疗时可以使干化学结果出现假阳性。

4.尿胆原检测

氯丙嗪、咖啡、普鲁卡因、磺胺类、对氨基水杨酸盐、左旋多巴、吩噻嗪类等药物与干化学试纸产生颜色反应而干扰结果、致尿胆原测定呈假阳性，同时使用大剂量抗生素治疗时也会造成肠道菌群抑制，胆红素还原为尿胆原的量减少，从而导致尿胆原测定结果假阴性。

5.尿隐血检测

大剂量的维生素 C 或其他还原性物质可干扰干化学检测尿血红蛋白和尿红细胞。导致干化学结果出现假阴性；高密度和高蛋白的尿液可降低干化学试带的灵敏度，从而导致结果尿隐血结果出现假阴性。

6.尿白细胞检测

呋喃妥因能引起尿干化学检测白细胞出现假阳性；高尿蛋白或尿中含高浓度庆大霉素或先锋霉素时可造成尿白细胞检测敏感性下降或结果出现假阴性。

7.尿液儿茶酚胺的检测

引起儿茶酚测定结果升高的药物：水合氯醛、氯丙嗪、阿司匹林、甲基多巴、烟酸、红霉素、四环素等药物能干扰荧光反应，从而导致测定结果的上升；奎尼丁、利舍平、红霉素、四环素、肾上腺素能使尿液儿茶酚胺代谢产物的紫外光分析法的读数增高，从而造成结果偏高的错误判断；对氨水杨酸可与重氮试剂反应，引起结果的增高；而尿液中若含有大量的酚类化合物、芳香环化合物时，由于其能干扰比色法和色谱法，从而导致结果增高。

8.尿 17-酮类固醇（17-KS）检测

尿 17-酮类固醇（17-KS）的测定原理是采用 Zimmerman 反应原理，而很多药物如螺内酯、吩噻嗪类、苯唑西林、奎尼丁、吗啡、维生素 C、甲氧西林等能干扰 Zimmermann 反应，从而导致尿 17-酮类固醇的结果增高；其中吗啡、维生素 C 是因其化学结构影响尿 17-酮类固醇测定中 Zimmerman 反应。而葡萄糖、丙嗪能使尿 17-酮类固醇测定结果降低。

9.尿 17 羟皮质类固醇（17-OHCS）检测

尿 17 羟皮质类固醇（17-OHCS）的测定是采用 Porter-silber 的颜色反应原理，而很多药物如副醛、甲丙氨酯（眠尔通）、水合氯醛、氯丙嗪、奎尼丁、螺内酯、碘化钾、睾酮、青霉素、红霉素等能干扰 Porter-silber 的颜色反应，从而导致测定结果的增高；异丙嗪干扰 Porter-silber 的颜色反应，导致结果偏低。

10.尿 5-羟吲哚醋酸（5-HAA）测定

尿 5-羟吲哚醋酸（5-HAA）是 5-羟色胺的代谢终产物。而尿 5-羟吲哚醋酸（5-HAA）检测常用方法是比色法，引起其方法学假阳性的药物有愈创木酚甘油酯的代谢产物或含有愈创木酚甘油酯的止咳药，其主要原因是这些药物能加深尿 5-羟吲哚醋酸（5-HAA）的颜色反应，从而导致结果增高；引起假阴性的药物省氯丙嗪及其衍生物、二苯并噻嗪类药物、酮酸。

11.尿氨基酸测定

麻黄碱、左旋多巴、多巴胺、庆大霉素、新霉素、苯丙胺、肾上腺素等在用薄层色谱法与高电压电泳分离尿氨基酸时与茚三酮反应，形成额外斑点；非那西丁只在色谱法时形成额外斑点。

12.尿雌激素的测定

干扰尿雌激素的测定试验，引起结果增高的药物有左旋多巴、甘草、可的松、雌二醇、己烯雌酚。其中左旋多巴、甘草不仅影响比色法，还影响荧光测定法。半乳糖、葡萄糖可干扰 GLC 法测定尿雌三醇，从而导致尿雌激素结果增高。

第三节 药物对检验结果影响的机制

药物是指用于防治及诊断疾病的物质，理论上说，凡能影响机体器官生理功能与细胞物质特性的化学物质都属于药物范畴，也包括用于避孕和保健的药物。所以药物对检验结果的影响也可来自于所谓的保健饮食。当某些药物进入人体后，可以药物原型或/和其代谢产物的形式存在，这些物质主要通过以下途径影响测定结果：①通过对反应系统待测成分物理性质的影响而干扰测定结果；②通过参与检验的化学反应，而影响检验结果；③通过影响机体组织器官的生理功能和/或细胞活动中的物质代谢影响检验结果；④通过药物对器官药理活性、毒性的作用而影响测定结果。前两种影响途径介于化学效应、物理效应与物理和化学共同效应引起的干扰，后两种属于生物效应引起的干扰。无论以哪一种效应导致错误的检验结果，都会造成临床误诊、漏诊，均可给患者带来意想不到的痛苦以及经济上的损失。

一、药物理化效应对检验方法的影响

当测定或检测一种待测物时。无论是定性试验或定量分析、细胞计数或形态学观察、微生物培养与鉴定以及基因扩增技术等，均可因受到非特异性的影响而导致检测结果中存在有不允许误差。误差来源，概括起来可分为方法误差、仪器误差、人员误差和环境误差等。试验前准备工作，如采集样本前是否严格遵守对患者的要求采样。采样时采样的办法和方式、送样的方式与方法、样本的处理、分析测定、测定过程、检测结果和数据处理以及试验全过程是否符合质量控制等，在这些程序的每个环节中，都能受到许多因素的影响，其中许多药物是通过其理化效应及免疫学反应进行干扰的。

（一）物理效应引起的干扰

体液、排泄物或其他分泌物中存在的药物。在检测过程中，不参与测定物与试剂的化学反应，是通过其本身所具有物理性质的特征，而进行干扰，使测定数据升高呈正误差或降低表现呈负误差，或者使试验结果呈现假阳性或假阴性反应。

1.荧光增强的干扰药物与其代谢产物本身具有荧光

样本中的被测物又采用荧光光度分析，这些药物和/或其代谢产物的荧光可与被测物的荧光同时用荧光分光光度计测出，直接干扰测定结果：①测定血或尿中肾上腺素、去甲肾上腺素时。采用荧光分光光度法，若患者同时使用甲基多巴、红霉素、青霉素或维生素E，机体尚未完全排出。这些物质在测定肾上腺素与去甲肾上腺素的反应体系中，同样可发出荧光，从而影响试验结果，呈现正误差，测定数据呈假性升高。此外，还有香草醛、氯丙嗪、维生素 B_2 和水杨酸等均可干扰本试验的测定。②测定血浆皮质醇采用荧光分光光度法，由于烟酸、螺内酯和奎尼丁都可产生荧光，而测定皮质醇的含量呈假性增高。③长期每日服用阿司匹林量超过 2.4g 时，能干扰 5-羟吲哚醋酸荧光光度测定的结果。④硫酸奎尼丁是一种抗心律失常药物，主要在肝脏代谢，内肾排泄，以原型随尿排出的量约占用量的 18.4%（10%～20%），在酸性尿中排泄量增加，本药可发射荧光，故用荧光光度法测定尿中 17-羟皮质激素类及儿茶酚胺排出量时可受到干扰。⑤荧光素钠为诊断用药，供眼底血管造影、循环时间测定等，也用于术中显示胆囊和胆管以及结核性脑膜炎等辅助诊断。此药在紫外线下呈现绿色荧光。荧光素钠在体内不参与代谢，也不与组织结合。主要经肾排除，小部分经肝从肾排除。正常情况下，在 24h 内基本排尽。静脉或肌内注射后，尿中可暂时出现荧光，而导致用荧光光度法测定体液中某些物质时，使测定结果发生偏差。⑥服用氨苯蝶啶后，尿中出现淡蓝色荧光。可干扰用荧光光度法测定血清中奎尼丁的浓度和乳酸脱氢酶的活性。⑦服用维生素 B_2，尿中出现黄绿色荧光。可使荧光光度法测定尿儿茶酚胺结果呈现正误差。

2.改变光折射的干扰折光法

改变光折射的干扰折光法广泛应用于体液中蛋白质的测定，用此法测定尿液或其他体液中的蛋白质，如患者静脉滴入的右旋糖酐，可使血清的折射率发生改变，从而影响测定结果。

3.诊断试剂

呈色反应的干扰某些药物本身就是一种染料，为一种诊断试剂。如酚磺酞注入人体后，主要通过肾小管排泄，分泌后不被重吸收，故利用药物这一特点测定肾小管的排泄功能。若用双缩脲法测定血清总蛋白含量，在采取血样时，患者正做酚磺酞排泄试验。机体注射的酚磺酞染料未被完全排出体外，用于血清中的染料在碱性溶液中呈现红色，可干扰血清总蛋白的比色测定。此外还可影响血与尿肌酐、酮体、香草扁桃酸等比色法的测定。其他诊断药物如溴磺酞等，同样能影响上述试验显色反应体系的呈色，造成测定数据的偏差。又如患者服用维生素 B_2、呋喃唑酮后，由于这些药物本身具有黄色，不仅能干扰比色分析法。又能影响尿的颜色，使尿呈现黄色。维生素 B_2 还可引致尿胆原呈假阳性反应。

4.试验反应体系溶液浑浊的干扰

有些药物在反应体系中可使反应溶液发生浑浊，而影响了比色法和比浊法以及射浊法的测定结果。如测定血清胆红素，血液中若存在右旋糖酐时，可使反应体系的溶液出现浑浊。

5.药物成分与患者待测物成分相同

患者应用的药物就是患者预测定的成分，像患者电解质紊乱，在补充电解质时，从同一血管采取血样，肯定影响测定电解质的结果。如测定血清钾、钠和氯离子时，血清含有被滴入浓度较高的同种离子。绒毛膜促性腺激素药物用于治疗妇女习惯性流产、黄体功能不全、无排卵性不孕等疾病，在使用此药物的同时测定尿液妊娠试验，可导致假阳性反应。因为妊娠试验无论用哪一种方法，其原理都是以绒毛膜促性腺激素的生物性质、抗原与抗体性质为基础设计的，所检测目的均为是否含有绒毛膜促性腺激素。因此，使用此药物时必然影响测定结果。

6.药物中杂质的干扰

药物中含有具他附加成分，如赋形剂、胶囊、香料、染料等可影响测定结果，如许多药物胶囊成分含有四碘荧光素，直接影响血清 1311 试验结果，而被误认为是甲状腺功能减退。

（二）参与化学反应的影响

样本中存在的各种药物，能通过参与测定待测物反应体系中的化学反应而产生影响。参与试验反应而影响测定结果，概括起来有以下几个方向。

1.直接参与反应系统的氧化还原反应

临床检验中有不少试验是利用氧化还原反应的原理设计的。这些试验结果可受具有氧化与还原性质药物的影响。①血或尿中糖的测定：目前临床实验室测定血糖多选用葡萄糖氧化酶比色法，尿糖选用干化学法。这两种测定方法原理均为样本中的葡萄糖在葡萄糖氧化酶作用下，生成葡萄糖酸及过氧化氢，过氧化氢在过氧化物酶的作用下，分解出初生态氧，初生态氧氧化色素原（4-氨基安替比林耦联酰或联大茴香胺），生成有色化合物，根据颜色深浅计算或判断糖含量的高低。若患者服用或静脉滴注大量维生素 C，使用的某些药物其缓冲剂中含有维生素 C 或使用谷胱甘肽等具有还原性的药物后，由于这些药物均可被初生态氧氧化，消耗氧而造成血糖或尿糖降低的负误差。此外，还可见于使用左旋多巴药物后。②血清中游离血红蛋白定量或尿、粪便隐血试验的原理，均利用血红蛋白中 2 价铁离子具备过氧化物酶活性，能使过氧化氢分解成初生态氧，初生态氧氧化联苯胺或邻联甲苯胺、氨基比林（匹拉米洞）等色素原的物质，观其呈现颜色反应，通过颜色的深浅，计算血清中游离血红蛋白的含量，或判断试验是否为阳性结果，因此，患者在采集粪便的前 3d 不进食肉类、鱼类和含叶绿素丰富的蔬菜，更不能服用铁等药物制品，否则经试验后可使游离血红蛋白计算数据出现正误差，尿及粪便隐血试验出现假阳性结果。大量维生素 C 或其他具有还原性药物使用后，影响了初生态氧对色素原试剂的氧化而造成血清游离血红白定量结果出现负误差，测定数据低于真实值，还可导致尿、粪便隐血试验呈假阴性反应。③测定血、尿肌酐浓度：日前大多数实验室使用苦味酸比色法，其原理是样本中的肌酐与碱性苦味酸盐作用，生成橙红色的苦味酸肌酐，经比色后，根据颜色深度，计算出肌酐含量，此反应称为 Jaffe 反应。此反应特异性差，患者使用头孢菌素甲基多巴、L-多巴、维生素 C、果糖和葡萄糖等都会造成正误差的影响。因为维生素 C、葡萄糖等均能使苦味酸还原为苦味酸盐，而使测定结果偏高。胆汁与血红蛋白降解产物可通过它们在强碱性溶液中的氧化作用，使肌酐形成无色化合物，而导致苦味酸法测定血、尿肌酐含量降低，出现负误差。④患者使用大量具有还原性质的药物，如维生素 C、水杨酸盐类药物能影响利用检测 NADH 在 340nm 下光吸收变化的所有试验测定结果，也能影响利用 4-氨基安替比林与酚在过氧化物酶酶促反应下，产生红色醌类化合物（呈红色）的所有试验的测定方法。利用此两类产物吸光度变化特点进行定量的方法甚多，从方法类型来说有分光光度法（比色法）、酶联免疫法，从被测物来说种类甚多，如血糖测定、胆固醇测定、一些血清酶活性的测定（天冬氨酸氨基转移酶、丙氨酸氨基转移酶、乳酸脱氢酶、肌酸激酶等）。

2.蛋白质组成成分改变的影响

有些药物能改变蛋白质的组成成分，而导致对试验结果的影响。如用微柱法测定糖化血红蛋白的浓度，若患者服用水杨酸类药物，此类药物能改变血红蛋白β链的氨基末端，其产物可干扰微柱分析。

3.促进显色反应的影响

某些药物能促进被测定物质的化学反应，加速显色反应，从而改变试验条件，造成对测定结果的影响。如患者使用甲丙氨酯后，机体未将药物排除完全，在测定 17-酮类固醇时，其影响试验结果的机制亦属此类。

4.显色反应的抑制与变异

（1）抑制显色反应：药物对某些试验方法的显色具有抑制作用，例如，测定尿中的胆红素与尿胆原含量时，其测定原理是：胆红素是利用胆红素在酸性介质中与试纸带上的二氯苯胺重氮盐起耦联作用，生成红色偶氮化合物，根据色泽的深浅，判断其含量的高低；尿胆原是利用尿胆原在酸性介质中，与对二甲基氨基苯甲醛发生醛化反应，而形成樱桃红色化合物，借产生樱桃红色化合物的尿稀释度来判断尿胆原的含量。两者的原理相似，所受的影响因素雷同。当患者接受大量的维生素 C 后，尿中出现的维生素 C 能抑制这两个试验的耦联反质，使其呈假阴性。

（2）显色反应的异常：药物参与定性或定量分析时的化学反应，造成对结果的影响，使测定数据偏低或偏高，或使测定结果呈假阴性反应或假阳性反应。①当患者使用氯丙嗪等吩噻嗪类药物时，出于此类药物可参与 Ehrlich 试剂化学反应，形成紫红色而影响尿胆原试验结果。若患者服用磺胺类及氨基水杨酸类药物，可影响尿胆红素与尿胆原测定（包括干化学法），氨基水杨酸类药物与对二甲基苯甲醛反应产生黄色或橘红色并发生沉淀反应。②亚甲蓝（美蓝）属于解毒类药物，对化学物质如亚硝酸盐、硝酸盐、苯胺、二硝基苯、苯肼和含有或能产生芳酸胺的药物（乙酰苯胺、对乙酰氨基酚）等引起的高铁血红蛋白血症治疗有效，服用本药后，在 6d 内74%出尿排除，其中22%为药物原型，少量亚甲蓝经肝通过胆汁由粪便排出。在服药时患者的尿液可呈蓝色，故能干扰用比色法测定尿液中的其他成分。③吡嗪酰胺为抗结核类药物，服用后主要在肝脏代谢，水解成吡嗪酸，其为具有抗菌活性的代谢产物。继而羟化成为无活性的代谢产物，经肾小球滤过排泄。24h 内以代谢产物形式排出 70%，4%～14%以原型排出。吡嗪酰胺可与硝基氰化钠作用产生红棕色而影响了尿酮体的测定。④利福平为一种光谱杀菌药，与依赖于 DNA 和 RNA 多聚酶的 β 亚单位牢固结合，从而抑制细菌 RNA 的合成，防止该酶与 DNA 连接阻断 RNA 转录过程，适用于与其他抗结核药联合用于结核初治与复治等。患者服药后，本药在肝脏中为自身诱导微粒体氧化酶的作用而迅速乙酰化，成为具有抗菌活性的代谢产物 25-O-去乙酰利福霉素，水解后形成无活性的 3-甲酰利福霉素由尿中排出。利福平主要经胆管和肠道排泄，其他部分药物以多种形式从尿中或其他部分排泄，服用利福平后可使尿液呈橘红或红棕色，不仅能干扰酚磺肽钠试验结果呈假性升高，还可干扰用比色方法测定体液或尿液中其他的成分。⑤盐酸普萘洛尔用于治疗心律失常与心绞痛等疾病，若患者肾功能不全，此药可积蓄于血液中，干扰血清胆红素测定的重氮反应，出现假性增高。

（三）物理效应和化学效应的共同影响

许多药物通过物理性质干扰与参与化学反应共同影响试验结果，如测定血清三酰甘油含量时，在采集血液样本时或采样前，若患者静脉滴注脂肪乳剂或在采样前食入大量含脂肪丰富的食物，这些物质进入人体后，由于脂肪乳剂是由大豆油和一定量的卵磷脂乳化而成，它和丰富的脂肪餐一样，能产生三酰甘油，使血中三酰甘油、卵磷脂浓度明显升高，直接干扰了血清三酰甘油、卵磷脂以及其代谢产物的测定。再者脂肪乳剂为乳糜状混悬液，滴入血管内，使血液产生不同程度的浊度，不仅直接影响了用浊度测定法、散射浊度测定法和分光光度测定法测定的试验结果（如 α1-抗胰蛋白酶、载脂蛋白 AI 与 B100 等多用浊度测定法与散射浊度测定法进行测定；比色法使用更为广泛，如蛋白质、糖、有些酶活性的测定等），还可导致用离子交换微柱法测定糖化血红蛋白，以及细胞计数、血红蛋白浓度测定结果的假性增高，大量乳化脂肪经肝细胞代谢生成的酮体量超过机体利用的能力，而使尿液出现酮体阳性。

（四）对免疫学方法的影响

采用放射免疫法测定血浆皮质醇的含量，由于所用的抗体和泼尼松有明显的交叉反应。患者服用这种药物，可影响试验，使测定结果明显升高。用竞争蛋白结合法测定血浆皮质激素传递蛋白或皮质醇结合蛋白时，试剂也可和其他类固醇结合如 21-去氧皮质醇、可的松和皮质酮等。市售皮质醇放射免疫法的试剂盒，其使用的抗体与泼尼松有明显的交叉反应，与 11-去氢皮质醇和 21-去氧皮质醇的交叉反应为 1% ~ 4%

二、药物生物效应对检验方法的影响

机体用药后呈现的生物效应与其物理、化学性质之间有密切关系。其药理效应强度还受年龄、性别、种族以及机体病理状态等因素的影响。此外还与用药剂量、用药方法、药物的质量有关。当药物被机体吸收后，药物原型或其代谢产物能通过生理学、药理学或毒理学等机制引起体内某些组织器官的生理功能、生理与生物化学指标、细胞数量和/或细胞形态发生不同程度的改变。这些不同程度的改变与用药剂量和药理效应强度之间的关系具有很大个体差异，所以机体在使用药物治疗、服用避孕药物与保健药物时，给检验结果造成不同程度的影响。药物的生物效应导致对检验结果的影响，其机制概括有以下几个方面。

（一）药物药理特性的影响

药理学是研究在药物影响下机体细胞功能的变化与药物本身在体内的过程及机体对药物的处理，前者为药物效应动力学（药效学），后者为药物代谢动力学（药动学）。药物通过药效学和药动学均可影响临床检验结果。

日常用的药物，绝大多数是用于临床治疗疾病。然而避孕药和保健药的使用者为数也不少，尤其后者呈明显上升趋势，已成为许多人的常用药。治疗疾病用药，即便严格遵守医嘱或按说明书上所规定的剂量、用药次数及其注意事项使用，药物在发挥药效时同样能影响检验测定结果。举例如下。

1.药物对离子测定的影响

成人血清钾离子参考值为（3.5 ~ 5.3mmol/L），健康成年人口服 50 ~ 100mmol/L 含钾的溶液后，如氯化钾溶液，通过肾由尿液可排出同等量的钾离子。即使服用过量的钾离子，钾离子通过向细胞内转移以及从肾排出，很少引起高血钾，但此时测定尿中钾离子含量时，则明显升高；然而静脉滴入过量钾盐或大量使用含钾的药物（青霉素钾盐每 100 万 IU 含钾 1.66mmol）或输入大量库存血液，或输入过快，均可使血液中钾离子明显增高，严重时引起高血钾症。输入大龄库存血造成高血钾的原因：人体红细胞内约含钾离子 143mmol/L，血清中钾离子的浓度（3.5 ~ 5.3mmol/L），当血液保存在（4±2）℃的环境内，由于 Na+、K- 及 ATP 酶活性的降低。使细胞内钾离子减少，血浆内钾离子增多。在（4±2）℃下，ACD 保存的全血内 10d 后血浆内钾离子的含量增加至 15mmol/L，14d 约为 20mmol/L，28d 约为 30mmol/L，故在 1 袋全血（420ml 全血，

120mlACD）中含血浆约360ml，保存14d，所含钾离子的总量约为7.2mmol/L。血液中增加的钾离子量超过了肾对钾的排泄能力时，则引起血钾升高。患者应用利尿药（如噻嗪类利尿药与利尿酸等）后，由于药物抑制了肾小管对钠的重吸收，使大量钠转运至远端肾小管后段，促进K—Na$^+$交换增加，而使较少的钾离子从尿中排除，导致血液中钾离子浓度明显升高，影响了测定钾离子的含量。

2.药物对尿酸测定的影响

抗肿瘤药物烷化剂（如盐酸氮芥、环磷酰胺、白消安等）、丝裂霉素C、平阳霉素等是直接破坏DNA并阻止其复制的药物，如氮芥能与细胞中DNA或蛋白质中的氨基、巯基、羟基、氨基和磷酸基等起作用，形成交联结或引起脱嘌呤作用，使其DNA断裂，再复制时使碱基配对错码，造成DNA结构和功能的损坏。重者可导致细胞死亡，以达到治疗恶性肿瘤的目的。在药物作用的过程中可因脱嘌呤作用引起尿酸生成增多，从而使血和尿中尿酸浓度升高，影响了对这些指标的测定。抗恶性肿瘤的抗代谢药物，如氟尿嘧啶的药理作用是阻止嘧啶核苷酸形成。又如6-巯基嘌呤是能阻止嘌呤类核苷酸形成的抗代谢药。此外，还有能抑制二氢叶酸还原酶的药物（甲氨蝶呤等）、能抑制DNA多聚酶的药物（阿糖胞苷）与抑制核苷酸还原酶的药物（羟基脲）。这些药物在杀死肿瘤细胞与损害正常细胞过程中，均可引起机体内嘌呤代谢发生异常改变，从而导致血液和尿液中尿酸浓度的增高。

3.药物对某些激素的影响

绒毛膜促性腺激素除治疗妇产科的疾病外，还用于治疗男性性功能低下与隐睾症，若长期大量或过量使用可影响尿中17-羟皮质类固醇、17酮类固醇以及其他甾体激素的测定，导致检验结果增高。

4.药物对硝酸盐与一氧化氮合成酶活性测定的影响

硝酸甘油用于治疗和/或预防心绞痛，也可用于充血性心力衰竭，大量长期使用可干扰血中硝酸盐与亚硝酸盐的测定，使测定结果呈假性增高。一氧化氮合成酶活性测定方法的原理是测定酶作用于底物后生成产物量，即测定生成硝酸盐与亚硝酸盐的浓度，故使用硝酸甘油药物后可导致酶活性的增高。

（二）药物毒性反应的影响

药物的药理作用增强或毒性反应是指药物的浓度在单位时间内异常增高，而引起机体有关器官的功能性或器质性的变化。其结果必然导致机体内某些生理与生物化学的改变，或病理生理与病理生物化学的改变。影响了检验结果的测定与实验诊断，造成临床的误诊、漏诊或诊断不清的结果。

药物对某些脏器的损害与药物的生物向性有关，药物的向性一般是指某些药材对某些组织和某些器官有比较特殊的亲和力即称为向性，药物的药理作用增强或毒性反应就是通过对某些组织和器官具有亲和力而发挥作用。如氨基糖苷类药物对肾小管组织细胞具有亲和力，易引起肾小管的损害，而出现血尿等，砷剂对肝脏具有亲和力，易导致肝损害，使肝功能检验测定结果异常。组织器官受到药物损害的程度与患者用药剂量的大小、用药时间长短、个体状况和用药史等有关。

1.药物不良反应的影响

药物的不良反应是指大多数药物都同时具有多种药理作用。在用药中除了主要治疗效应外，还会出现其他效应，药物在治疗剂量内引起的与防治目的无关的作用称为不良反应。

（1）治疗效应的影响：药物的不良反应可由药物本身的药理作用所引起的不良反应，它是以治疗为基础的，这种类型的药物对检验诊断的影响是临床上常见的。

如抗肿瘤药物：抗肿瘤细胞毒性药物能干扰细胞增殖，故其作用不仅限于肿瘤组织细胞，也可累及正常的组织，如骨髓组织、肠道上皮组织、膀胱组织与生殖组织等。长期使用抗癌药物，可损害骨髓造血组织，使骨髓细胞增生程度降低，以致发生骨髓造血功能障碍，全血细胞明显降低。

辛伐他汀：本药为调整血脂药，在体内被水解为 β-羟基酸代谢产物，它可抑制 HMS-CoA 还原酶，而使内源性胆固醇合成降低，并可触发肝脏代偿性地增加低密度脂蛋白（LDL）受体的合成，增多的 LDL 受体，使肝摄取 LDL 增多，血浆胆固醇、LDL 与极低密度脂蛋白含量降低。本药还可抑制酯酶与血浆胆固醇酯酶活性，故在上述指标降低时同样可使血浆酯酶与胆固醇酯酶活性降低，并影响用酶法测定血清胆固醇含量。因测定试剂中含有胆固醇酯酶，此酶将胆固醇水解后，才能进一步测定。辛伐他汀抑制胆固醇酯酶活性，使测定结果呈假性降低。

（2）治疗效应外的影响：肾是药物排泄的主要器官，药物经肾排泄必须是极性化合物或经体内代谢形成极性化合物后，才能由肾排除。通过肾排泄有 3 个过程：①肾小球的被动滤过；②肾小管的被动重吸收和分泌；③肾小管的主动重吸收和分泌。

药物通过影响肾小管微环境 pH 值而引起对试验诊断的干扰。肾小管被动重吸收的过程，单纯是物理化学的扩散过程。其扩散方向取决于肾小管壁生物膜两侧的药物浓度和溶液 pH 值的差。许多治疗药物是弱电解质，它们在肾小管中的被动重吸收的程度取决于分子型（脂溶性）的存在率，而该存在率又取决于肾小管中尿液的 pH 值。例如口服碳酸氢钠能使尿液呈碱性，此时酸性药物易解离，重吸收则受到抑制，尿排泄率增高。通常 pH 值为 3.0~7.5 的弱酸性药物与 pH 值为 7.5~10.5 的弱碱性药物易受肾小管中尿液 pH 值的影响。此现象在临床上具有重要作用，根据此性质可用于药物的解毒。此外，还可影响某些检验结果，例如尿液高度碱化时，能导致尿胆原的大量排出，其结果将会影响临床对黄疸的鉴别诊断与肝炎的早期诊断，造成误诊。

口服避孕药物对试验结果的影响：避孕药大多为雌激素或雌激素配伍而成，目前最常用的抑制排卵的避孕药物主要成分有炔诺酮、炔诺单酮、炔雌醇等。这些药物均属雌激素。雌激素除直接促使靶器官组织（子宫组织）蛋白质合成外，还可诱导肝蛋白质的合成，使血浆中 α-球蛋白增多，如铜蓝蛋白、皮质激素传递蛋白、甲状腺素结合蛋白、α-抗胰蛋白酶、纤维溶酶原、转铁蛋白等。这些蛋白质的重要生理功能之一是负责运输激素和金属盐类物质，在妊娠时和口服避孕雌激素这类药物后，能使这类血浆蛋白结合的激素和金属盐等物质升高。如血清铁、雌激素还能增高血浆 α-脂蛋白的水平，口服这类雌激素的避孕药后，血清三酰甘油浓度也随之升高。雌激素还可造成黏多糖的含量明显降低。采用放射免疫法（竞争蛋白结合法）测定皮质醇，在应用雌激素或以雌激素为主要成分的避孕药后，由于雌激素能诱导皮质激素传递蛋白与皮质醇结合蛋白合成量增高，这些物质在放射免疫的竞争结合蛋白法中能与其他的类固醇结合，而导致试验结果呈假性增高。

2.药物的某些成分不良反应的影响

药物在使用过程中其治疗反应是由于药物作用中的某些成分具有不同的药物代谢动力学性质，可引起不良反应，还会造成对检验结果的影响。如用于糖尿病患者降血糖的磺脲类药物，它不仅具有降血糖的作用还有抗菌作用，长期服用可能对检验结果有影响，比如糖化激素可引起黄疸，使血清胆红素含量明显升高。

3.药物毒性反应的影响

药物的毒性反应是指药物在各个系统器官或组织引起的生理功能、生物化学反应和组织结构的病理变化。药物的毒性可因药物的种类不同而异，不同药物毒性反应的表现也各不相同，但多为药物作用的延续。

引起的原因主要是剂量过大，超过了最小的中毒量，或用药时间过长。如果药物容易积蓄，反复给予治疗剂量也可能引起毒性反应或中毒，严重者造成药源性疾病。具有高敏性的患者或患有肝与肾疾病能使药物代谢或排除障碍者，在给予常量药物时，也可出现毒性反应，如长期过量服用维生素 A 时，造成慢性中毒可

导致血糖、尿素、血钙、血清胆固醇和三酰甘油浓度增高，红细胞与白细胞数下降，红细胞沉降率增快，血浆凝血酶原时间缩短。

（1）药物对肝的影响：肝是许多药物代谢的主要场所。在临床用药治疗的过程中最常见到的是药源性肝损害。药物对肝的损害。可使一些肝功能指标发生异常变化。这些指标异常改变的病理生理机制，在病理组织学方面得到证明。其病理组织学的改变几乎包括了急性肝病和慢性肝病的一切组织学特点。绝大多数患者用药后的毒性反应，尤其是与药物剂量无关的特异质性肝毒性反应患者，其病理组织学改变和各种非药物性肝疾病十分相似。

药物进入体循环，少数药物贮存于脂肪组织或骨组织中，某些水溶性的药物可通过肾由尿排出，但大多数药物特别是从胃肠道吸收的口服非极性药物，多通过肝对其生物转化后排出体外，也就是药物经过肝的代谢后，将其降解、灭活，转变为容易从体内排除的代谢产物。有少数药物的原型其药物活性并不明显，必须经体内转化为具有明显活性的代谢产物后，才能发挥其药效。如磷酰胺进入体内后先在肝脏经生物转化，生成醛磷酰胺，再由组织内转化为磷酰胺氮芥，此代谢产物具有很强的抗癌作用。多数药物经生物转化后毒性降低，而有少数药物则毒性更大。如异烟肼在体内能被乙酰化生成乙酰异烟肼，乙酰异烟肼进一步分解为乙酰阱和乙烟酸而具有更大的肝毒性。药物可通过多种机制引起肝损害，导致对检验结果的影响。

（2）药物对肾的影响：肾是药物代谢器官之一，又是重要的排泄器官。某些药物除治疗作用外和大多数药物一样经肾排出体外。药物对肾的生物效应是在一定的条件下，特别是肾功能降低的患者，应用具有肾毒性的药物后，会引起机体的毒性反应，造成对检验结果的影响：①长期服用阿司匹林，每日量 > 2.4g 时，药物作用于肾小管使钾排泄增多，导致低钾血症；别嘌呤醇为抗痛风药物，是用于原发性和继发性痛风的治疗，如患者使用 1~4 周后，可发生全身过敏性表现，在过敏性反应中，40%~45% 的患者能发生急性肾衰竭，尿中出现蛋白和红细胞。②庆大霉素与阿米卡星均属氨基糖苷类抗生素，是临床常用药物。它们与肾组织有很强的亲和力，大量或长时间使用庆大霉素，可使近端肾小管细胞扁平，空泡样变性。病情严重患者出现肾小管坏死，继而发生肾小球损害。在临床上，首先出现的反应是肾小管功能降低，使尿酶、$\beta 2$ 微球蛋白明显升高，继续发展则将肾小球滤过功能改变，内生肌酐清除率降低，血肌酐升高，并出现蛋白尿与管型尿。阿米卡星在肾组织中的药物浓度高于血浆中药物浓度的 10~50 倍，它影响肾小管，能造成肾小管损害，使其对抗利尿激素失去反应，导致尿量增多，且尿蛋白与尿糖定性试验出现阳性，肾毒性严重时影响肾小球滤过，以致尿中出现颗粒管型等。

（3）药物对骨髓造血功能的影响：许多药物可引起骨髓造血功能的抑制，如氯霉素，是临床常用的抗生素，能引起骨髓造血功能障碍。其机制是引起骨髓多能干细胞衰竭、造血微环境的缺陷和免疫机制的异常改变，使血液发生全血细胞减少。其他药物还可见于抗肿瘤药，如 6-巯基嘌呤、白消安与长春碱等。中药山慈姑具有增强免疫功能与抗肿瘤作用，临床常用于清热解毒、治疗肿瘤和恶疮，其主要组成成分为秋水仙碱、角秋水仙碱与 B-秋水仙碱等。秋水仙碱的毒性反应为毛细血管毒素，其代谢产物氧化二秋水仙碱毒性甚强，当本药在体内积蓄到一定程度则可抑制正常细胞分裂，对骨髓造血起着直接抑制作用，长期使用可导致粒细胞数降低、粒细胞缺乏症、再生障碍性贫血。

（4）药物对止血与凝血机制的影响：药物对止血与凝血机制的影响是临床上常见的药物反应，严重

时可造成药源性疾病。其结果常导致有关止血或凝血机制的检查结果发生异常改变。

（5）药物对内分泌与物质代谢的影响：如抗癫痫药物酰胺咪嗪能使血清蛋白结合碘浓度减低，而三碘甲腺原氨酸值不变，此时患者不出现甲状腺功能低下的临床症状。苯妥英钠用于抗癫痫治疗时可使血循环中游离甲状腺素浓度降低，影响甲状腺功能试验的测定。药物对血浆脂质与脂蛋白影响，常见的药物有β受体阻滞药、降压药、利尿药和雌激素，某些药物可阻断α受体或β受体，如普萘洛尔为β受体阻滞药，由于β受体的阻断α受体的活性相对增强，长期使用此药物，能使脂蛋白脂肪酶（LPL）、卵磷脂胆固醇酰基转移酶（SCAT）的活性受抑制，使血中的极低密度脂蛋白（vLDL）、乳糜微粒（cM）、三酰甘油（TG）、高密度脂蛋白（HDL）下降。

（6）药物作用于胰腺的影响：很多药物都能对胰腺造成损害，而引起胰腺炎，导致血尿淀粉酶活性明显升高，如类固醇及肾上腺皮质激素、抗癌抗代谢的化疗药物（如6-巯基嘌呤等）、利尿药（苄噻嗪类利尿药及依他尼酸）、雌激素、米诺地尔、硫锉嘌呤、抗凝药物（双香豆素乙酯等）、门冬酰胺酶等，其中以类固醇引起的为多见。其他药物引起胰腺的损害，还见于磺胺类药物（如磺胺甲基异噁唑）、驱肠虫药（碘化噻唑青胺等）和过量维生素D等。

（7）其他影响因素：有些检验指标对药物的毒性反应特别敏感，如心肌和骨骼肌中含有丰富的肌酸激酶，这种酶对药物的毒性反应敏感，当肌肉组织细胞发生病理改变而造成损害或外来直接损伤时，酶可从肌肉细胞中释放出来，使血清酶活性升高。临床工作中常见肌内注射引起组织损伤，使肌酸激酶活性增高，特别在肌内注射肌惹性强的药物（如肌内注射利多卡因等麻醉药物）后，可使酶活性升高更为明显，增高时间可达48h以上。肌内注射氯丙嗪的患者约有40%的患者肌酸激酶活性升高，升高可持续4d左右。有些药物能引起肌酸激酶的释放或激活，特别是能引起组胺释放的药物，如急性心肌梗死患者注射吗啡能引起织胺的释放，造成肌酸激酶活性升高更为明显。

（8）中药：现已知道许多中药可影响实验验诊断结果。青木香具有类似右旋筒箭毒碱作用，过量使用其毒性可使白细胞数增高，尿中出现蛋白质、红细胞，粪便隐血试验呈阳性。苦楝皮的有毒成分为川楝素，其毒性反应能引起血管壁通透性增强，内脏出血，心肌、肝与肾的损害，实验室检查肝功能异常，血清转氨酶活性升高，肾损害时尿中蛋白质含量增高并出现管型及红细胞。

4.药物继发性反应的影响

药物继发性反应是指药物发挥治疗作用时伴有不良的后果，也称为治疗矛盾。如长期使用广谱抗生素，导致肠道正常菌群紊乱，使葡萄球菌或真菌繁殖，而影响某些检验结果。

（三）药物特异性反应的影响

某些个体在应用某种药物，即使很小量的药物也会发生与药物的药理作用完全不同的反应，称之为个体对药物的特异性反应。这种反应与变态反应或过敏反应不同，是一种反应性质的改变。在第一次接触这种药物后，没有经过一定的潜伏期就发生立即反应，使机体内组织器官的生理功能与生物化学反应规律发生改变，从而导致临床检验结果发生异常变化。经研究表明，许多对药物有特异性反应的个体，是出于遗传因素而使机体产生的不良反应。目前已知的遗传疾病，如有遗传性酶缺陷患者，如葡萄糖-6-磷酸脱氢酶缺乏症、过氧化氢酶缺乏症等。

这些患者中大多数个体在平常如同健康人一样，未发现异常体征和其他的异常改变，在应用某些药物后，能引起临床有关症状及检验结果的异常。葡萄糖-6-磷酸脱氢酶缺乏症是最常见的一种红细胞酶缺陷症。葡萄糖-6-磷酸脱氢酶缺乏症为伴性不完全显性遗传，是与 X 性染色体有关的疾病。这些群体分布甚广，为一种常见的遗传性疾病。

（四）药物相互作用的影响

药物相互作用广义来讲，应包括物理和化学的配伍禁忌。具体来说，一种药物对人体组织器官的一部分的作用和状态，受到先后应用或同时应用的其他药物（或该药物本身）、化学物质和内源性化学物质的影响后所产生的现象。所谓其他药物及内源性化学物质是指外源性药物、体内存在的生理上的化学物质、食物中的化学物质、供临床诊断检验用的化学物质及一些物理因素。

1.联合用药的相互作用

具体讲药物间的相互作用是指同时应用两种或两种以上药物时，这些药物所产生的共同药理效应。药物联合应用是指应用一个复方中的两种药物，或同时应用两个方子中的两种药物，或两种药物在某一时段先后应用，它们之间的相互作用。药物相互间的作用均可发生于药理学阶段、药动学阶段、药效阶段 3 个阶段中任何一个阶段。

2.联合用药对检验结果的影响

联合用药造成药物间的相互作用，即它们之间所发生的化学反应，会导致机体某些器官生理功能与物质代谢的改变，从而导致对检验结果的影响。

第五章 实验室检查体检的注意事项及标本采集

根据世界卫生组织的一项调查显示，目前全世界每 20 人中，只有一人处于完全健康状态，除去患病人群占 20%以外，剩下高达 75%的人群处于亚健康状态。

如果您的年龄在 35 岁以上，每年应做一次健康体检。如果您或家人有以下状况更应至少每年进行一次健康体检：

乙型肝炎健康携带者或乙型肝炎患者；

家庭成员中有癌症患者；

经常抽烟、喝酒或应酬较多者；

喜食肉者；

已有慢性疾病者；

工作压力大或每天工作超过 10h 者；

体重超过标准体重，尤其是超过 20%者，理想体重（kg）=身高（cm）-105；

长期在环境污染区居住或工作者；

20 岁以上的女性除每个月的乳房自查外，每年还要到医院请医生检查一次。

第一节 注意事项

一、正确体检的观念和心态

人们对于健康体检抱有不同的心态。有人不爱惜自己的体检机会，漏项、丢项，可参见单位的健康体检，认为没有任何不舒服不需要体检；有人认为工作太忙了，没有时间体检；有人害怕体检，认为我没病，再查出病来，殊不知此为自欺欺人、掩耳盗铃。现在有车族越来越多，大家都知道，汽车不做定期保养不知道何时应该更换磨损的部件，行车途中就可能抛锚。人也一样，不做健康体检无法及早发现疾病，通过体检知晓自己身体状况，各个部位、每个"零件"运转的好坏。哪个部位有了问题，哪个"零件"运转不好，可根据病情酌情治疗。务必保持良好的心态，学会全面分析问题，正确看待体检结果，冷静面对出现的病情。唯有如此才能在体检之后不慌乱，不盲从，以正确态度对待体检结果，不至于因体检结果而大喜或大悲，出现或发生意想不到的问题。体检本是一种积极有效的措施。有病就治，无病也要警惕，不能麻痹大意。体检之后的心态十分重要，一切都应慎重对待，既不盲目乐观，又不悲悲切切，保持良好的心态。

二、体检前的准备

（1）体检前 3d，要注意饮食，不要吃过多油腻、不好消化的食物，不饮酒，少抽烟或不抽烟，尽量不服食药物。

（2）体检前 1d 要注意休息，避免剧烈运动和情绪激动，保证充足的睡眠；最好能洗个澡，但老年人和有感冒症状的不可勉强。

（3）老人体检最好有家属陪同，如预约当天身体不适最好改日，不要强挺着为体检而体检。

（4）女性要避开经期，可在检查前 24 小时内清洗外阴，但不要冲洗阴道，即使阴道分泌物增多有异味。因为水很容易把引起疾病的细菌冲掉，影响医生的判断。

（5）体检前不要贸然停药：虽然抽血需要空腹，但对慢性疾病患者应区别对待。如高血压患者每日清晨服用降压药，是保持血压稳定必需的，贸然停药或推迟服用会引起血压骤升，发生危险。所以高血压患者可按常规用药，但要告知医生用药品种及用量。对糖尿病或其他慢性疾病患者也应该在抽血后及时服药，不可因为体检而干扰常规治疗。

（6）体检当日必须空腹 8 ~ 12h，特殊检查项目会有相应的特殊要求。

（7）体检时间不宜太晚，一般不易超过 9:30 分，空腹时间过长超过 16h，有些激素水平会发生变化，从而影响检验结果的准确性。

（8）体检着装以简单方便为宜，尽量穿开衫，衣袖不要太紧。尽量不要化妆。

（9）与医护人员配合，有晕针、晕血史的要告知，以做好相应的准备措施。

三、不可轻易舍弃检查项目

体检表内的检查项目有反应身体健康状态的基本项目，也有针对恶性疾病的特殊检查。不少人忽视这些项目的检查，从而造成漏诊。疾病的表象经常会体现在细微处，目前人类的三大疾病——糖尿病，特别不少是缺乏典型症状或处于隐形期间的糖尿病病人，其皮肤黏膜上往往出现原因不明的异常变化。如果做进一步的针对性检查，往往可以实现早发现早治疗。

所以说常规体检不只是走过场，一些小的看起来不起眼的检查项目也许正是可以发现您身体异常的信号，不要擅自更改或漏掉您的检查项目。

四、搭建您的健康档案

现实生活中有不少人没能很好地整理自己健康检查的各类资料。临床上我们经常发现一部分患者对自己的病情发展一无所知，对自己的病史也不知所以，给疾病的诊断和准确治疗带来了不必要的麻烦。在我们的生活中很多场合需要档案，学生需要学习档案，单位需要人事档案。然而面对一天比一天老化的机体，建立一份属于自己的健康档案，就等于为自己的未来建立一个健康的数据库，对于长远的健康维护来说是无可取代的参考数据。

（1）创建资料储存系统：准备一个折叠式的档案夹，分门别类存放各类与自身健康相关的所有资料，组织整理病历和各类检查单，存放在固定的地方。

（2）记录基本信息：记下您看过的医院、科室、时间、医生姓名及联系方式、疾病的诊断等信息，过敏史及所用药物。

（3）挽救从前的健康资料：搜索记忆，将自己从童年时代起健康方面的问题尽可能地记录下来，千万不要嫌麻烦。

（4）记录您的家庭病史情况：给自己的父母打个电话，详细了解母系和父系亲属的健康情况，还应了解所有直系亲属的病史，包括各种重大疾病的症状、死亡原因等。

（5）每年身体状况年度整理及体检报告单数据备案。

（6）将自己最重要的资料，如医疗保险单号、姓名和电话号码、急诊联系方式、血型等统统打印在一张纸上，再用复印机缩小塑封，装在随身携带的包内，既方便随时取用，也可以在发生意外时方便医生借鉴参考。

第二节 体检常用实验室标本采集

血液学检验标本采集及全血细胞分析检查标本的采集。

一、病人要求

患者应处于平静状态，减少运动，避免在输脂肪乳过程中或其后采血，禁止在输液手臂同侧采集血液。冬天从室外进入室内，应等患者体温暖和后再采血，采血时一般取坐位或卧位。

二、标本采集

1.末梢血采集

（1）采血部位的选择：成人选择左手环指，1岁以下婴儿选择大拇指或足跟部两侧采血。

（2）轻轻按摩采血部位，使其自然充血。用75%乙醇棉球消毒局部皮肤，待干。

（3）操作者用左手拇指和食指捏紧采血部位两侧，右手持无菌采血针迅速刺入采血部位。

（4）用消毒干棉球擦去第一滴血后，用微量吸管采集标本。

（5）采血完毕，用消毒干棉球压住穿刺点几分钟至止血为止。

2.静脉血采集

用普通采血法或真空采血法抽取肘前静脉、手背、手腕和外踝静脉，或幼儿的颈外静脉处静脉血 2ml 注入含 EDTA·K2 抗凝剂的抗凝管中，立即轻轻将试管颠倒混匀 5~8 次，使其充分抗凝，并在试管上贴好标识。该管血液标本除用于全血细胞分析检查外，还可用于 ABO 血型测定、网织红细胞计数、微量元素和疟原虫涂片的检测。

三、标本保存

（1）使用末梢血做细胞检查时采集标本后应及时检测，最好在 2h 内完成且不要放在冰箱内冷藏。

（2）抗凝静脉血室温中可稳定 8-12h，如不能及时检测，可置于 4℃冰箱中冷藏，上机检测前将其取出平衡至室温，混匀后再测定。

四、注意事项

（1）一般要求用抗凝的静脉血，尽可能不用皮肤穿刺采集末梢毛细血管血进行全血细胞分析检测。因为末梢血采集时，易受组织液的稀释，细胞成分和细胞与血浆的比例同静脉血有差别。末梢毛细血管采血量较少，特别对一些全自动分析的仪器，不易采到足够量，更不能在有疑问时重复检查。因此，除了少数人不易取得静脉血，如婴儿、大面积烧伤患者等，以及某些需要经常采血检查的病例，如血液病、肿瘤化疗或放疗的病人等，均应采静脉血进行检测。

（2）采静脉血时，止血带压迫不能时间过长或过紧，应＜1min，避免造成血红蛋白和血细胞比容增高。

（3）末梢采血时，挤压力不能过大，以免过多组织液混入；同时要避开冻疮、发炎、水肿等部位，以避免影响结果；每个病人换新的薄膜手套。所以，为了保证结果的准确性，尽可能使用静脉采血方法，而不用毛细血管采血方法。

（4）当标本同时用于血涂片分析时，应在采集后 4h 内制备血涂片。以免引起中性粒细胞和单核细胞形态的改变，同时标本亦不能冷藏。

（5）静脉采血如不注意，常易使血样溶血，影响检验，常见溶血的技术因素有注射器或试管潮湿，或有表面活性剂污染，或抽血后未卸下针头，强力将血液排入试管管内有许多气泡，或抽血时负压过大，或止血带结扎过久又不能一针见血等，严重溶血标本原则上不能使用，应通知临床重新采血，或在报告单上注明"溶血"字样，提醒临床医师注意。

红细胞沉降率（血沉）检查标本的采集：

（1）病人要求患者应处于平静状态，避免在输入脂肪乳过程中或其后采血。

（2）标本采集抽取静脉血 1.6ml，加入到含 0.4ml 浓度为 10^9mmol/L 构橼酸钠溶液的（1∶4）抗凝试管中，并轻轻颠倒 5~8 次使之充分混匀与抗凝，并在试管上贴好标识。

（3）标本保存采血后及时送检，尽快检测，室温中保存不得超过 3h。

（4）注意事项血液和抗凝剂的比例要准确，标本总量 2.0±0.1ml，<1.8ml 或 >2.2ml 为不合格标本。采血过程须顺利，溶血或有细小凝块的血液标本，均影响血沉结果。

五、血栓与止血检验标本采集

1. 病人要求

（1）病人采血的环境温暖，病人状态放松，避免剧烈运动，对于多次反复采血的病人最好在同一条件下采血。

（2）进行血小板聚集功能试验的病人采血前 1 周，不能服用阿司匹林、双嘧达莫（潘生丁）、肝素、双香豆素等合抑制血小板聚集的药物，采血当天禁饮牛奶、豆浆和脂肪性食品。

2. 标本采集

（1）收集静脉血，采血前不应拍打前臂。

（2）采血时止血带不宜扎得过紧，压迫时间不应超过 5min。

（3）抗凝剂首选枸橼酸钠，抗凝剂的浓度为 10^9mmol/L，其与血液的比例为 1∶9。

（4）用清洁塑料管或硅化玻璃试管采集血液标本，避免表面激活。

（5）通常采集第 2 管血液标本用于凝血方面的检测，第 1 管血液用于其他的化学检测。

（6）在血细胞比容（Hct）<20% 或 >55% 时，需按以下推荐的公式来调整抗凝剂与血液的比例，公式如下：抗凝剂用量（ml）= 0.00185 × 血量（ml）×[1 - Hct（%）]。

3. 标本保存

（1）原则上取血后即送检，凝血因子（特别是Ⅷ因子）分析必须立即检测或分离血浆置于 -20~-40℃ 条件下待测。

（2）全部试验最好在采集标本 4h 内完成，室温保存不超过 4h，不能按时完成的标本应分离血浆贮于 -20℃ 或 -70℃ 冰箱中，复融过的标本不能再次冷冻。

（3）冰箱保存血浆要放在塑料管内，防止冷激活。

（4）运送标本应避免受阳光直射，减少震动。

（5）标本在室温（15～25℃）保存为宜，低温会使血小板激活，高温会使血小板聚集力减弱。

（6）标本保存必须加盖，以防外源污染及 CO_2 的丢失，使标本 pH 值升高，使试验结果受到影响，例如会使凝血酶原时间（PT）或活化部分凝血活酶时间（APTT）结果延长。

4. 注意事项

（1）采血技术要熟练，最好"一针见血"，防止组织损伤而激活凝血系统，影响试验结果如凝血因子活性增高、血小板数量假性降低等。

（2）抽血后迅速将血液和抗凝剂轻轻颠倒混匀，不能用力振荡使凝血蛋白受到破坏。

（3）不能从输液三通管取血，防止样品中可能含有的小凝块及污染的组织对实验结果造成影响。

（4）注射器选用，国际上推荐用 21G1.5 或 20G1.5 号针头。

（5）采血时，血液要平稳地进入试管，防止产生气泡，避免纤维蛋白原、凝血因子子 V 和因子Ⅶ变性

（6）拒绝溶血的标本。

（7）不能使用过期变质的枸橼酸盐抗凝剂抗凝，否则会使 PT、APTT 实验结果偏短。

六、血流变学标本采集

1. 病人要求

需空腹 12h 以上，采血前 1d 晚上低脂饮食。在采血前 3d 停用具有溶栓抗凝作用的药物、降脂药物等。运动和体位对血黏度有影响，采血时病人应取坐位，清晨空腹安静状态下进行。女性应避开月经期。

2. 标本采集

抗凝剂宜选用肝素或乙二胺四乙酸二钠盐（EDTA.Na2），其抗凝浓度范围为 10～20IU/ml 血及 1.58g/L 血，液体状的抗凝剂会稀释血液，降低其黏度，故多用固体抗凝剂。采血后立即慢速颠倒，充分混匀，防止产生泡沫及血液凝固，并在试管上贴好标识。

3. 标本保存

采血后尽快检测，标本一般于室温密封保存，时间不应超过 4h，尽可能不存放于冰箱，以免影响血液的生理状态和流变特性。受实验条件限制时，标本可保存于 4℃冰箱中 12h。但不能在 0℃以下存放，因为红细胞在冰凉条件下会发生破裂。

4. 注意事项

（1）采血要求"一针见血"，顺利取血，否则换一个部位重新采血。

（2）采血针头的内径以较大为好（最好为 7 号以上），在较大处静脉（肘静脉）采血为宜，采血过程中若用到压脉带时，压脉时间要尽可能短，应在压脉带撤除至少 5s 后才开始抽血。

（3）抽取血样时负压不宜过大，必须缓缓抽吸，以免造成血液流经针头时受到非常高的剪切力。

（4）血黏度有昼夜节律性变化，与生活饮食习惯有关，一般在 11：00 及 20：00 最高，病人在治疗前后应统一采血时间，确保结果的可比性；进食会引起血细胞比容（Hct）和血浆成分的变化，采血时间以清晨空腹为宜。

七、血液寄生虫检查标本的采集

1. 疟原虫检查

（1）采血时间：间日疟及二日疟应在发作数小时至 10h 采血，恶性疟疾者 20h 左右采血。

（2）采血方法：可用毛细血管采血法和静脉采血法采集标本，用 EnTA.K2 抗凝。

（3）薄血片法：取血液 1 滴于载玻片上，以常规方法推制成薄片。

（4）厚血片法：在洁净玻片上，取血液 2 滴，用推片角将血液由内向外转涂成直径约为 1cm 厚薄均匀的血膜，在室温中自然干燥。

2. 微丝蚴检查

（1）采血时间：以 21：00 ~ 24：00 为宜。

（2）采血方法：采血前让患者躺卧片刻，对夜间采血有困难的病人，可在白天按每千克体重口服枸橼酸乙胺嗪（海群生）2 ~ 6mg，15min 后取血检查。标本可以采集耳垂血或用 10^9mmol/L 枸橼酸钠 0.4ml 抗凝 1 ~ 2ml 的静脉血。

（3）鲜血片法：采耳垂血 1 滴置于玻片中央，用一张盖玻片覆盖于鲜血上进行检测。

（4）厚血片法：取耳垂血 2 ~ 3 滴，置于玻片中央，用推片角将血液由内向外回转涂成 2cm × 3cm 长椭圆形厚薄均匀的血膜，自然干燥。

八、体液学检验标本采集

1. 患者准备

医护人员应该根据尿液检验项目的目的，口头或书面指导患者如何正确收集尿液及其注意事项。

（1）清洁标本采集部位收集尿液前应用肥皂洗手、清洁尿道口及其周围皮肤。

（2）避免污染应该避免月经、阴道分泌物、包皮垢、粪便、清洁剂等各种物质的污染，不能从尿布或便池内采集标本。

（3）使用合格容器应用透明、不与尿液成分发生反应的惰性环保材料制成的一次性容器，容器必须干燥、清洁、防渗防漏，可密封运送，而且标明患者姓名、性别、年龄、科别、住院号、标本种类等信息。

（4）特殊要求若需采集清洁尿，如中段尿、导尿标本或耻骨上段尿，一般应由医护人员操作，并告知患者及家属有关注意事项。若采集幼儿尿，一般由儿科医护人员指导，使用小儿尿袋收集。

2. 尿液标本种类

根据临床不同的检查目的及留取尿液标本的时间及方式，尿液标本主要有以下几种。

（1）晨尿，即清晨起床后第 1 次排尿收集的尿液标本。这种标本比较浓缩，有形成分形态结构比较完整。化学成分如 HCG 浓度较高，可用于尿液常规分析、尿沉渣分析、尿 HCG 定性或定量检查、尿液红细胞位相检测等。晨尿一般不受饮食或运动等影响，检验结果相对比较稳定，有利于临床判断疾病的进展及疗效；但也有人提出，由于晨尿在膀胱内停留时间较长，偏酸，不利于检出酸性环境中易变的物质，比如葡萄糖或硝酸盐，因而建议采集第 2 次晨尿代替首次晨尿。

（2）随机尿即随时留取的尿液标本。这种标本新鲜易得，最适合用于门诊、急诊患者尿液筛查试验，但因其受影响因素偏多，如运动、饮食、情绪和用药等，易造成结果呈假阳性或假阴性，导致临床结果对比性差。

（3）24h尿，患者排空膀胱后连续收集24h排出的全部尿液，充分混匀，测量并记录总尿量（体积数），取适量标本送检，一般50ml，尿沉渣分析或结核杆菌检查可按要求留取尿沉淀部分送检。适合尿肌酐、尿总蛋白定量、尿微量白蛋白定量、尿儿茶酚胺、尿17-羟皮质类固醇、17-酮类固醇、电解质等检查。

（4）12h尿，即患者正常进食，20：00排空膀胱的尿液，于容器中加入约10ml甲醛作为防腐剂，再收集以后12h内所有尿液标本。曾常用于细胞、管型等有形成分的计数，如尿Addis计数等，因患者标本采集烦琐和有形成分长时间保存困难，现已少用，建议使用3h尿标本。

（5）3h尿，即收集上午3h的尿液标本。具体的做法是：嘱病人于留尿前1d多进高蛋白质食物，少饮水，使得尿液浓缩呈偏酸性，不含晶形或非晶形盐类。留尿日早晨8：00排空膀胱的尿液，然后卧床3h，至11：00收集所有尿液标本。此标本适用于病人每小时或每分钟细胞排泄率。

（6）尿三杯试验，按照尿液排出的先后顺序，分别用3个容器采集，主要检查尿液的有形成分，多用于男性下尿路及生殖系统疾病的定位判断。

（7）耐受性试验，尿经前列腺按摩后排尿收集的尿液标本，通过观察尿液变化了解耐受性。

（8）菌尿液收集，多用于有肾或尿路感染的患者，需做尿液病原微生物学培养、鉴定及药物敏感试验。

①中段尿清洗外阴及尿道口后，在不间断排尿过程中，弃去前、后时段的尿液，以无菌容器接留中间时段的尿液。

②导管尿、耻骨上穿刺尿患者发生尿潴留或排尿困难时，必须采用导尿术或耻骨上穿刺术取尿。征取患者或家属同意后，由临床医师无菌采集。

（9）尿胆原检测以留取14：00～16：00时间段的尿液为好。

3. 标本送检

尿液一般应在采集后2h内及时送检，最好30min内完成检验。尿胆红素和尿胆原等化学物质可因光解或氧化而减弱。标本送检时应注意避光。

4. 标本保存

标本如不能及时检验，或需要另存时，应正确保存，包括冷藏和加防腐剂。

（1）冷藏多保存于2～8℃冰箱内，或保存于冰浴中，但冷藏时间最好不要超过6h。因为冷藏时间太久，尿液中有些成分可自然分解、变质等，而且磷酸盐或尿酸盐等易析出结晶沉淀，影响有形成分的镜检。

（2）防腐临床常用的化学防腐剂有：

①甲醛又称福尔马林，对尿液中的细胞、管型等有形成分的形态结构有较好的固定作用。每升尿液中加浓度为400g/L的甲醛溶液5～10ml。

②甲苯常用于尿糖、尿蛋白等化学成分的定性或定量检查，每升尿浓中加甲苯5～20ml。

③麝香草酚可用于尿液显微镜检查，尤其是尿浓缩结核杆菌检查及化学成分分析的标本保存。一般每升尿液中加麝香草酚0.1g。

④浓盐酸用作定量测定尿17-羟、17-酮、肾上腺素、儿茶酚胺等标本的防腐。一般每升尿液加浓盐酸1ml。

5. 粪便采集

（1）标本容器：应清洁、干燥、有盖、无吸水或渗漏，如做细菌学检查。

（2）标本采集：

①粪便常规检测医护人员应告知患者废取新鲜粪便标本的异常成分送检，如含有黏液、脓、血等病变成分的标本部分，外观无异常的粪便则应从其表面、深处等多处取材送检，标本量 3～5g。

②化学法隐血试验应试验前 3 日禁食肉类、动物血及某些蔬菜类食物，并禁服铁剂及维生素 C 等干扰试验的药物。

③无粪便排出而又必须检查时可经直肠指检或采便管拭取标本。

④采集时间腹泻病人在急性期用药前采集；沙门菌感染、肠热症在 2 周以后，胃肠炎病人在急性期采集新鲜标本。

九、浆膜腔积液的检查

（一）胸腹膜腔和心包积液的检查

1.标本采集，一般由临床医师根据需要在无菌条件下，对各积液部位进行穿刺而收集。理学检查、细胞学检查和化学检查各留取 2ml，厌氧菌培养留取 1ml，结核杆菌检查留取 10ml。

2.抗凝及保存，所得标本应分装两个容器内，1 份添加抗凝剂用于检查，另 1 份不加抗凝剂，用以观察有无凝固现象。理学检查和细胞学检查宜采用 EDTA·K2 抗凝，化学检查宜采用肝素抗凝。如做细胞学检查，最好抗凝后立即离心浓集细胞；否则应在标本内加入乙醇至 10% 浓度，并置冰箱内保存。

（二）关节腔积液

（1）抗凝剂肝素。

（2）标本采集一般由临床医师采用关节腔穿刺术获取，抽出液体后要记录液体数量，穿刺标本应分装入 3 支试管，每管 2～3ml，第 1 管做理学和微生物学检查；第 2 管加肝素抗凝做化学检查和细胞学检查；第 3 管不加抗凝剂用于观察积液的一般性状和凝固性。必要时置无菌管内进行细菌培养。如果标本量很少，只有 1～2 滴，也应放置玻片上镜检，观察有无结晶，并做革兰染色检查，必要时可做细菌培养。

十、精液标本采集

1. 标本采集

（1）手淫法，采集者由本人手淫将一次射出的全部精液收集于洁净、干燥的容器内，如需微生物培养标本，则注意无菌操作。

（2）体外排精法，仅适用于手淫法或电按摩采集法不成功者。

2. 注意事项

（1）标本采集的时机，在采集精液标本前，必须禁欲 3～5d，一般不超过 5d。

（2）标本采集的次数，应间隔 1～2 周检查 1 次，连续检查 2～3 次。

（3）标本运送，标本应装在洁净、消毒的塑料试管内，加盖，但不能用乳胶或塑料避孕套盛标本。精液采集后应立刻保温送检，送检时间不超过 1h。

十一、阴道分泌物采集

标本采集通常由妇产科医务人员采集。采用消毒棉拭子自阴道深部或阴道弯隆后部、宫颈管口等处取材，取材后的棉拭子置于试管内，常规检验加入2ml生理盐水。BV检验直接送检。

注意事项取材前24h内，禁止性交、盆浴、阴道灌洗和局部上药等。如在冬天，标本采集后应立即保温送检。

痰液标本采集：

1.标本采集

主要用自然咳痰法，一般检查以清晨第1口痰作标本最适宜，做细胞学检查则以9：00~10.00留痰最好，因为痰液在呼吸道停留时间过长，细胞可能发生自溶破坏或变性而结构不清。留痰时，患者先用清水漱n数次，然后用力咳出气管深处的痰，盛于灭菌容器中，注意勿混入唾液或鼻咽分泌物，立即送检。也可做环甲膜穿刺术吸痰送检，可避免口及咽部杂菌污染，但技术要求高，不常规使用。

2.注意事项

测24h痰量或观察分层情况时，可加少量苯酚防腐。标本不能及时送检时，可暂时冷藏保存，但不宜超过24h。微生物培养取样应在抗生素等药物治疗开始之前，如已用药，则应选血液药物浓度最低水平时采样。

十二、免疫学检验标本采集

免疫学检验要注重分析前的标本采集和处理，因不同试验对标本的要求不同。但大多数检验取病人血清，其采集血标本在清晨未进食前进行最佳，非空腹亦可，但脂血需重新采样，并要求及时送检。如需保存，短时间可置于2~8℃冰箱内，保存时间反应在-20℃或-70℃冰冻，但避免反复冻融而影响结果。

1. 病毒学检查、血清肿瘤标志物、肺炎支原体抗体、结核抗体、梅毒血清学检查标本采集要求

（1）病人要求建议空腹采血，非空腹亦可。

（2）标本采集静脉采血3ml，无须抗凝。

（3）标本保存标本分离血清后待测。如不当天测量，可将样本密封后，1周内置于2~8℃保存，超过1周在-20℃保存，长期保存可在-70℃。

（4）注意事项：

①避免标本溶血，病人腹，但脂血需重新采样。标本不宜反复冻融，以免影响结果。

②梅毒血清学检测时，甲苯胺红不加热血清试验（TRUST）的待测血清须新鲜、无污染，否则可能出现假阳性或假阴性结果。

2. 激素检查标本采集要求

垂体激素、人绒毛膜促性腺激素[hCG]、性腺激素测定标本采集要求：

（1）病人要求垂体激素、人绒毛膜促性腺激素、性腺激素血液检查建议空腹采血，非空腹亦可。尿液定性检测hCG时，留层尿最佳。

（2）标本采集垂体激素、人绒毛膜促性腺激素、性腺激素检查采静脉血3ml，不抗凝，尿液定性检测hCG，留尿10~20ml。

（3）标本保存标本分离血清后待测。如不当天测量，可将样本密封后保存，1周内2~8℃保存，超

过 1 周在-20℃保存，长期保存可在-70℃。

（4）注意事项：

①避免标本溶血，病人可不空腹，但脂血需重新采样。标本不宜反复冻融，以免影响结果。在自动化仪器上检测时，应避免过度振摇产生泡沫影响测试。用电化学发光法检测时，标本不能用叠氮钠防腐。

②病人若使用激素类药物、检验申请单上需注明。

③妇女怀孕或流产后检测 hcG 时，检验申请单上注明怀孕天数或流产日期。

④女性患者进行内分泌检测时，因在卵泡期、排卵期、黄体期或绝经期的不同时期激素分泌有所变化，采血时应按临床医师要求采样，避免提前或延迟抽血。

⑤检测泌乳素（PRL）时，如口服避孕药、西咪替丁对测定结果产生一定的影响。

⑥睾酮（T）测定应注意病人在采集标本前，不得接受放射性治疗或体内核素检查。口服避孕药与睾酮有交叉反应。妊娠或服用卵磷脂、达那唑、19-去甲睾酮等均影响测定结果。正常情况下，血清睾酮受促性腺激素释放激素（GnRH）脉冲式分泌的调控和影响，每 12h 出现 1 次峰值。如果睾酮水平异常，应多次检测一天中不同时间的睾酮水平。

⑦检测促甲状腺激素（TsH）时，如服用硫脲类药物或注射促甲状腺激素释放激素（TRH）以及低碘饮食可使 TsH 升高；服用皮质类固醇激素则下降。

甲状腺素、甲状旁腺素测定标本采集要求：

（1）病人要求甲状腺素、甲状旁腺素血液检查建议空腹采血，非空腹亦可。

（2）标本采集甲状腺素、甲状旁腺素测定采静脉血 3ml，不抗凝。

（3）标本保存标本分离血清后待测。如不当天测量，可将样本密封后 1 周内 2-8℃保存，超过 1 周在-20℃保存，长期保存可在-70℃。

（4）注意事项：

①避免标本溶血，病人可不空腹，但脂血需重新采样，标本不宜反复冻融，以免影响结果。在自动化仪器上检测时，应避免过度振插产生泡沫影响测试。用电化学发光法检测时，标本不能用叠氮钠防腐。

②甲状腺素测定时，凡能影响甲状腺结合球蛋白增减的药物都能影响结果。病人服用苯妥英钠、柳酸制剂等时，血清中 T4 值显著降低。病人服用苯妥英钠、多巴胺是也可引起 FT3 降低。

3. 胰岛素、C-肽耐量试验测定标本采集要求

（1）病人要求一般采用口服葡萄糖 100g（也可静脉注射 50% 葡萄糖 50ml）或进食馒头。

（2）标本采集在服糖前（空腹）及服糖后 30min、1h、2h、3h 的不同时到采血或按临床医师要求采样，避免提前或延迟抽血。每次采静脉血 3ml，不抗凝。

（3）标本保存标本分离血清后待测。如不当天测量，可将样本密封后，1 周内置于 2~8℃保存，超过 1 周在-20℃保存，长期保存可在-70℃。

（4）注意事项避免标本溶血，标本不宜反复冻融，以免影响结果。在自动化仪器上检测时，应避免过度振摇产生泡沫影响测试。用电化学发光法检测时，标本不能用叠氮钠防腐。

十三、免疫球蛋内、循环免疫复合物与补体检查标本采集要求

1. 免疫球蛋白、循环免疫复合物检查标本采集要求

（1）病人要求建议空腹采血，非空腹亦可。

（2）标本采集静脉采血 3ml，不需抗凝。

（3）标本保存标本分离血清后待测。如不当天测量，可将标本密封后，1 周内置于 2～8℃保存，超过 1 周在-20℃保存，长期保存可在-70℃。

（4）注意事项：

①避免标本溶血，病人可不空腹，但脂血需重新采样。标本不宜反复冻融。

②用聚乙二醇沉淀法检洲循环免疫复合物时，标本反复冻融或血脂过高会造成假阳性。

2. 补体 C3、C4 标本采集

（1）病人要求空腹采血。

（2）标本采集采静脉血 3ml,不抗凝。

（3）标本保存补体容易激活、降解，待测血清在室温（18～20℃）不得超过 6h，2～8℃不得超过 24h，故应于抽血分离血清后立即测定。否则于-20℃冻存，并避免标本反复冻融。

（4）注意事项待测血清须新鲜，不得溶血。

十四、新生儿筛查标本采集要求

1.病人要求新生儿采血时间为出生 72h 后

7d 之内，并充分哺乳（6 次以上）；对于各种原因（早产儿，低体重儿，提前出院者等）没有来血者，最迟不宜超过出生后 20d。

2.标本采集采末梢血

穿刺部位选择足跟内、外侧缘，但最好为足跟外侧缘。针刺前，最好用热湿毛巾（不超过 42℃）敷住婴儿足跟，使其局部的血液循环加快。用乙醇消毒后，用手指将取血部位的皮肤绷紧，右手持一次性采血针在足跟采血部位刺入深度约 2.00mm，然后在刺点周围适当施压，血液自行流出，用棉签拭去第一滴血，随后血液继续流出，血滴足够大时，用载血滤纸轻触血滴，血滴即被吸入滤纸并渗透全背面，形成直径大于 8mm 的圆形血斑，为确保血液对滤纸的渗透和饱和性一致。绝不允许双面滴入血滴。每个新生儿用 S&S903 或 S&S2992 滤纸至少采集 3 个血斑。

3.标本保存

将滤纸以水平位置在室内让血斑自然晾干，通常在 15～22℃空气中至少暴露 3h，不可弄脏、加热干燥血片。将检验合格的血片用塑料袋封好，保存于冷藏温度为 2～8℃。的冰箱或冷库中。

4.注意事项

（1）绝不许在新生儿足跟小心部位采血，因该部位皮肤靠近骨头，也易导致新生儿的神经、肌腱和软骨损伤。在足跟后缘部位、足弓部位、肿胀或水肿部位、曾经用过的针眼部位、手指均不能用于筛查采血。

（2）血片应置于清洁空气中，避免阳光直射，自然晾干呈深褐色，并登记造册。

（3）血滴要自然渗透，使滤纸片正反面血斑一致。

（4）晾干的血片应在采集后 5 个工作日内递送，3d 内必须到达筛查检测机构

（5）初检后的检测血片应保存 5 年以上，备日后复检。

（6）样品应保存在 2～8℃的冰箱或冷库中；定期记录有关参数，且制定一旦保存条件达不到要求时，如何采取应急措施以保证样品的不变质或损坏。样品保存场所，应有安全措施，是要专人专管。

十五、产前筛查标本采集要求

1.病人要求空腹采血

孕早期筛查采血时间：8～13周；孕中期筛查采血时间：14～20周。

2.标本采集

采静脉血3ml，不抗凝。

3.标本保存

标本分离血清后待测。加不当天测量2～8℃保存，标本检测完毕应置于-70℃至少保存1年。

4.注意事项

（1）避免标本溶血，病人可不空腹，但脂血需重新采样。标本不宜反复冻，以免影响结果。在自动化仪器上检测时，应避免过度震荡产生泡沫影响测试。

（2）以下情况应建议予加进行产前诊断。羊水过多或过少；胎儿发育异常或者胎儿可疑畸形；孕早期接触过可能导致胎儿先天缺陷的物质；有遗传病家族史或者曾经分娩过严重先天性缺陷婴儿的；有2次以上不明原因流产、死胎或新生儿死亡的；初产孕妇年龄在35岁以上的。

（3）产前筛查服务对于孕妇应有知情选择权和自愿原则，不得以强制手段要求孕妇进行产前筛查。

十六、自身抗体检测标本采集要求

1.病人要求建议空腹采血

病人要求建议空腹采血，非空腹亦可。

2.标本采集

静脉采血3ml，无须抗凝。

3.标本保存

标本分离血清后待测。如不当天测量，可将样本密封后，1周内置于1周内置于2～8℃保存，超过1周在-20℃保存，长期保存可在-70℃。

4.注意事项

（1）避免标本溶血，病人可不空腹，但脂血需重新采样。标本不宜反复冻融，以免影响结果。

（2）类风湿因子（RF）检测标本要求：血清须新鲜、标本于2～8℃应在48h内检测，保存时间过长须置-20℃冷冻保存。不得使用血浆，不得反复冻融。

（3）抗核抗体（ANA）测定标本要求：待检血清在2～8℃时应于3d内完成检测。保存时间过长须置-20℃冷冻保存。不得使用血浆，不得反复冻融。

十七、生物化学检验标本采集

生化检验的全程质量控制包括分析前、分析中、分析后质量控制，其中分析前质量控制包括患者的准备、标本的采集、处理、保存和运送等。正确规范的采集标本是保证临床生化分析结果的准确性的前提。生化检验常用的标本以血样标本最为常见，也包括动脉血样、静脉血样、尿液、浆膜腔积液、脑脊液和羊水等。

（一）肝胆胰功能检查标本采集

肝胆胰功能检查包括：总蛋白（TP）、清蛋白（Alb）、前清蛋白（PA）、总胆红素（TBIL）、直接胆红素（DBIL）、丙氨酸氨基转移酶（ALT）、天冬氨酸氨基转移酶（AsT）、碱性磷酸酶（ALP）、r-谷氨酰转肽酶（GGT）、5'-核苷酸酶（5'NT）、腺苷脱氨酶（ADA）、脂肪酶（LPS）、淀粉酶（AMY）、胆汁酸（TBA）、血氨（AMM）等。

1. 病人要求

要求空腹 8~12h 静脉采集，尤以早晨空腹为佳。

2. 标本采集

不抗凝静脉血 2~3ml，用含有促凝剂或分离胶（红色或黄色盖）的一次性真空采血管采血；静脉采血 2~3ml，含有肝素抗凝剂（绿色盖）的一次性真空采血管采血。

3. 标本保存

（1）总蛋白（TP），血清贮存于 2~8℃，可稳定 5d，-20℃冻结贮存，可稳定更长时间。

（2）清蛋白（ALb），血清贮存于 2~8℃，可稳定 6d，推荐在 3d 内完成测定、-20℃冻结贮存，存至少可稳定 3 个月

（3）前清蛋白（PA）血清贮存于 2~8℃，可稳定 10d，贮存在-20℃，可稳定更长时间。

（4）总胆红素（TBIL）、直接胆红素（DBIL）室温下胆红素不稳定，故室温应存收集样品后 2h 内完成检测，密封和避光条件下，贮存于 2~8℃冷藏 12h 内必须分析，-20℃冰冻 3~4 个月必须分析。

（5）丙氨酸氨基转移酶〔ALT），血清贮存于 20~25℃可稳定 24h，2~8℃贮存可稳定 7d，-20℃冰冻保存可稳定 30d。

（6）天冬氨酸氨基转移酶（AsT），分离后血清稳定 48h，2~8℃贮存可稳定 7d，-20℃冰冻保存可稳定 30d。

（7）碱性磷酸酶（ALP）室温可稳定 8h，血清贮存于 2~8℃可稳定 4~5d，-20℃保存可稳定 2 个月。

（8）r-谷氨酰转肽酶（GGT）样本在无蒸发条件下，室温放置可稳定 2d，2~8℃冰箱贮存稳定 1 周，-20℃保存可稳定 1 个月。

（9）5'-核苷酸酶（5'NT）血清贮存于 4℃时可稳定 4d，-20℃保存可稳定数月。

（10）腺苷脱氨酶（ADA）血清贮存于 2~8℃可稳定 7d，-20℃可稳定 3 月。

（11）脂肪酶（LPS）血清贮存于 4℃可稳定 1 周，-20℃时可稳定数周。

（12）淀粉酶（AMY）血清贮存于 9℃可稳定 7d。

（13）胆汁酸（TBA）血清贮存于 4℃可稳定 1 周。-20℃保存可稳定 3 个月。

（14）血氨（AMM）低温离心 5min，迅速取血浆测定，30mm 内检测完成。如不能立即测定，2~4℃可保留 2h，-20℃可稳定 24h。

4. 注意事项和影响因素

患者应取坐位或卧位静脉采血，在安静状态下采集标本，避免剧烈运动后采集标本。采集标本时要注意保持正确的体位和保持体位的一致性。采静脉血时止血带结扎过久，可引起误差。所以，止血带结扎时间应少于 1mim。在采集过程中，抽血不宜过快，避免静脉穿刺处的消毒液未干时采血，以免产生大量泡沫或溶血。不要在有炎症、水肿等部位采血、以防污染和感染。采血不能在输液的同侧进行，更应杜绝在

输液管内采血，输液的患者输液完毕至少 1h 后方能采取血液标本。标本严重溶血、脂血和黄疸对上述指标的检测结果均有不同程度的影响。

（1）总蛋白（TP）直立位采血、止血带压迫静脉时间超过 3min、剧烈运动后立即采血均可使总蛋白浓度上升 10%左右；推荐选用血清进行 TP 测定，血浆因为含纤维蛋白，肝素抗凝血浆的 TP 值一般比血清高；输液若含缩合葡萄糖、葡萄糖、甘露糖、山梨醇、果糖成分会加深颜色反应，引起假性蛋白质浓度升高；标本应避免脂血、溶血、黄疸，每毫克血红蛋白引起 2mg 蛋白质浓度升高，脂血增加反应液的浊度引起蛋白质浓度升高，明显的黄疸，胆红素 > 85μmol/L 引起蛋白质浓度假性升高。

（2）清蛋白（ALb）推荐选用血清，因为采用肝素抗凝血浆可能使溴甲酚绿染料结合法测得的 ALb 值偏高；水杨酸盐、氨苄西林也可干扰清蛋白与染料结合；推荐早晨空腹采血，因为在用 BCG 作为试剂的测定中，明显的脂血也可干扰测定。胆红素 > 513μmol/L、血红蛋白 > 5g/L、三酰甘油 > 13mmol/L，有明显干扰。标本应避免脂血、溶血、黄疸；体位也可影响 ALb 浓度，从卧位变立位采血可使清蛋白浓度上升 9%。剧烈运动后立即采血可使清蛋内浓度下降 4%；血液透析病人取血时应特别注意不能通过透析管取血，因这种导管往往充满高浓度肝素而使血样受到污染，干扰测定。

（3）前清蛋白（PA）血清应避免严重的溶血和脂浊，明显脂浊的血清应高速离心处理。推荐选用血清，前清蛋白浓度 < 100mg/L 时不会出现假性低值。胆红素 > 400μmol/L、血红蛋白 > 5g/L、脂肪乳剂 > 7mmol/L、维生素 C > 35mg/L 时有明显干扰。

（4）总胆红素（TBIL）、直接胆红素（DBIL）使用新鲜无溶血血清或血浆，明显溶血对血清 TBIL 测定有负干扰，脂浊对 TBIL 测定有正干扰，建议早晨空腹取血,以减少脂油对测定的干扰，血红蛋白 > 28g/L、三酰甘油 > 13mmol/L 对血清 TBIL 测定有明显干扰；剧烈运动后胆红素测定值轻度升高。

（5）丙氨酸氨基转移酶（ALT）红细胞 ALT 比血浆 ALT 高约 7 倍，溶血时红细胞内 ALT 可进入血浆，导致测定结果偏高，胆红素 > 425μmol/L、血红蛋白 > 5g/L、三酰甘油 > 13mmol/L 有明显干扰。标本应避免脂血、溶血、黄疸；大量饮酒也可致 ALT 升高。

（6）天冬氨酸氨基转移酶（AsT）标本采集后尽快分离血清，不尽快分离血清可使结果偏高，样品避免溶血，红细胞 AsT 比血浆高约 40 倍；避免剧烈的体力劳动后采集标本,因骨骼肌细胞通透性增加，酶活力也增加。胆红素 > 425μmol/L、血红蛋白 > 5g/L、三酰甘油 > 13mmol/L 有明显干扰。标本应避免脂血、溶血、黄疸；

（7）碱性磷酸酶（ALP）使用肝素抗凝血浆，避免使用 EDTA、草酸盐和枸橼酸钠抗凝血浆，因他们抑制 ALP 活性。摄入高钙、维生素 D 过量等均可使血清 ALP 降低，胆红素 > 513μmol/L、血红蛋白 > 5g/L、三酰甘油 > 13mmol/L 有明显干扰标本应避免脂血、溶血、黄疸。药物对 ALP 检测也会有影响，导致 ALP 检测升高的药物有别嘌醇、卡马西平、红霉素、环磷酰胺、苯巴比妥、罂粟碱、雷尼替丁、保泰松、青霉胺等；导致 ALP 检测降低的药物有氯贝丁酯和口服避孕药。

（8）r-谷氨酰转肽酶（GGT）血清应避免溶血。明显溶血（Hb > 3.4g/L）对用连续监测法测定 GGT 有负干扰；抗凝剂枸橼酸盐、EDTA、草酸盐血浆 GGT 会降低；导致 GGT 检测升高的药物有卡马西平、红霉素、肝素、苯唑西林、苯妥英钠，导致 GGT 检测降低的药物有氯贝丁酯；大量饮酒可致 GGT 升高，且与摄入量和持续时间有关。

（9）5'-核苷酸酶（5'NT）采血前应禁食含脂肪丰富的食物。脂血、溶血均影响检测结果。

（10）腺苷脱氨酶（ADA）推荐选用血清胆红素 > 340μmol/L、血红蛋白 > 1g/L、三酰甘油 > 19.2mmol/L、维生素 C > 4mg/dL 有明显干扰。标本应避免脂血、溶血、黄疸。

（11）脂肪酶（LPS）标本应避免反复冻结和融化，血清应避免明显溶血。避免使用钙离子络合剂，否则影响酶的活性。胆红素 > 680μmol/L、血红蛋白 > 4.4g/L、三酰甘油 > 26mmol/L 时对检测结果有明显干扰，故标本应避免乳糜、溶血、黄疸。

（12）淀粉酶（AMY）肝素抗凝血浆用于干片化学法测定 AMY 时，结果与血清相比明显偏高。不能用 EDTA、草酸盐等作抗凝剂，因这些抗凝剂可能通过螯合 AMY 所需的钙离子、氯离子而抑制 AMY 活性；不要用嘴对标本吹气，以免唾液污染标本使标本中的淀粉酶升高；胆红素 > 425μmol/L、血红蛋白 > 5g/L、三酰甘油 > 13mmol/L 时对检测结果有明显干扰，故标本应避免严重脂血、溶血和黄疸。

（13）胆汁酸（TBA）建议早晨空腹采血，餐后胆汁酸会升高，注意采血时间。

（14）血氨（AMM）血氨测定不能用血清作标本，应用肝素（或 EDTA、草酸盐）抗凝，注射器抽取后密封针头，或放入提前准备的小瓶内加盖密封；血标本放入试管中加盖，30min 内检测完成，红细胞氨浓度是血浆的 2.8 倍，故标本应禁止溶血，溶血可使红细胞内的氨进入血浆，使测定结果偏高，胆红素 > 319μmol/L、血红蛋白 > 2.5g/L、三酰甘油 > 1.63mmol/L 时对检测结果有明显干扰，故标本应避免严重溶血、脂血或黄疸；试验用水、玻璃器材应做无氨处理，注意防止环境中的氨污染标本；炎热季节需要加冰降温以减慢血中的脱氨作用。

（二）肾功能检查标本采集

肾功能检查包括：尿素（UN）、肌酐（Cr）、尿酸（UA）、血清胱抑素 C（CysC）、尿液总蛋白质（mp）、尿微量白蛋白（mALB）、β2 微球蛋白（β2-MG）等

1. 病人要求

要求空腹采血，尤以早晨空腹为佳。采血前避免剧烈运动，禁食高糖、咖啡、浓茶类饮料；收集定时时段尿液的患者避免过量限制或摄入水，禁止使用抗利尿或利尿药物。

2. 标本采集

不抗凝静脉血 2~3ml，用含有促凝剂或分离胶（红色或黄色盖）一次性真空采血管采血；静脉采血 2~3ml，用含有肝素抗凝剂的（绿色盖）一次性真空采血管采血。

采集新鲜尿液、24h 或 12h 尿液。

24h 尿液收集方法：患者 8:00 将膀胱排空。此后收集各次排出的尿液（加入防腐剂），直到次日 8:00 最后一次排出的尿量，收集 24h 排出尿液后混匀，度量全部尿量，取 5ml 送检。

3. 标本保存

（1）尿素（UN）尿素易于被细菌降解，血清和尿样品在分析前放置在 2~8℃贮存可稳定 3~5d，−20℃保存可稳定 11 个月。

（2）肌酐（Cr）血清或血浆室温保存可稳定 7d，−20℃保存可稳定 3 个月；尿液室温保存可稳定 2d，−20℃保存可稳定数月。

（3）尿酸（UA）血清在密封无蒸发条件下，室温保存可稳定 3d，2~8℃冰箱贮存稳定 7d，−20℃保存可稳定 6 个月。

（4）血清胱抑素 c（Cysc）血清或血浆室温（25℃）保存可稳定 6d，4℃密封无蒸发条件下可稳定 12d，−80℃可稳定 14 个月以上。

（5）尿液总蛋白质（MP）尿液贮存于 2~8℃可稳定 2d，−20℃密封瓶中冰冻的标本至少可稳定 1 年。

（6）尿微量清蛋白（mALB）2～8℃贮存不超过2周。

（7）β2微球蛋白（β2-MG）等血清标本放4℃保存可稳定1周，-20℃可保存较长时间，尿液加入K2HPO3，调节pH＝7.8可稳定2d，4℃冰箱贮存可保存30d。

4. 注意事项和影响因素

（1）尿素血清避免溶血，标本不能使用氟化物和肝素抗凝剂，因氟化物有抑制尿素酶的作用；尿样品也可放置在pH值＜4的条件下防腐。标本应避免乳糜、溶血、黄疸、脂血。胆红素＞513μmol/L、血红蛋白＞5g/L、三酰甘油＞13mmol/L有明显干扰；过度的肌肉运动、高蛋白饮食和血样本暴露于强光之下可使尿素结果升高。

（2）肌肝（Cr）：

①血液：采集血液标本前3d禁食肉类食物，避免剧烈活动及运动，空腹12h后清晨采集血液。标本中胆红素＞342μmol/L、血红蛋白＞50g/L、维生素C＞50mmg/dL对本试验造成干扰，胆红素使肌酐浓度偏低，标本溶血引起肌酐浓度升高，标本应避免乳糜、溶血、黄疸。酮体、血糖、果糖和维生素C可使肌酐测定结果升高，头孢西丁、头孢噻吩、头孢他啶、头孢哌酮、头孢噻啶、氟胞嘧啶等药物使肌酐测定结果升高。

②尿液：采集尿液标本前3d禁食肉类食物，避免剧烈活动或运动，收集24h全部尿液或适当水负荷后3h尿液。在收集期间取得的每次尿液，应放冰箱4℃冷藏，到时混匀计量取数毫升送检。

（3）尿酸（UA）血清避免溶血，检测前应禁食含核酸过多的食物如瘦肉、动物内脏等，防止尿酸结果假性升高；滴注果糖、山梨醇、木糖醇等可引起血清尿酸水平升高；高蛋白饮食可使尿酸升高；EDTA、枸橼酸盐、草酸盐、氟化钠等可使尿酸结果偏低；收集24h尿标本时，可在收集容器内加入10ml500g/L氢氧化钠以防止尿酸盐沉淀。

（4）血清胱抑素C（Cysc）血清避免溶血。

（5）尿液总蛋白质（MP）24h或12h尿液标本检测前应充分混匀；女性患者应避免在月经期留取尿液标本，避免混入阴道分泌物，男性患者避免前列腺液和精液混入。

（6）尿微量清蛋白（mALB）建议用新鲜尿，新鲜层尿，离心取上清液先做蛋白定性试验，若阴性可直接测定，若阳性需适当稀释后测定，尿微量清蛋白排除量受人的体位、运动、血压、蛋白摄入量等因素的影响，发热、精神紧张也可使尿微量清蛋白分泌增加，青霉素、去甲肾上腺素等通过生物学影响可使尿排除清蛋白增加。

（7）β2微球蛋白（β2-MG）肝素抗凝血浆或枸橼酸钠抗凝血浆浓度明显低于血清，故通常用血清标本；尿液标本通常是在清晨排尿后弃之，饮水300-500ml，收集1h的全部尿液或采集随时尿标本。如收集24h尿液标本，宜在采集尿液标本的前1d，给患者服用碳酸氢钠等碱性药物，使尿液pH值＞6.0，因为尿液中β2微球蛋白（β2-MG）在pH值＜5.5时很不稳定。

（三）心脏功能检查标本采集

心脏功能检查包括：肌酸激酶（CK）、肌酸激酶同工酶（CKMB）

α-羟丁酸脱氢酶（α-HBDH）、肌红蛋内（MYO）、肌钙蛋白（TNT）等。

1. 病人要求

标本采集前避免剧烈运动，过度的精神刺激和剧烈运动可使肌酸激酶（CK）、乳酸脱氢酶（LDH）、谷草转氨酶（AST）等不同程度升高。

2. 标本采集

不抗凝静脉血 2～3ml，用含有促凝刑或分离胶（红色或黄色盖）一次性真空采血管采血；静脉采血 2～3ml，用含有肝素抗凝剂的（绿色盖）或含有 EDTA 抗凝剂的（紫色盖）一次性真空采血管采血。

3. 标本保存

（1）肌酸激酶（CK）室温可稳定 4d，血清贮存于 2～8℃贮存可稳定 8～12h，–20℃冰冻保存可稳定 3d。

（2）肌酸激酶同工酶（CKMB）血清贮存于 4℃可稳定数天，–15℃保存稳定 2 周。

（3）乳酸脱氢酶（LDH）室温保存稳定 7d，不能冷冻保存。

（4）α–羟丁酸脱氢酶（α–HBDH）血清贮存于 2～8℃贮存可稳定 3d。

（5）肌红蛋白（MYO）2～8℃贮存稳定 1 周，–20℃冰陈保存可稳定 6 个月，样品只能冷藏一次，在解冻后应充分混匀。不能使用在室温条件下储存时间超过 8h 的样品。

（6）肌钙蛋白（TNT）空温可稳定 4h，不能及时检测时需将样本密封并在 2～8℃下保存。若 24h 内不进行测试，将样本在低于–20℃下保存。

4. 注意事项和影响因素

（1）肌酸激酶（CK）血清中 CK 较不稳定，标本采集后应尽快将血清分离检测。避免标本溶血，避免光照。胆红素 >425μmol/L、血红蛋白 >5g/L、三酰甘油 >13mmol/L 时对检测结果有明显干扰，因此应避免标本溶血、脂血和黄疸。

（2）肌酸激酶同工酶（CKMB）酶活性的高低受标本采集时间的影响较大。防止溶血、脂血和黄疸。

（3）乳酸脱氢酶（LDH）胆红素 >425μmol/L、三酰甘油 >13mmol/L 有明显干扰，避免标本溶血，不能用草酸盐或氟化物作抗凝剂。别嘌醇、雷尼替丁、雄性激素、阿司匹林、卡马西平、红霉素、对乙酰氨基酚、青霉胺、丙戊酸等药物使 LDH 增加。

（4）α–羟丁酸脱氢酶（α–HBDH）采血后应及时分离血清，避免反复冻融标本。血清 2～8℃保存可稳定 7d。避免标本溶血、黄疸和脂血。草酸盐、枸橼酸盐、氮化物会抑制 HBDH 酶活力。

（5）肌红蛋白（MYO）推荐选用血清；当肌红蛋白水平用来确定患病的程度或监测时肌肉疾病如多发性肌炎的疗效时。标本最好在每天同一时间采集。人血清中的异亲抗体可以与试剂免疫球蛋白发生反应，干扰活体外免疫检测。日常暴露于动物或动物血清产品的病人易于受到该干扰，检测中可能观察到异常值。诊断可能要求其他信息。结合胆红素 >684μmol/L、非结合胆红素 >684μmol/L、蛋白质 >125g/L、血红蛋白 >10g/L、三酰甘油 >26mmol/L 有明显干扰。标本应避免乳糜、溶血、黄疸。

（6）肌钙蛋白（TNT）标本采集后应立即检测。推荐选用血清。人血清中的异亲抗体可以与试剂免疫球蛋白发生反应，干扰活体外免疫检测。日常暴露于动物或动物血清产品的病人易于受到该干扰，检测中可能观察到异常值。诊断可能要求其他信息。结合胆红素 >341μmol/L、非结合胆红素 >684μmol/L、蛋白质 >125g/L、血红蛋白 >4g/L、三酰甘油 >26mmol/L26mm01 儿有明显干扰。标本应避免乳糜、溶血、黄疸。

（四）糖尿病检查标本采集

糖尿病检查包括：葡萄糖（GLU）、口服葡萄糖耐量试验（OGTT）、糖化血红蛋白（HbAlb）、糖化血清蛋白（GSP）、β-羟丁酸（β-HD）。

1. 病人要求

采血前禁食 8h，但不长于 16h，禁食咖啡、可乐等高糖类饮料，进行口服葡萄糖耐量试验的患者试验前 3d 应有足够的糖类饮食（每天不低于 150g）同时停用所有可能影响试验结果的药物，可维持正常的活动。

2. 标本采集

（1）葡萄糖（GLU）静脉采血 2～3ml，用含有氟化物的抗凝剂（灰色盖）真空采血管采血；随机尿、脑脊液。

（2）口服葡萄糖耐量试验（OGTT）空腹静脉采血 2～3ml，用含有氟化物抗凝剂（灰色盖）一次性真空采血管来血，采血时应取坐位姿势，整个试验过程中不能吸烟、要禁食、不饮茶和咖啡，可饮水。然后在 5min 内一次服入 250ml 含 75g 无水葡萄糖的水溶液，服后 0.5h、1h、2h、3h 各采血 1 次，用氟化物抗凝，并在相同时间收集尿液标本，测定血糖及尿糖。

（3）糖化血红蛋白（HbAlb）由于糖化血红蛋白不受饮食等各种因素的影响，所以采血时间不受限制，可在任何时间采血。采集 EDTA 抗凝（紫色盖）全血标本。

（4）糖化血清蛋白（GSP）、β-羟丁酸（β-HD）不抗凝静脉血 2～3ml，用含有促凝剂成分离胶（红色或黄色盖）一次性真空采血管采血，可在任何时间采血。

3. 标本保存

（1）葡萄糖（GLU）、口服葡萄糖耐量试验（OGTT）加入糖分解抑制剂（NaF，KaF）后的稳定性：15～25℃保存可稳定 1d；4～8℃保存可稳定 7d。但新生儿标本的血细胞比容相对较高，用氟化钠难以控制细胞的糖酵解作用，在标本采集后 1h 内分离血浆，2～8℃保存可稳定 3d。

（2）糖化血红蛋白（HbA1b）抗凝全血贮存于 4～8℃可保存 5d。

（3）糖化血清蛋白（GsP）室温可稳定 3d，置 2～8℃至少可保存 2 周，-20℃可保存 2 个月。

（4）β-羟丁酸（β-HD）血清置 2～8℃保存可稳定一周。

4. 注意事项和影响因素

采集过程中尽量避免标本溶血，严禁边静脉输含葡萄糖溶液边采血或从输液三通管采血，否则会引起血糖测定值明显升高。

（1）葡萄糖（GLU）用氟化物抗凝剂防止糖分解作用，尿液或脑脊液新鲜送检，若不能及时测定，尿液可加防腐剂保存，脑脊液用 NaF 抗凝管保存，不可使用已被污染的标本。尽量避免标本溶血，红细胞中有机磷酸酯和一些酶也消耗 NADP，所以对测定具有干扰作用。

（2）口服葡萄糖耐量试验（OGTT）：

①患者在试验前 3d 正常饮食，每日最少摄入糖类 150gl 停用胰岛素治疗。

②试验前 12h 内，受试者应严格空腹，亦不能吸烟。

③试验前应充分休息。避免体力活动。

④受试的 2 周不应有其他疾病。

⑤某些药物，如柳酸制剂、利尿药及抗惊厥药物会降低胰岛素分泌，影响试验结果试验前 3d 应停药，口服避孕药亦能影响测定结果，应停服 1 周再做试验。

⑥在整个过程中不得吸烟、喝茶（水、咖啡等饮品）和进食，且应避免活动。

（3）糖化血红蛋白（HbAlb）尽量避免标本溶血。

（4）糖化血清蛋白（GSP）标本维生素 C＞500μmol/L、胆红素＞500μmol/L、糖＞100mmol/L、血红蛋白＞2g/L、三酰甘油＞8.5mmol/L、尿酸＞2mmol/L 时有干扰，故应避免标本溶血、黄疸和脂血，标本采集后应尽快分离血清。

（5）β-羟丁酸（β-HD）标本溶血、黄疸可使β-羟丁酸（β-HD）浓度下降，严重脂血标本可使β-羟丁酸（β-HD）浓度稍微偏高，避免标本溶血、黄疸、脂血，尽快分离血清。

（五）脂代谢检查标本采集

脂代谢检查包括：胆固醇（TC）、三酰甘油（TG）、高密度脂蛋白胆固醇（HDL-C）及低密度脂蛋白胆固醇（LDL-C）、载脂蛋白 A-I（apoAI）、载脂蛋白 B（apo-B）、脂蛋白 Lp（a）。

1. 病人要求

（1）受试者抽血前应处于稳定代谢状态，空腹 12h（可少量饮水）后取前臂静脉血。

（2）取血前应有 2 周时间保持平时的饮食习惯和保持体重稳定，避免近期内进食高脂肪、高胆固醇膳食或大量饮酒。测定前 24h 内不饮酒、不做剧烈运动。

（3）近期内无急性病、外伤、手术等意外情况。

（4）取血前最好停止应用影响血脂的药物（如血脂调节药、避孕药、某些降压药、激素等）数天或数周，否则应记录用药情况。

2. 标本采集

不抗凝静脉血 2~3ml，用含有促凝剂或分离胶（红色或黄色盖）一次性真空采血管采血。

3. 标本保存

血清保存于 4℃冰箱中 3d 内稳定。-20℃冰箱保存可稳定数周，长期保存应-70℃以下，血清不可反复冻融，否则 LDL-C 值最不稳定。

4. 注意事项和影响因素

（1）除卧床患者外，一律坐位休息 5min 后取血，直立位可使血脂测定值偏高。

（2）止血带使用不超过 1min，静脉穿刺成功后松开止血带，让血液缓缓流入针管。静脉阻滞 5min，可使 TC 升高 10%~15%。

（3）血标本应尽快送实验室，室温下静置 30~45nin 离心（最多不超过 3h），及时吸出血清，在密闭的小试管中保存。

（4）降血脂药、避孕药、β受体阻滞药、免疫抑制药、某些降压药、降糖药、胰岛素及其他激素制剂等可影响血脂检验结果。

（5）标本严重溶血和黄疸，维生素 C 干扰血脂检测，应避免标本溶血、黄疸、脂血。

（六）体液平衡检查标本采集

体液平衡检查包括：钾（K^+）、钠（Na^+）、氯（CL^-）、总二氧化碳 TCO_2、碳酸氢根（HCO_3^-）、乳酸（LAC）和血气分析。

1. 钾、钠、氯

（1）病人要求安静坐位或卧位采集静脉血

（2）标本采集不抗凝静脉血 2~3ml，用含有促凝剂或分离胶（红色或黄色盖）一次性真空采血管采血；静脉采血 2~3ml。用含有肝素（绿色盖）一次性真空采机管采血；定时或随机采集的尿液。

（3）标本保存血清、血浆或尿液标本置 2~8℃可保存 1 周，-20℃冰箱保存可稳定 6 个月。

（4）注意事项和影响因素采集标本时止血带压迫静脉时间 <1min，抽血不应过快，避免静脉穿刺处消毒液未干时采血，以免产生大量泡沫或溶血，严禁边静脉输溶液边采血或从输液三通管采血，否则会引起指标测定值明显变化，血清和血浆应在 3h 以内将细胞分离出来，以免因细胞代谢导致离子平衡和 pH 值变化产生误差，全血应当在 3h 以内进行分析，轻度溶血会导致 K^+ 的测定结果偏高，中等到显著溶血的标本应拒绝接受测定或在报告单上说明。尿液样品不应加防腐剂，检测前将其冷藏于 2~8℃。

2. 总二氧化碳与碳酸氢根

（1）病人要求无特殊要求。

（2）标本采集不抗凝静脉血 2~3ml，用含有分离胶或促凝剂的（红色或黄色盖）一次性真空采血管采血，静脉采血 2~3ml，用含有肝素（绿色盖）一次性真空采血管采血，全血等标本。

（3）标本保存尽快分离血清或血浆检测，置冰箱 2~8℃保存可稳定 48h。

（4）注意事项和影响因素不可将标本暴露于空气中，防止二氧化碳的损失，并于最短间内检测。

3. 乳酸

（1）病人要求采集标本前需保持安静状态，避免运动后采血，采集标本前禁止饮酒。

（2）标本采集抗凝静脉血 2~3ml，用含有氟化钠的（灰色盖）一次性真空采血管采血。

（3）标本保存碘乙酸钠抗凝血室温可稳定 2h，10% 三氯醋酸处理的标本贮存于 2~8℃可保存 24h。

（4）注意事项和影响因素抽血应在安静状态时，注意勿使局部血液淤积，抽血时不用止血带，患者不可用力握拳或挤压。如非用止血带，则应在静脉穿刺后，除去止血带 2min 后再抽血。用氟化钠抗凝，以防止标本糖酵解为乳酸。血液采集后，立即将试管放冰水中，并在 1h 内分离血浆测定。

4. 血气分析标本采集

（1）病人要求病人应处于安静、呼吸稳定的状态，穿刺时应尽量减少病人的疼痛感。

（2）标本采集应取动脉肝素抗凝血，取桡动脉、肱动脉、股动脉、足背动脉均可，但最理想的部位是桡动脉，其次选择的是肱动脉。采血前将消毒抗凝用肝素 0.2ml 吸入无菌注射器中，润湿管壁后即推出，立即采血 5ml，拔出注射器后立即排掉气泡，特制头刺入橡皮塞封住，然后双手搓动注射器 20s，使血液和肝素充分混合，立即送俭。

（3）标本保存及时送检。若在短时间内无法测定，应将标本置于 4℃冰箱不过 1h，以免影响检验结果。

（4）注意事项和影响因素：

①抽血过程中出现的小气泡须在抽血后立即排出。切记隔绝空气，标本中若进入空气将产生误差，因空气中的氧分压高于动脉血，二氧化碳分压低于动脉血。因此采血的注射器使用前应检查有无漏气，针头必须连接紧密，标本采集后立即封闭针头斜面。

②要及时送检，1h 内分析。血液不得放置过久，因为血细胞还在继续新陈代谢及 PaO_2 下降，$PaCO_2$ 上升，影响数据的准确性。

③注明病人体温、Hb 浓度及氧流量。

（七）骨疾病检查标本采集

骨疾病检查包括：总钙（Ca），离子钙（Ca^{2+}）、镁（Mg）、磷（P）

1. 病人要求

安静坐位采集静脉血。

2. 采血方法

（1）总钙（Ca）不抗凝静脉血 2~3ml，用含有促凝剂或分离胶（红色或黄色盖）一次性真空采血管采血；静脉采血 2~3ml，用含有低浓度肝素的采血管采血；尿钙测定可收集 24h 尿（每 100ml 尿加 1ml 浓盐酸防腐）。

（2）离子钙（Ca^{2+}）不抗凝静脉血 2~3ml。用含有促凝剂或分离胶（红色或黄色盖）一次性真空采血管采血或用含有低浓度肝素的采血管采集动脉血。

（3）镁（Mg）不抗凝静脉血 2~3ml，用含有促凝剂或分离胶（红色或黄色盖）一次性支真空采血管采血。

（4）磷（P）不抗凝静脉血 2~3ml，用含有促凝剂或分离胶（红色或黄色盖）一次性真空采血管采血；静脉采血 2~3ml，用含有肝素抗凝剂的（绿色盖）一次性真空采血管采血。

3. 标本保存

（1）总钙（Ca）贮存于 2~8℃保存可稳定 7d，–20℃冰冻保存可稳定 5 个月。

（2）离子钙（Ca^{2+}）离子钙全血标本在常温下只能保存 1h，不能及时测定的标本应置冰箱冷藏，可稳定 1 周。

（3）镁（Mg）贮存于 2~8℃保存可稳定 7d，–20℃冰冻保存可稳定 5 个月。

（4）磷（P）贮存于 2~8℃保存可稳定 5d，–20℃冰冻保存可稳定 3 周。

4. 注意事项和影响因素

（1）总钙（Ca）避免标本溶血、脂血，EDTA、草酸盐抗凝血不能用于血清钙测定；如抗惊厥药物、镇静安眠药可导致血钙降低。

（2）离子钙（Ca^{2+}）全血标本应尽可能立即测定，若不能立即测定，样本应置冰水中储存，标本采集后应立即检测，因为久置易使样品 pH 值发生变化，如血中二氧化碳释放到空气中会导致 pH 值高，而血液 pH 值与离子钙浓度呈负相关，pH 值增加 0.1 可导致离子钙浓度降低 4%~5%。

如能在测定血清离子钙浓度的同时测定血清 pH 值，再计算出 pH 值 7.4 时的标准化离子钙的浓度则更理想。

（3）镁（Mg）避免标本溶血，采血后尽快分离血清，因红细胞内的镁大约是血浆的 3 倍，Mg^{2+}在红细胞内是游离的，不能用 EDTA、草酸盐等作抗凝剂。胆红素 > 425 μmol/L 或三酰甘油 > 购 13mmol/L 时对 Mg 测定有明显干扰，故标本应避免黄疸和严重乳糜。

（4）磷（P）大量饮酒可导致血磷降低，避免标本溶血，采血后尽快分离血清，尿样应收集在一个预先加入 20ml 浓度为 6mol/L 的盐酸的容器中，分析之前须过滤。

（八）甲状腺和甲状旁腺标本采集

甲状腺和甲状旁腺疾病检查包括：总三碘甲腺原氨酸（TT3）、总四碘甲腺原氨酸（TT4）、游离三碘甲腺原氨酸〔FT3）、游离四碘甲腺原氨酸（FT4）、促甲状腺激素测定（TSH）、甲状旁腺激素（iPTH）。

1. 病人要求

早晨空腹或饮食 4h 以上采血；采血前严禁进食高脂肪类食物，避免剧烈运动。

2. 标本采集

（1）甲状腺激素测定和甲状旁腺激素（iPTH）采集不抗凝静脉血 2～3ml。用含有促凝剂或分离胶（红包或黄色盖）一次性真空采血管采血，尿液标本也可用于测定 iPTH。

（2）促甲状腺激素测定（TSH）不抗凝静脉血 2～3ml，用含有促凝剂或分离胶（红包或黄色盖）一次性真空采血管采血。静脉采血 2～3ml，用含有肝素抗凝剂的（绿色盖）一次性真空采血管采血。

3. 标本保存

（1）甲状腺激素测定、促甲状腺激素测定（TSH）不得使用在室温中保存 8h 以上的血样。如果分析试验不能在 8h 之内完成，应使用无菌盖盖严标本并将其置于 2～8℃的环境中保存。如果血样不能在 48h 之内进行分析，应将其置于–20℃或低于此温度的环境中冷冻保存，可稳定 1 个月。标本只能冷冻 1 次，并且在解冻后应充分混匀。

（2）甲状旁腺激素（iPTH）标本贮存在–20℃冰冻保存可稳定 2 个月。样品解冻后只能使用 1 次，并应充分混合。

4. 注意事项和影响因素

（1）甲状腺激素测定采集标本后尽快分离血清；采血时病人刚服用含有 T3，的甲状腺激素，可使 T3 的水平升高。服用抑制 T4 转化为 T3 的药物如普萘洛尔、丙硫氧嘧啶、地塞米松、胺碘酮可影响 T3 值，使 T3 减少；个别人体内存在抗 T4 和抗 T3 抗体，可以干扰 FT3、FT4 的化验结果，在分析时要结合病人情况以及 TSH 的结果来判断病人的甲状腺功能情况；正在进行肝素治疗的患者不宜做甲状腺功能检测；外周甲状腺激素抗体、嗜异性抗体、类风湿因子可干扰测定；标本应避免乳糜、溶血、黄疸。

（2）促甲状腺激素测定（TSH）血清不可反复冻融，溶血、高血脂标本影响结果。在某些非甲状腺疾病和急性精神疾病，TSH 水平急剧波动使结果难以分析，应待病情稳定后重新评价或连续观察 TSH 的动态变化。在怀孕的前 3 个月或者当 hcG（人绒毛膜促性腺素）水平非常高的情形中，对于 TSH 水平的解释应特别谨慎。人血清中的异嗜抗体可与免疫球蛋白试剂发生反应，从而干扰实验室中的免疫测定结果。经常与动物或动物血清产品接触的患者易于受到上述干扰，因此其检测结果可能会出现异常值。因此在进行诊断时应获取更多信息。胆红素 >680μmol/L、血红蛋白 >1g/L、三酰甘油 >26mmol/L 时 TSH 测定有明显干扰。标本应避免乳糜、溶血、黄疸。

（3）甲状旁腺激素（iPTH）采集标本后尽快分离血清。某些原发性甲状旁腺功能亢进病人高钙饮食的摄入可抑制 iPTH 的分泌，因此，理想的方法是限制钙饮食（元素钙 400mg/d）3d，抽取血标本后应尽快处理和保存。人类血清中的异嗜性抗体会与试剂免疫球蛋白发生反应，从而干扰体外诊断免疫测定。经常暴露于动物或动物血清制品的患者易发生此干扰倾向，出现异常的测定结果。在进行诊断时需要更多的信息。评价甲状旁腺素检验的价值应该考虑血钙的浓度以及 iPTH 和血钙两种成分在不同病理状态下的相互关系。建议在评价甲状旁腺激素检验的效果时应该谨慎。在采取临床治疗措施之前应该同时考虑血钙的水平。胆红素 > 680μmol/L、血红蛋白 > 2g/L、三酰甘油 > 39mmol/L 对 iPTH 测定有明显干扰。标本应避免乳糜、溶血和黄疸。

（九）免疫类项目标本采集

免疫类项目包括：免疫球蛋白 G、A、M，补体 C3、C4、C 反应蛋白（CRP）、抗链球菌溶血素 O（ASO）

1. 病人要求

不需特殊难备，要求空腹采血，尤其以早晨空腹为佳。

2. 采血方法

不抗凝静脉 2~3ml，用含有促凝剂或分离胶（红包或黄色盖）一次性真空采血管。

3. 标本保存

（1）血免疫球蛋白 G、A、M 血清贮存于 2~8℃保存可稳定 1 周时间，如果需要延长保存需在 -20℃条件下。不能使用 EDTA 抗凝血浆。

（2）血补体 C3、C4 标本采集后不能及时测定需贮存于 2~8℃保存，可稳定 7d，保存于 -70℃可稳定数月。

（3）血 C 反应蛋白（CRP）标本采集后室温存放可保存 12h，2~8℃保存可稳定 1 周，-20℃保存可稳定 1 个月。

（4）血抗链球菌球溶血素 O（ASO），标本采集后不能及时测定需置于 2~8℃保存可稳定 48h，-20℃保存可稳定更长时间。

4. 注意事项和影响因素

（1）血免疫球蛋白 G、A、MIgA 浓度低于 60g/L 时不会出现假性低值。胆红素 > 400μmol/L、血红蛋白 > 5g/L、三酰甘油 > 17mmol/L、维生素 C > 35mg/L 对免疫球蛋白测定有明显干扰。标本应避免严重脂血、溶血、黄疸。

（2）血补体 C3、C4 避免置于室温中时间过久，样本对热敏感。

（3）血 C 反应蛋白（CRP）有浊度的样本必须经离心处理（例如 2000g×15min）。由于患者样本可能含有干扰因子（例如脂血），导致空白吸光度增加，因此建议在仪器上设置初始吸光度极限。胆红素 > 400μmol/L、血红蛋白 > 1.5g/L、维生素 C > 35mg/L 对 CRP 测定有明显干扰。标本应避免乳糜、溶血、黄疸。

（4）血抗链球菌溶血素 O（ASO）采集标本后尽快检测，避免反复冻融。ASO 浓度低于 1500IU 时不会出现假性低值。在用散射或透射分析 ASO 时，RF 可引起假性升高。在 RF 阳性标本中，应当谨慎解释 ASO 结果。RF 活性很高的样本应当用 10mmol/L 的 'dithiothreitol 液等量处理 30min。胆红素 > 427μmol/L、血红蛋白 > 10g/L、脂肪乳剂 > 0.25% 对 ASO 测定有明显干扰。标本应避免乳糜、溶血、黄疸。

第六章 常规体检的实验室检查项目及临床解读

常规体检的实验室项目的选择基于检查目的不同而有所差异，一般情况下主要以确定身体的一般健康情况为基础，排除常见病的常见临床表现。像感冒我们会检查血常规，如有咳嗽要排除肺炎支原体衣原体的感染；检查尿液常规及尿沉渣分析可排除症状不明显的尿路感染；经常饮酒定期检查肝功能；由于生活水平的提高长期大量摄入高脂肪、高蛋白及高糖饮食，要定期检查血脂、血糖及尿酸；还有常见的传染性肝炎的监测等等。

第一节 血细胞分析

血液不断流动于循环系统中，与全身组织器官密切相连，可参与机体的呼吸、运输、防御、调节体液渗透压和酸碱平衡，维持机体正常新陈代谢和内外环境稳定。人体的多个组织器官发生病理改变时，均可引起血液质或量以及形态方面的变化，从而在血液检验中反映出来。因此血液检查不仅是诊断造血系统疾病的主要依据，而且对其他系统疾病的诊断和鉴别也可提供许多重要信息，是临床医学检验中应用最广、最重要的基本检查之一。

血细胞分析包括红细胞、血红蛋白、红细胞压积、平均红细胞体积、平均红细胞血红蛋白含量、平均红细胞血红蛋白浓度、红细胞分布宽度、白细胞计数及分类、血小板、平均血小板体积、血小板压积、血小板分布宽度及血细胞分布直方图（散点图）等。一般使用仪器分析法。

一、白细胞计数及分类

白细胞俗称白血球，机体内白细胞可杀灭病原体、消除过敏源、参与免疫反应，是人体抵御病原微生物入侵的重要防线。正常人外周血中有五类白细胞，即中性粒细胞、嗜酸粒细胞、嗜碱粒细胞、淋巴细胞和单核细胞。

1.白细胞（WBC）

[参考值]

仪器法、显微镜计数法；成人末梢血（4.0～10.0）×10^9/L

静脉血（3.2～9.7）×10^9/L

儿童（5.0～12.0）×10^9/L

新生儿（15.0～10.0）×10^9/L

[影响因素]

血细胞分析仪为保证仪器的正常工作状态，应严格按仪器说明书的要求选择远离电磁干扰源及热源的安装环境，室内温度控制在15～25℃，同时要定期做好仪器的校正及室内、室间质控。

[临床解读]

生理变化：

（1）年龄：新生儿计数较高，可达（15～30）×10^9/L，通常在3～4d降至10×10^9/L。

（2）日间变化：一般安静松弛时白细胞较低，活动和进食后较高；早晨较低，下午较高，一日之内可相差1倍。

（3）运动、疼痛和情绪影响：剧烈运动、剧痛、极度恐惧等均可使白细胞短时升高。

（4）妊娠与分娩；妊娠期特别是最后1个月白细胞升高，分娩时可 $34 \times 10^9/L$，产后 $2 \sim 5d$ 恢复正常；女性绝经期、月经期则可降低。

（5）饮酒、大量吸烟、冷浴亦可升高。

由于生理因素，同一监测对象白细胞计数甚至可波动50%。

病理变化：

（1）升高：①各种球菌引起的急性感染及化脓性炎症：中耳炎、扁桃体炎、阑尾炎、脓肿等；②全身感染；肺炎、败血症、猩红热等；③中毒：尿毒症、糖尿病酸中毒、汞中毒、铅中毒；④急性出血、急性溶血、手术后，⑤恶性肿瘤、粒细胞血液病等；⑥类白血病反应：白细胞在 $20 \times 10^9/L$ 以上，说明存在严重感染。

（2）降低：①病毒感染：重症肝炎、流行性感冒、麻疹等；②某些传染病：如伤寒、副伤寒、疟疾等；③某些血液病如再生障碍性贫血、白细胞减少性白血病、粒细胞缺乏症；④化学药品及放射损害如X线照射、镭照射、晚期砷中毒等；⑤自身免疫性疾病及脾功能亢进等。

白细胞在 $2.5 \times 10^9/L$ 以下，是传染病、中毒和骨髓再生障碍的重要危险值。

2.中性粒细胞（N）

[参考值]

绝对值仪器法（$1.6 \sim 8.3$）$\times 10^9/L$。

百分率仪器法、显微镜分类计数法 $0.460 \sim 0.765$。

[影响因素]

需镜检的标本制片是否及时，抽血2h后形态即有所改变。

[临床解读]

生理变化：

（1）升高：初生儿外周血以中性粒细胞为主，$6 \sim 9d$ 逐渐下降至与淋巴细胞大致相等。体力劳动、妇女妊娠、女性黄体期、吸烟、晚上较白天均可升高。

（2）降低，$4 \sim 14$ 岁儿童、女性月经期及绝经期。

病理变化：

（1）增多，①急性感染和化脓性炎症，尤其是各种球菌感染最明显。如丹毒、败血症、猩红热、白喉、中耳炎、疔、痈、扁桃体炎、阑尾炎等；②急性中毒如代谢紊乱所致的代谢性中毒如糖尿病酸中毒、痛风危象、慢性肾炎尿毒症和妊娠中毒等；③急性大出血（特别是内出血时）和急性溶血后；④较严重的组织损伤及大量的血细胞破坏：较大手术后 $12 \sim 36h$，WBC 可达 $10 \times 10^9/L$ 以上，急性心肌梗死 2d 内 WBC 明显升高，可持续1周，借此可与心绞痛区别；⑤肾移植术后排斥反应期 WBC 升高；⑥白血病及恶性肿瘤。

（2）减少：①革兰氏阴性杆菌感染，如伤寒、副伤寒；②某些病毒感染，如流感病毒；③慢性理化损伤，机体长期接触镭、汞、苯等；某些药物如氯霉素等；长期接受放射线及放化疗病人；④系统性红斑狼疮等自身免疫性疾病；⑤再生障碍性贫血等血液病；⑥脾功能亢进、甲状腺功能亢进症；⑦某些寄生虫病，如疟疾、黑热病。

3.淋巴细胞（L）

[参考值]

绝对值仪器法（1.0~3.3）×10⁹/L。

百分率仪器法、显微镜分类计数法 0.187~0.470。

[临床解读]

生理变化整个婴儿期淋巴细胞均较高，可达70%。2~3岁后淋巴细胞逐渐下降，至4~5岁时淋巴细胞与中性粒细胞大致相等。

病理变化：

（1）增多：①某些病毒或杆菌所致的急性传染病，如风疹、流行性腮腺炎、传染性淋巴细胞增多症、传染性单核细胞增多症、百日咳、结核病等；②某些血液病，如淋巴细胞白血病、白血病淋巴肉瘤、肥大细胞增多症等；③组织器官移植术经历排异反应期；④多数急性传染病恢复期。

（2）减少：①接触放射线及应用肾上腺皮质激素或促肾上腺皮质激素等；②传染病急性期；③粒细胞明显增加时，淋巴细胞相对减少；④长期化疗及免疫缺陷病等。

4.单核细胞（M）

[参考值]

绝对值仪器法（0.003~1.03）×10⁹/L。

百分率仪器法、显微镜分类计数法 0.03~0.08。

[临床解读]

生理变化

（1）升高；女性月经周期卵泡期偏高。

（2）降低；①妊娠；②高海拔地区居民。

病理变化：

（1）增多：①某些感染，如亚急性细菌性心内膜炎、急性感染恢复期、活动性肺结核等；②某些血液病，如单核细胞白血病、恶性淋巴瘤、恶性组织细胞病等；③某些疾病恢复期，如粒细胞缺乏症恢复期等；④某些寄生虫病，如疟疾、黑热病等；⑤甲状腺功能亢进症、结节性关节炎等疾病。⑥病毒、立克次体感染，如麻疹、水痘、风疹、传染性单核细胞增多症、病毒性肝炎等。

（2）减少：急、慢性淋巴细胞白血病和骨髓功能不全。

（3）药物影响：氨苄西林及氯丙嗪可引起单核细胞增加。

5.嗜酸性粒细胞（E）

[参考值]

绝对值仪器法（0.005~0.05）×10⁹/L。

百分率仪器法、显微镜分类计数法 0.005~0.05。

[影响因素]

青霉素等药物过敏可使嗜酸性粒细胞升高。

[临床解读]

病理变化：

（1）增多；①变态反应性疾病如支气管哮喘、血管神经性水肿、食物过敏、血清病等。②各种寄生虫病；③某些皮肤病，如湿疹、剥脱性皮炎、天疱、牛皮癣等；④某些血液病，如慢性粒细胞白血病、淋巴网状细胞肉瘤、嗜酸细胞性淋巴细胞肉芽肿等；⑤某些肿瘤，如鼻咽癌、肺癌及宫颈癌等；⑥其他如肾移植术后排异反应、脾切除后、感染恢复期等；⑦内分泌疾病，如肾上腺皮质功能减退、垂体前叶功能减退；⑧结缔组织病，如皮肌炎、结节性周围动脉炎等。

（2）减少：见于伤寒或副伤寒初期、大手术、烧伤等应激状态，或应用肾上腺家和促肾上腺皮质激素。

6.嗜碱性细胞（B）

[参考值]

绝对值仪器法（0.005～0.03）×10^9/L。

百分率仪器法、显微镜分类计数法 0～0.01。

[临床解读]

生理变化：

（1）升高：吸烟、妊娠、月经期，晚间较白天高。

（2）降低：绝经期、排卵、黄体期，晨起偏低。

病理变化：

（1）增多：①骨髓增殖性疾病，如慢性粒细胞白血病、嗜碱性粒细胞白血病霍奇金病等；②某些铅、锄、锌等金属中毒；③溃疡性结肠炎、甲状腺功能减低症、肾病综合征、获得性溶血性贫血等；④某些癌肿转移，脾切除术后等。

（2）减少：①失血性休克；②传染病急性期。

7.白细胞形态

[影响因素]

制片是否及时，染色时间过长成过短，染料渣子是否冲洗干净等均影响白细胞形态的观察。

[临床解读]

白细胞的常见形态变化有以下几种：

中性粒细胞的核分裂象变化。

（1）核左移：外周血中出现不分叶的粒细胞（指杆状核粒细胞、幼稚粒细胞）超过5%。常见于感染，尤以急性化脓性感染最常见，其他如急性中毒、急性溶血时也可出现。核左移伴白细胞总数增多表示骨髓功能旺盛，常见于急性炎症，如大叶性肺炎；核左移但白细胞总数不增多或降低表示骨髓释放功能受抑制，常见于严重感染、机体抵抗力下降，如伤寒、败血症等。

（2）核右移：外周血中中性粒细胞出现四五叶核（正常多为3叶）或更多，其百分数超3%。主要见于营养性巨幼红细胞性贫血、使用抗代谢药物治疗后、感染恢复期等。疾病进行期突然出现核右移表示预后不良，炎症恢复期也常一过性核右移。

中性粒细胞的形态异常：

（1）中毒颗粒：细胞质中部分或全部颗粒变粗、深染，颗粒的分布及大小不等。常见于严重的化脓性感染、大面积烧伤等。

（2）空泡变性：常为多个，可在细胞质或细胞核中出现，多因粒细胞受损发生脂肪变性所致。常见于严重感染，特别是败血症。

（3）核变性：包括核固缩、核溶解、核碎裂等，临床意义同中毒颗粒及空泡变性。

（4）杜勒体：为细胞质内出现的嗜碱性斑块状、梨形或云雾状成分，是疾病严重的标志，有时伴中毒颗粒出现。

（5）棒状小体：仅见于白血病细胞中，但在急性淋巴细胞白血病中则不出现棒状小体。

（6）Peulger-Huet 畸形：即中性粒细胞核分叶不良，是一种常染色体显性遗传性异常，亦可继发于某些严重感染、白血病、骨髓增生异常综合征、肿瘤转移和某些药物治疗后。

（7）Jordan 异常剧家族性白细胞空泡形成，见于家族性白细胞空泡增多症。

（8）May-Hegglin 畸形：即中性粒细胞胞质内蓝斑形成见于猩红热、球菌感染及某些烧伤早期的病例。

淋巴细胞形态变异：

异形淋巴细胞根据形态特点分为 3 型：Ⅰ型（空泡型）、Ⅱ型（不规则形）、Ⅲ理（幼稚型）。除以上 3 型外尚可有呈浆细胞样或组织细胞样的异形淋巴细胞，见于：

（1）病毒感染性疾病：如传染性单核细胞增多症、流行性出血热、病毒性肝炎、带状疱疹、流行性腮腺炎、流感、风疹等。

（2）少数细菌性感染，原虫、螺旋体感染。

（3）某些免疫性疾病、药物过敏等。

二、红细胞及其相关指标

1. 红细胞（RBC）

红细胞（RBC）俗称红血球，是血液中数量最多的有形成分，红细胞主要成分是血红蛋白（血色素）和水，其主要功能是运输氧气和二氧化碳，维持机体酸碱平衡以及免疫黏附作用。

[参考值]

男：仪器法、显微镜计数法（4.0～5.5）×10^{12}/L。

女：仪器法、显微镜计数法（3.5～5.5）×10^{12}/L。

新生儿：仪器法、显微镜计数法（6.0～7.0）×10^{12}/L。

[临床解读]

生理变化：

（1）年龄与性别差异：新生儿 RBC 较高，出生 2 周后降至正常；男性在 6～7 岁最低，25～30 岁时达最高值，30 岁以后随年龄增长有所下降；女性在 13～15 岁时达最高值，21～35 岁维持最低水平，后又与男性水平相接近。

（2）高山居民、登山运动员血 RBC 高于正常。

（3）长期多次献血者红细胞代偿性增加。

（4）婴幼儿生长发育迅速、妊娠中后期孕妇血浆量增加致造血原料相对性不足，可出现生理性贫血。

病理变化：

（1）红细胞增多：①相对增多：连续呕吐、严重腹泻、出汗过多、大面积烧伤等情况由于于大量失水，血浆量减少，血液浓缩致红细胞相对增多；②代偿性或继发性增多：多见于慢性肺源性心脏病、先天性心脏病、肾癌、肾上腺肿瘤等患者；③真性红细胞增多症，红细胞可达（7.0－12）×10^{12}/L；④反应性红细胞增多症；肾小球肾炎、高铁血红蛋白血症。

（2）红细胞减少：①相对减少：血小红细胞总数并不减少，仅血浆增多所致，如肝硬化；②各种原因引起的贫血，如急慢性失血后贫血、营养不足或吸收不良使造血物质缺乏而致的贫血、红细胞破坏过多如溶血件贫血、骨破造血功能障碍如再生障碍性贫血等；③继发性贫血，多种疾病如炎症、内分泌疾病及结缔组织病等都可致贫血。

2.血红蛋白（HGB）

[参考值]

仪器法男：120～160g/L。

女：110～150g/L。

新生儿：165～195g/L。

[临床解读]

血红蛋白增减的意义基本上与红细胞增减相似，其能更好地反映贫血程度。各种不同类型贫血时，血红蛋白量减少与红细胞数减少程度不一定呈平行关系。小红细胞性贫血[如缺铁性贫血）时，血红蛋白量减少程度较红细胞数减少明显；而大红细胞性贫血（如巨幼红细胞贫血）时，红细胞数减少程度较血红蛋白量减少明显。

升高见于真性红细胞增多症、血氧减少性红细胞增多症（包括；慢性支气管、肺疾患、心功能不全和家族性红细胞增多症）、肿瘤性红细胞增多症、反应性红细胞增多症（包括肾小球肾炎和高铁血红蛋白血症）和脱水。

降低结合 RBC、MCV（平均红细胞体积）、MCH（平均红细胞血红蛋白含量）、MCHC（平均红细胞血红蛋白浓度）、RDW（红细胞体积分布宽度）等指标综合分析，可大致确定贫血类型。

（1）正常细胞正色素性贫血：①癌症、白血病、再生障碍性贫血；②红细胞内原因溶血，如：红细胞酶缺陷、红细脑膜异常、异常血红蛋白病、地中海贫血；③红细胞外原因溶血，如寄生虫病、中毒和由免疫作用引起的溶血；④急性出血；⑤脾功能亢进。

（2）小细胞低色素贫血：①铁缺乏、铁粒幼红细胞性贫血；②慢性失血性贫血，如溃疡病、月经过多；③一氧化碳中毒；维生素 B₆ 缺乏。

（3）大细胞高色素性贫血：①恶性贫血；②寄生虫病。

（4）单纯小细胞性贫血：感染、中毒、慢性炎症、尿毒症等。

3. 红细胞比容（HCT）

红细胞比容（HCT），指红细胞在血液中所占容积的比值。

[参考值]

仪器法男：0.40～0.52。

女：0.35～0.47。

[临床解读]

增加见于真性红细胞增多症、甲状腺功能亢进症（程度较轻）；慢性充血性心力衰竭、先天性或获得性心脏病在缺氧时可致红细胞比容增加。

减少见于出血、休克、烧伤和电解质紊乱；再生障碍性贫血；各种贫血思考；妊娠贫血时，红细胞容量相对减少；嗜铅细胞瘤、肝硬化、营养不良、垂体功能低下等。

4.红细胞体积分布宽度（RDW）

[参考值]

红细胞体积分布宽度仪器法 11.0% ~ 15.0%。

[临床解读]

反映红细胞大小不均程度的指标，增大多见于缺铁性贫血及营养不良性贫血。缺铁性贫血时 RDW 值增大，当给以铁剂治疗有效时 RDW 一过性增大，随后逐渐降至正常。

5.血红蛋白含量和红细胞比积

血红蛋白含量和红细胞比积直接推算出来的，主要有三项：即 MCV（平均红细胞体积）、MCH（平均红细胞血红蛋白含量）、MCHC（平均红细胞血红蛋白浓度）平均红细胞体积（MCV）。

[参考值]

平均红细胞体积仪器法：80 ~ 100fl。

[临床解读]

增大急性溶血性贫血，巨幼细胞性贫血。

减小严重缺铁性贫血，遗传性球形细胞增多症，铁粒幼细胞性贫血，珠蛋白生成障碍性贫血。

平均红细胞血红蛋白含量（MCH）。

[参考值]

平均红细胞血红蛋白含量仪器法：27 ~ 31pg。

[临床解读]

增高巨幼细胞性贫血，溶血性贫血，再生障碍性贫血。

降低缺铁性贫血，铁粒幼细胞性贫血，珠蛋白生成障碍性贫血。

平均红细胞血红蛋白浓度（MCHC）。

[参考值]

平均红细胞血红蛋白浓度仪器法：320 ~ 360g/L。

[临床解读]

增高巨幼细胞性贫血，溶血性贫血，再生障碍性贫血。

降低缺铁性贫血，铁粒幼细胞性贫血，珠蛋白生成障碍性贫血。

MCV、MCH、MCHC 三项指标可用于对贫血进行形态学分类。

表 3　MCV、MCH、MCHC 与常见贫血分类

类别	MCV	MCH	MCHC
正常细胞性贫血	无变化	无变化	无变化
大细胞性贫血	增大	增大	增大
小细胞低色素性贫血	无变化	无变化	无变化
单纯小细胞性贫血	减小	减小	减小

表 4　RDW、MCV 变化与贫血分类

类别	常见疾病	MCV	RDW
正细胞均一性贫血	慢性病所致贫血、急性失血用血	无变化	无变化
正细胞不均一性贫血	早期缺铁性或营养性贫血	无变化	增大
大细胞均一性贫血	再生障碍性贫、慢性肝病、白血病前期	增大	无变化
大细胞不均一性贫血	巨幼细胞性贫血、慢性肝病慢性淋巴细胞白血	增大	增大

| 小细胞均一性贫血 | 轻型地中海贫血、慢性疾病 | 减小 | 无变化 |
| 小细胞不均一性贫血 | 缺铁性贫血、铁粒幼细胞性贫血 | 减小 | 增大 |

6.红细胞大小及形态

红细胞大小异常：

（1）小红细胞：直径<6μm，厚度薄，常见于缺铁性贫血。

（2）大红细胞：直径>10μm，巨红细胞直径>15μm，超巨红细胞直径>20μm，体积大，常见于维生素 B_{12} 或叶酸缺乏引起的巨幼红细胞性贫血。

（3）红细胞大小不均：红细胞大小相差悬殊（常在1倍以上），常见于各种增生性贫血，但不见于再生障碍性贫血。

红细胞形态异常：

（1）球形红细胞：直径缩小（常<6μm），厚度增加。常见于遗传性球形红细胞增多症（一般>25%）、自身免疫性溶血性贫血。

（2）靶形红细胞：呈靶形，主要见于珠蛋白生成障碍性贫血、某些血红蛋白病、脾切除术后及肝病等。

（3）椭圆形红细胞：直径增大，横径缩小，呈椭圆形，见于遗传性或获得性椭圆形红细胞增多症（常多于25%），也可见于巨幼红细胞性贫血及恶性贫血。

（4）镰状红细胞：如镰刀形、柳叶状等，主要见于镰状红细胞性贫血。

（5）红细胞缗钱状形成：红细胞呈平行叠串状排列，见于骨髓瘤、高球蛋白血症、高纤维蛋白血症等。

（6）碎裂红细胞：多见于弥散性血管内凝血（DIC）、微血管病性溶血、癌转移、心脏瓣膜病、尿毒症、重症缺铁性贫血等。

（7）棘形红细胞：见于先天性无β-脂蛋白血症、酒精性肝硬化合并溶血状态、肾衰竭、红细胞丙酮酸激酶缺乏症（PKD）、某些病人使用肝素等。

（8）口形红细胞：见于遗传性口形红细胞增多症、酒精中毒等。

（9）咬痕红细胞：见于 Heinz 体贫血、不稳定血红蛋白病、地中海贫血等。

（10）泪滴形红细胞：见于骨髓增殖性疾病、恶性贫血、地中海贫血等。

（11）半月形红细胞：见于疟疾、某些增生性贫血等。

红细胞染色异常红细胞染色深浅反映血红蛋白的含量。

（1）低色素性：红细胞内含血红蛋白减少，见于缺铁性贫血及其他低色素性贫血。

（2）高色素性：红细胞内含血红蛋白较多，多见于巨幼红细胞性贫血。

（3）嗜多色性：是未完全成熟的红细胞，呈灰蓝色，体积稍大，见于骨髓造红细胞功能旺盛的增生性贫血。

红细胞结构异常：

（1）嗜碱性点彩红细胞：见于重金属（铅、铋、银等）中毒，硝基苯、苯胺等中毒及溶血性贫血、恶性肿瘤等。

（2）卡波环：可能是幼红细胞核膜的残余物，见于溶血性贫血、脾切除术后、某些增生性贫血等。

（3）何-乔小体：可能是细胞核的残余物，见于巨幼红细胞性贫血、溶血性贫血及脾切除术后。

7.红细胞沉降率（ESR）

红细胞沉降率是指抗凝血中的红细胞在特制的血沉管中于一定条件下沉降的距离，简称血沉。血沉测定可了解机体健康状况的一般信息，血沉快往往暗示某些疾病的存在。

[参考值]

魏氏法男：0~15mm/h。

女：0~20mm/h。

血沉仪法正常值同魏氏法。

[影响因素]

采用枸橼酸盐抗凝，抗凝剂与血液比例为1∶4，严格防止凝血并于采血后2h内检测完毕。

魏氏法及血沉仪法最适温度为18~25℃，夏天温度高血沉增快应进行温度校正后报告。

血沉管必须干燥且内径符合要求，

[临床解读]

生理变化：

（1）新生儿因纤维蛋白原低而血沉减慢，12岁以下的儿童血沉可略快。

（2）妇女月经期和妊娠3个月后血沉可加快。

（3）老年人因纤维蛋白原的增高血沉可加快，可达30mm/h。

病理变化：

（1）增快：①急性细菌性炎症常于感染2~3d见血沉增快。②组织损伤如较大手术创伤可致血沉增快，无并发症时多于2~3周恢复正常。③用于观察结核病、结缔组织病及风湿病的病情变化和疗效。血沉加快，表示病症复发和活动，当病情好转或静止时血沉逐步恢复正常。④某些疾病的鉴别诊断：如心肌梗死（常于发病1周见血沉增快，并持续2~3周）和心绞痛，胃癌和胃溃疡，盆腔炎性包块和无并发症的卵巢囊肿等的鉴别。前者血沉明显增快，后者正常或略有增快。但应注意不少疾病可继发红细胞形态改变，从而掩盖了原发性疾病血沉增快的本质。如胃癌病人常并发营养不良性贫血，有时其血沉增快并不明显。⑤增长迅速的恶性肿瘤血沉增快，而良性者血沉多正常。恶性肿瘤手术切除或治疗较彻底时血沉可趋于正常，复发或转移时又见增快。⑥各种原因所致的高球蛋白血症均可见血沉增快，如多发性骨髓瘤患者，血浆中出现大量异常免疫球蛋白，血沉明显增快，为重要诊断指标之一。系统性红斑狼疮、巨球蛋白血症、亚急性感染性心内膜炎、黑热病、肝硬化、慢性肾炎等也见血沉增快。⑦贫血（HGB<90g/L）时因红细胞数量稀少，下沉摩擦阻力减小而致血沉增快。⑧高胆固醇血症时血沉亦可增快。⑨健康查体：血沉测定虽无特异性，但与体温、血压、白细胞计数一样可以了解机体健康状况的一般信息，血沉增高往往暗示疾病存在，可以提示临床注意。

（2）减慢：见于红细胞明显增多及纤维蛋白原含量减低时，如真性红细胞增多症、DIC晚期。

三、血小板及其相关指标

1.血小板

血小板是血液中体积最小的细胞，可保护毛细血管的完整性，参与机体的凝血过程。血小板计数是诊断凝血疾病及血液系统疾病的重要检测指标。

[参考值]

仪器法、显微镜计数法男：（100~355）×10^9/L。

女：（100~386）×10^9/L。

[临床解读]

生理变化：

（1）正常人每天 PLT 有 6%~10%的被动，一般晨间较低，午后略高；春季较低。冬季略高；平原居民较低，高原居民略高，静脉血平均值较末梢血略高。

（2）新生儿 PLT 较少，3个月后达到成人水平。

（3）女性比男性约高 9%，女性月经前 PIT 降低，经后逐渐上升；妊娠中、晚期升高，分娩后 1~2d 降低。

（4）剧烈活动和饱餐后 PLT 升高，休息后恢复至原来水平。

（5）急性酒精中毒时可降低。

病理变化：

（1）增多①持续性增多：血小板增多症（血小板＞8.0×10^{11}/L）、慢性粒细胞性白血病、真性红细胞增多症、骨髓样脾大、伴白细胞增多症、原发性中性多核细胞增多症等。②一过性增多：急性化脓性感染、急性大失血、急性溶血等。③脾切除术后或脾大、脾发育不全或脾萎缩、肝硬化等。④多发性骨髓瘤、霍奇金病、网状细胞瘤、结核病、结节性关节炎、慢性胰腺炎、创伤及某些恶性肿瘤早期。⑤PLT＞7.0×10^{11}/L，存在感染或凝血机制的紊乱或贫血等。

（2）减少①生成减少，如急性白血病、再生障碍性贫血、急性放射病、某些药物（如抗感染治疗、抗惊厥药、免疫抑制剂）治疗后等。②破坏过多，如免疫性或继发性血小板减少性紫癜、脾功能亢进及体外循环等。③消耗过多，见于血栓性血小板减少性紫癜、弥散性血管内凝血。④某些病毒感染（风疹、肝炎、传染性单核细胞增多症、水痘、流行性腮腺炎等）。⑤PLT＜60×10^9/L，存在出血或传染病的危险。

2.平均血小板体积（MPV）

[参考值]

仪器法：6.6~13.0fl。

[临床解读]

MPV 与血小板数量之间呈非线性负相关，其临床意义应结合血小板数量的变化才有意义，血小板在外周血中破坏增多导致血小板减少时，MPV 常增大，血小板黏附聚集能力增强，止血功能也强。即使血小板明显降低者，只要 MPV 较高，出血发生率也较低；反之，MPV 减小，则易发生出血。故有出血倾向的患者，MPV 显著低于无出血倾向者。

（1）MPV 增大：见于免疫性血小板减少症、巨大血小板综合征、急性白血病缓解期、慢性粒细胞性白血病、原发性骨髓纤维化症、骨髓增生异常综合征、脾切除术后、妊娠晚期及血栓性疾病。

（2）MPV 减少：见于再生障碍性贫血、脾功能亢进、急性白血病化疗期、巨幼细胞贫血、败血症、骨髓病变或药物抑制骨髓功能时。

（3）鉴别血小板减少的病因：当骨髓损伤导致血小板减少时，MPV 下降；当血小板在外周血中破坏增多导致血小板减少时，MPV 增大；当血小板分都异常导致血小板减少时，MPV 正常。

（4）MPV 增高可作为骨髓功能恢复的较早指标；当骨髓功能衰竭时，MPV 与血小板同时持续下降，骨髓抑制越严重，MPV 越小；当骨髓功能恢复时，MPV 值的增大先于血小板数值的增高。

3.血小板比积（PCT）

[参考值]

仪器法男：0.00108～0.00272（0.108%～0.272%）。

女：0.00l14～0.00282（0.114%～0.282%）。

[临床解读]

增高见于骨髓纤维化、脾切除、慢性粒细胞白血病等减低见于再障、化疗后、血小板减少症等。

四、网织红细胞（RET）

网织红细胞（RET）是年轻的红细胞是晚幼红细胞脱核后到完全成熟的红细胞之间的过渡型细胞。网织红细胞计数是判断骨髓增生能力最常用的指标。

[参考值]

成人：绝对值（22～84）×10^9/L。

仪器法百分率：0.005～0.015。

儿童：仪器法百分率0.03～0.06。

荧光染色激光流式细胞技术：

LFR（弱荧光强度比率）仪器法0.813～0.9099。

MFR（中荧光强度比率）仪器法0.072～0.154。

HFR（强荧光强度比率）仪器法0.009～0.043。

[影响因素]

标本应严格使用EDTA-K2抗凝静脉血，不能用肝素或枸橼酸抗凝；抽血量1ml，抽血后立即轻轻颠倒混匀，注意切勿用力振摇，以免造成标本溶血。

[临床解读]

增高提示骨髓造血功能旺盛，见于各种增生性贫血（溶血性贫血、缺铁性贫血、巨幼细胞性贫血、急性失血性贫血）及经相应药物治疗有效时；急性溶血时可高达0.6～0.8；急性失血后5～10d网织红细胞达高峰，2周后恢复正常；恶性贫血或缺铁性贫血使用维生素B$_{12}$或供铁质后显著增多，表示有疗效。

减低提示骨髓造血功能低下，见于再生障碍性贫血，溶血性贫血再生危象时，典型再生障碍性贫血，网织红细胞计数常＜0.005。网织红细胞绝对值＜$15×10^9$/L，凡为再生障碍性贫血的诊断标准之一。

采用荧光染色激光流式细胞技术进行RET"分群"对肿瘤化疗有一定的指导意义。肿瘤患者在化疗进程中，当骨髓受抑制时，HFR+MFR减低先于WBC与PLT的数日减低；化疗间歇期骨镕造血功能恢复时，HFR+MFR和RET总数增高。

先于WBC和PLT；骨髓移植成功患者，HFR比例较WBC数提前3～5d恢复。

第二节 血型鉴定

1.ABO血型鉴定

血型物质的化学本质是指构成血型抗原的糖蛋白或糖脂，而血型的特异性主要取决于血型抗原糖链的组成，即血型抗原的决定簇在糖链上。ABO血型物质除存在于红细胞膜上外，还出现于唾液、胃液、精液等分泌液中。

母婴 ABO 血型不合可引起小儿视力障碍、癫痫、耳聋等后遗症，尤其是对新生儿而言，如果刚出生的婴儿与母亲的血型不合易造成溶血。表现为黄疸、贫血。

表 5 血型抗原与血浆中抗体的对应关系

血型	红细胞抗原	血浆中抗体
A	A	抗 B
B	B	抗 A
O	无 A 无 B	抗 A、抗 B
AB	A 和 B	无抗 A、无抗 B

表 6 父母血型与子女血型对应关系

婚配式	子女可能的血型	子女不可能的血型
A × A	A,O	B,AB
A × B	A,B,AB,O	
A × AB	A,AB,B	O
A × O	A,O	B,AB
B × B	B,O	A,AB
B × AB	B,AB,A	O
B × O	B,O	A,AB
AB × AB	A,B,AB	O
AB × O	A,B	AB,O
O × O	O	A,B,AB

2.Rh 血型鉴定

我国除几个少数民族外，Rh 阳性率在 99% 以上。Rh 阴性血是一种稀有血型，在汉族人口中，这种血型的人仅有千分之三，再分配到 A、B、O 等血型中，比例更是不到万分之一。Rh 阴性的人输入 RH 阳性的血液后（特别是多次输血）其血清中可以出现抗 Rh 抗体，若再输入 Rh 阳性血液，就可发生凝集，造成溶血性反应。另外，一般人血清中虽没有 Rh 抗体，但 Rh 阴性妇女若孕育 Rh 阳性胎儿，胎儿的红细胞一旦进入母体，也可刺激母体产生 Rh 抗体。即使第一次给母体输血，也可引起溶血反应。

（1）中国汉族人绝大多数为 Rh 阳性，由 Rh 血型不合引起的输血反应较 ABO 血型少。

（2）Rh 血型系统一般不存在天然抗体，故第一次输血时不会发现 Rh 血型不合。但 Rh 阴性的受血者接受了 Rh 阳性血液后，可产生免疫性抗 Rh 抗体，如再次输受 Rh 阳性血液时，即可发生溶血性输血反应。

（3）Rh 阴性母亲孕育胎儿为 Rh 阳性，如果胎儿红细胞上的因子由于某些原因进入母体血液，如胎盘剥落引起的流血，会使母体产生抗 Rh 抗体。抗 Rh 抗体经过胎盘进入胎儿循环，使胎儿的红细胞凝集、破坏，从而导致胎儿的严重贫血。

（4）Rh 阳性者可以接受 Rh 阴性者的血液，但 Rh 阴性者不能接受 Rh 阳性者血液。

第三节 尿液分析

尿液是由肾脏生成的。尿液的生成是一个复杂的过程，包括肾小球的滤过作用和肾小管、集合管的选择性重吸收与排泄作用，受机体神经、内分泌、血液成分、血液循环、肾功能等多方面的影响。正常情况下，尿液的成分比较恒定，主要是机体代谢产物和食物分解产物。以 24h 计算，水分占 95%～97%，固体成分仅占 3%～5%。病理情况下的尿液则极为复杂，除以上成分有所改变外尚可混入其他毒性物质、药物及其代谢产物以及某些病理性成分。因此，尿液是人体的重要体液，尿液检查可协助泌尿系及其他系统疾病的诊断与鉴别，可用于安全用药的监护、职业病的辅助诊断及健康评价。尿液常规检查一般包括尿液理学检查、尿液干化学分析和尿沉渣定量分析。

一、尿液理学检查

1.尿量（UV）

尿量是指 24h 的全部尿液。尿量多少主要取决于肾小球的滤过率和肾小管的重吸收率，受气候、出汗量、饮水量和食物的影响。

[参考值]

成人：1000～1500ml

儿童：500～1000ml

婴儿：100～150ml

新生儿：30～60ml

[临床解读]

多尿 24h 尿量 > 2.5L 称为多尿。在正常情况下，多尿可见于饮水过多或多饮浓茶、咖啡、精神紧张、失眠等。病理性多尿见于以下情况。

（1）内分泌系统疾病：如尿溺症、糖尿病、原发性醛固酮增多症等。尿崩症时，由于抗利尿激素分泌不足或肾小管上皮细胞对抗利尿激素的敏感度降低（肾源性尿崩症），从而使肾小管重吸收水分的能力降低，此种尿比重很低（常 < 1.010）。而糖尿病尿量增多为溶质性利尿现象，即原中含有大量葡萄糖和电解质、尿比重高，借此可与尿崩症区别。

（2）肾疾病：如慢性肾炎、慢性肾盂肾炎，急性肾衰竭少尿期后出现多尿、肾硬化、慢性肾小管功能不全及高血压肾病、失钾性肾病、高血钙性肾病等。

（3）神经系统疾病：如脊髓结核、进行性麻痹、脑肿瘤等。

（4）药物：如噻嗪类、甘露醇、山梨醇等药物治疗后。

少尿 24h 尿量 < 400ml 或每小时尿量持续 < 17ml 称为少尿。生理性少尿见于机体缺水或出汗过多时，在尚未出现脱水的临床症状和体征之前可首先出现尿量的减少。病理性少尿可见于以下情况。

（1）肾前性少尿：①各种原因引起的脱水，如严重腹泻、呕吐、大面积烧伤引起的血液浓缩；②大失血、休克，心功能不全等导致的血压下降、肾血流量减少或肾血管栓塞肾动脉狭窄引起的肾缺血；③重症肝病、低蛋白血症引起的全身水肿、有效血容量减低；④当严重创伤、感染等应激状态时，可因交感神经兴奋、肾上腺皮质激素和抗利尿激素分泌增加，使肾小管再吸收增强而引起少尿。

（2）肾性少尿：①急性肾小球肾炎、急性肾盂肾炎、急性肾小管坏死、急性间质性肾炎、高血压和糖尿病肾血管硬化，此种尿的特性是高渗量性尿；②各种慢性肾衰竭时，由于肾小球滤过率减低也出现少尿，但其特征是低渗量性少尿；③肾移植术后急性排异反应，也可导致肾小球滤过率下降引起少尿。

（3）肾后性少尿：单侧或双侧上尿路梗阻性疾病，尿液积聚在肾盂而不能排出，可见于尿路结石、损伤、肿瘤以及尿路先天畸形和机械性下尿路梗阻，如膀胱功能障碍、前列腺肥大症等。

无尿 24h 尿量＜100ml，或在 24h 内完全无尿者称为无尿。进一步排不出尿液，称为尿闭，其原因与少尿相同。

2.外观

尿液中因含有尿色素、尿胆原、尿胆素等物质而呈淡黄色，随着尿量的多少，其颜色深浅不一。

[临床解读]

（1）粉红色或红色尿凡肉眼可见的淡粉红色云雾状、洗肉水样，即尿中含有大量的红细胞。血尿的颜色可因尿中含红细胞的多少而呈淡红色或深红色。血尿多见于肾结核、肾肿瘤、肾结石、泌尿道结石、急性肾小球肾炎、肾盂肾炎、膀胱炎、过敏性紫癜、流行性出血热、肾挫伤等。女性患者在月经期留尿化验，经血易混入尿液内，造成假性"血尿"，故月经期间留尿化验是不可取的。某些药物，如多柔比星、利福平、苯妥英钠等可引起尿液呈红色，此时尿液一般是透明的。

（2）浓茶样或酱油色尿透明或轻度浑浊，多为血红蛋白尿，常见于蚕豆病、阵发性睡眠性血红蛋白尿、疟疾、急性溶血性贫血、输血反应等。

（3）黄色或深黄色尿透明或轻度混浊，从容器倒出时易挂于容器壁上，不易倒净，震荡后多有泡沫，为胆红素尿。多见于肝或胆道疾病；也见于服用维生素 B_{12} 及大黄、米帕林、维生素 B_2、山道年、呋喃唑酮、四环素等也能使尿呈黄色，应注意鉴别。

（4）乳白色尿如同牛奶一样呈乳白色，称为乳糜尿。多因淋巴管阻塞而引起。常见于丝虫病，也可由于结核、肿瘤、胸腹部创伤引起的肾周围淋巴循环障碍造成肾盂或输尿管破裂时，淋巴管阻塞而使乳糜液进入尿液。

（5）白色尿或浑浊尿液脓尿和菌尿时因尿内含有大量脓细胞或细菌炎性渗出物，新鲜尿液即成浑浊样或白色云雾样，加热或加酸其浑浊均不消失，此类尿多见于泌尿系感染、肾盂肾炎、膀胱炎等。某些特殊蔬菜和食物含有较多磷酸盐或碳酸盐时，特别在寒冷天气中，尿液可呈现白色浑浊或有沉淀现象出现，经过加热和加酸后浑浊及沉淀消失。

（6）黑色尿透明或微浑浊，可见于因先天性缺乏尿黑酸氧化酶所致的黑酸尿症、恶性肿瘤等。

（7）橘红色尿在黑色背影下能见到橘红色荧光，见于卟啉病、铅中毒、血液病等。某些食物染料也能使尿呈橘红色，应注意区别。

（8）蓝绿色尿液多见于服用亚甲蓝、吲哚美辛、氨苯蝶啶等药物后。

3.气味

正常尿液的气味来自肾脏不断产生的酯类和尿内含有的挥发酸，人的嗅觉不能分辨这些有机酸和酯类。

[临床解读]

氨臭味系尿液存放过久尿素分解所致，如新鲜尿液若有氨臭味提示有慢性膀胱炎并发尿潴留；烂苹果味见于糖尿病酮症酸中毒；恶臭味多见于晚膀胱癌及尿路炎症性疾病等；明显粪臭味可考虑膀胱—直肠瘘。某些药物可使尿液出现特殊的气味。

二、尿液的干化学分析

1.尿蛋白定性（U-PRO）

[参考值]干化学法：阴性。

尿蛋白；微量（±）；≥0.3g/L（十）；≥1.0g/L（2+）；≥3.0g/L（3+）。

[临床解读]

（1）干化学法只对尿中白蛋白敏感。阳性见于肾小球性蛋白尿。此方法的检查结果只能用作肾病筛查，怀疑有肾损害时，应进一步检查，以免漏诊。

（2）干化学法对肾小管性蛋白，球蛋白 IgG，IgM，IgA，C3 和 C4 补体，本周蛋白等不敏感。间质性肾炎、多发性骨髓瘤尿蛋白容易造成漏检。必须配合其他检查诊断。

[注意事项]

（1）pH 值增高，为强碱性尿 pH 值 > 8.5 可出现假阴性。如大量服用奎宁丁，复方磺胺甲噁唑，频繁的呕吐，以及输入大量碳酸氢钠等可使 pH 值增高。阳性结果应采用磺基水杨酸法进行复查验证。

（2）大剂量输注青霉素类抗生素（480IU 以上），5h 内留尿化验可出现假阴性。

2.尿亚硝酸盐测定（NIT）

[参考值]干化学法：阴性。

[临床解读]

（1）阳性结果通常说明有泌尿系统革兰阴性细菌感染，如由大肠埃希菌引起的肾盂肾炎，其阳性率占到总数的 2/3 以上，由大肠埃希菌引起的有症状或无症状的尿路感染、膀胱炎、菌尿症等。

（2）尿亚硝酸盐阴性并不表示没有细菌感染。

3.尿葡萄糖定性（GLU）

[参考值]干化学法：阴性。

[临床解读]

血糖增高性糖尿：

（1）饮食性糖尿：可因短时间接入大量糖类而引起。

（2）一过性糖尿：也称应激性糖尿。如颅脑外伤、脑血管意外、情绪激动等情况下，控制血糖中枢受到刺激，导致肾上腺素、胰高血糖素大量释放，因而出现暂时性高血糖和糖尿。

（3）内分泌性糖尿：糖尿病、甲状腺功能亢进、肢端肥大症、嗜铬细胞瘤、库欣综合征。

血糖正常性糖尿肾性糖尿为近曲小管对葡萄糖的重吸收功能低下所致。其中先天性者称为家族性肾性糖尿，后天获得性肾性糖尿可见于慢性肾炎、肾病综合征等。

其他糖尿尿中除葡萄糖外还可出现乳糖、半乳糖、果糖、戊糖等，除受进食种类不同影响外，也可能与遗传代谢紊乱有关。干化学试纸条为葡萄糖氧化酶法，只对尿中的葡萄糖敏感，无法检出乳糖、半乳糖、果核、戊糖等。

[注意事项]被外用消毒剂漂白粉、84 消毒液、洗消净、过氧化氢溶液、过氧乙酸等污染的收集尿标本的容器可能导致假阳性。服用大剂量维生素 C、酚磺二胺、安乃近等可能出现假阴性。

4.尿酮体（KET）

酮体是脂肪酸分解代谢的中间产物，包括丙酮、乙酰乙酸、β-羟丁酸，后者虽然不是酮体，但常与前两者伴随出现，统称为酮体。正常人尿中酮体含量极少，一般定性试验为阴性，当某种原因造成肝内酮体的产生超过肝外组织的利用时，血中酮体增加，从尿中排出产生酮尿。

[参考值]干化学法：阴性。

[临床解读]

（1）糖尿病酮症酸中毒由于糖利用减少，分解脂肪产生酮体增加而引起酮症。但应注意糖尿病酮症者肾功能严重损伤而肾阈值增高时，尿酮体亦可减少，甚至完全消失。

（2）非糖尿病性酮症者如感染性疾病（如肺炎、伤寒、败血症、结核等发热期）、严重腹泻、呕吐、饥饿、禁食过久、全身麻醉后等均可出现酮尿，此种情况相当常见。

（3）中毒如氯仿、乙醚麻醉后碱中毒等。

（4）服用双胍类降糖药二甲双胍（降糖片）、苯乙双胍（降糖灵）等，由于药物有抑制细胞呼吸的作用，可出现血糖已降，但酮尿乃至阳性的现象。苯乙双胍有导致乳酸酸中毒的危险，在欧美国家已被淘汰或禁止使用。

5.尿胆红素（BIL）

[参考值]干化学法：阴性。

[临床解读]各种原因所致的肝细胞性及阻塞性黄疸会出现阳性。

6.尿胆原测定（URO）

[参考值]干化学法：≤3.2μmol/L为阴性或弱阳性。

[临床解读]尿胆原增加则多见于溶血性黄疸和肝实质性（肝细胞性）黄疸。

7.尿pH值测定（pH值）

[参考值]干化学法：晨尿5.5~6.5，随意尿pH值4.6~8.0。

[临床解读]

（1）尿pH值降低酸中毒、发热、慢性肾小球肾炎、痛风、糖尿病酸中毒等排酸增加，尿多呈酸性。低钾血症性碱中毒时，由于肾小管分泌H+增加，尿酸性增强。

（2）尿pH值升高碱中毒、换气过度及丢失二氧化碳过多的呼吸性碱中毒。频繁呕吐丢失胃酸、服用重碳酸盐、尿路感染、尿液常呈碱性。高钾性酸中毒时排K增加，肾小管分泌H^+减少，可呈碱性尿；肾小管性酸中毒时，因肾小管形成H^+、排出H^+及H^+与Na^+交换能力下降，尽管体内为明显酸中毒，但尿pH值呈相对偏碱性。

8.尿比重（SG）

比重又称比密、相对密度，是尿液与同体积纯水的重量之比。尿比重的高低主要取决于肾脏的浓缩功能，它与尿内所含盐类及有机物质的含量成正比，与尿量成反比，显然比重受饮水和排汗量的影响。

[参考值]晨尿1.015~1.025；随机尿1.003~1.030。

[临床解读]常用干化学法，折射仪法准确可靠。

（1）尿比重增高见于高热、脱水、大量排汗，心功能不全、周围循环衰竭尿少时；也可见于糖尿病、急性肾小球肾炎、肾病综合征。

（2）尿比重降低尿比重＜1.015。尿比重减低对临床诊断更有价值。经常排出比重近于1.010的尿液称为等渗尿，主要见于慢性肾小球炎、肾小管间质疾病、尿崩症等导致远端肾单位浓缩功能严重障碍的疾病。

9.尿维生素C测定（VTC）

[参考值]干化学法：阴性。

[临床解读]维生素C作为强还原剂，可干扰多项尿液指标结果的准确性。尿维生素C增高，可使尿潜血（红细胞）、葡萄糖、胆红素和亚硝酸盐的检测结果出现假阴性；可使尿酮体（乙酰乙酸）检测出现假

阳性，但一般为（±）—（＋），不超过（＋）。如出现以上情况，应停用维生素C，24h后留尿重检。

10.尿白细胞定性测定（WBC）

[参考值]干化学法：阴性。

[临床解读]尿液干化学白细胞检查只是一个筛选试验，尿常规必须进行显微镜检查，尿白细胞应该以显微镜检查为准，以免漏诊。

（1）干化学法试纸条白细胞检测采用中性粒细胞酯酶法，只对中性粒细胞敏感，不与淋巴细胞反应。当尿路急性细菌感染有中性白细胞时会产生阳性。

（2）慢性泌尿系感染、泌尿系结核、肾移植患者发生排异反应等，尿中以淋巴细胞为主，会出现阴性结果，容易漏诊。

（3）尿液中含有大剂量头孢类抗生素、庆大霉素等药物或尿蛋白＞5g/L时，可出现假阴性。

（4）尿液被甲醛污染或使用某些药物，如呋喃妥因（呋喃坦啶）可产生假阳性。

11.尿潜血试验（BLD）

尿液干化学分析仪检测的尿BLD乃是指尿液中红细胞或/和红细胞变形裂解后溢出的血红蛋白。

[参考值]干化学法；阴性。

[临床解读]尿潜血阳性不等于血尿。必须结合显微镜检查红细胞诊断。

（1）阳性指尿液中有红细胞，多见于肾及泌尿系结石、肿瘤、外伤、重症肾小球疾病、肾盂肾炎、膀胱炎、肾结核、多囊肾等，也可见于血友病、血小板减少性紫癜。

（2）血红蛋白尿可出现尿潜血阳性。①蚕豆病，阵发性睡眠性血红蛋白尿；②毒蛇咬伤，重症烧伤；③血型不合的输血反应等。

（3）肌红蛋白尿可出现尿潜血阳性。外伤如挤压伤、电击伤、肌肉萎缩、皮肌炎、多发性肌炎、缺血、动脉阻塞、心肌梗死等。阵发性肌红蛋白尿（疼痛性痉挛、抽风、过度运动后）产生假阳性结果。

（4）泌尿系感染、留置过久腐坏的尿液，由于细菌代谢产物可与试纸发生反应，出现假阳性结果。

（5）被漂白剂、84消毒液、过氧化氢溶液污染过的留尿容器，使用普鲁卡因、碘造影剂均可产生假阳性结果。

三、尿沉渣定量分析

尿沉渣是尿液离心后的有形成分，生理或病理的尿沉渣中主要有细胞、管型、结晶、细菌和寄生虫，尿沉渣与尿液一般性状检查和干化学分析互为补充和参照，是尿液干化学分析不能替代的重要项目。现多用全自动尿沉渣分析仪检测。

（一）红细胞

[参考值]男：0～5个/μL。

女：0～15个/μL。

[临床解读]

若男＞5个/μL女＞15个/μL为镜下血尿。肉眼见到呈不同程度红色浑浊如洗肉水样或有血凝块，称肉眼血尿。此时，每1L尿中含血量在1ml以上。

尿红细胞形态检查是在做尿常规检查的基础上，进一步对尿中红细胞形态进行分型。尿红细胞形态检查分 3 种类型；多形性（指变形红细胞占 80% 以上）、均一性（指正常形态红细胞占 80% 以上）、混合性（指正常、异常形态红细胞各占 50%）。

（1）肾小球性血尿（多形性血尿）：多见于急、慢性肾小球肾炎、肾病综合征、隐匿性肾炎、间质性肾炎、紫癜性肾炎、狼疮性肾炎等。说明肾有实质性病变，变形红细胞占 80% 以上，尿液中异形红细胞常见的形态有大红细胞、小红细胞、棘形红细胞、环形红细胞（面包圈红细胞）、新月形红细胞、颗粒形红细胞、皱缩红细胞。高渗尿中多见皱缩红细胞，低渗尿中多见影红细胞。

（2）非肾小球性血尿（均一性血尿）：由肾以外泌尿系统出血而引起，指正常形态红细胞占 80% 以上，主要见于泌尿系结石、肿瘤、前列腺增生并出血、肾挫伤、肾盂肾炎、急性膀胱炎、肾结核、血友病等。

（3）混合性血尿是肾脏损害程度较轻，肾小球和非肾小球双重病理学变化所引起，提示这种出血不是起源于一个部位，有肾小球性，也可能伴有下尿道出血。引起混合性血尿的疾病不多，以 IgA 肾病居首位。多见于 IgA 肾病、过敏性紫癜、肾结石、肾病综合征、凝血性疾病合并肾损害、泌尿系肿瘤、肾损害并发尿路感染等。

（二）白细胞

[参考值]男：0 ~ 10 个/μL。

女：0 ~ 25 个/μL。

[临床解读]

（1）泌尿系统有炎症时均可见尿中白细胞增多，尤其在细菌感染时为甚、如急、慢性肾盂肾炎及膀胱炎、尿道炎、前列腺炎等。

（2）慢性泌尿系感染、泌尿系结核、肾移植患者发生排异反应等，尿中以淋巴细胞为主。

（3）尿液白细胞中单核细胞增多，可见于药物性急性间质性肾炎及新月形肾小球肾炎，急性肾小管坏死时单核细胞减少或消失。

（4）尿中出现多量嗜酸性粒细胞时称为嗜酸性粒细胞尿，可见于某些急性间质性肾炎患者，药物致变态反应等。泌尿系统其他部位的非特异性炎症时，也可出现嗜酸性粒细胞尿。

（5）女性阴道炎或宫颈炎、附件炎时可因分泌物进入尿中见白细胞增多，常伴有大量扁平上皮细胞。

（三）上皮细胞

尿液由肾脏生成，经尿道排出的整个过程中，难免混入泌尿系统各部分的少量上皮细胞，一般无临床意义，但是肾小管上皮细胞（或称肾细胞，过去亦称小圆上皮细胞）和移行上皮细胞常与某些疾病相关。

[参考值]男：0 ~ 6 个/μL。

女：0 ~ 20 个/μL。

[临床解读]

正常人尿中可见少量鳞状上皮细胞和移行上皮细胞。在膀胱尿道炎、肾盂肾炎时可见较多的移行上皮细胞，并伴有较多的白细胞。在急进性肾小球肾炎、肾小管损伤、急性肾小管坏死、肾移植术排异反应时可见肾小管上皮细胞（小圆上皮）。若见到此种细胞，则是诊断肾小管病变的有力依据。

（四）管型

正常人尿中无管型或偶见透明管型，肾病变时，尿中管型增多，但如尿放置过久或尿液为碱性，管型易破坏。当尿量过多或比重低时，不易产生管型，尿中氯化物少，透明管型很快消失。

（1）透明管型正常人偶见，激烈运动、重体力劳动、麻醉、高热、肾动脉硬化、急性肾炎、急性肾盂肾炎、恶性高血压、充血性心力衰竭、慢性肾病、间质性肾炎等可致透明管型增多。

（2）上皮细胞管型见于急性肾小管坏死、器质性肾炎、急性肾盂肾炎、肾病综合征、慢性肾炎晚期、肾淀粉样变、子痫、肾移植术后排异反应、化学物质和重金属汞中毒、镉中毒等。

（3）红细胞管型见于急性肾炎、慢性肾炎急性发作、急性肾小管坏死、肾移植急性排异反应、肾梗死、系统性红斑狼疮（sLE）等。血液管型或血色素管型是红细胞管型内红细胞崩解破坏后形成的。

（4）白细胞管型见于急性肾盂肾炎、间质性肾炎、肾病综合征、SLE等。

（5）颗粒管型提示肾有实质性病变，分粗颗粒管型（初期）和细颗粒管型（由粗颗粒管型进一步退化而成）。颗粒管型见于各种肾小球疾病、急性肾盂肾炎、肾移植术后、急性排异反应、病毒性疾病、肾小管中毒。粗颗粒管型多见于肾药物中毒。细颗粒管型多见于慢性肾炎、狼疮肾炎、正常人剧烈运动后。

（6）脂肪管型多见于肾病综合征、中毒性肾病、慢性肾炎急性发作。

（7）蜡样管型提示肾小管有严重病变，预后差。见于慢性肾衰竭、慢性肾炎晚期、肾淀粉样变、肾小管炎症和变性、肾移植术后急性或慢性排异反应。

（五）真菌

正常尿液无真菌。查到真菌多因长期使用广谱抗生素、免疫抑制药、抗癌药物、器官移植以及患有重症消耗性疾病的患者。

（六）尿结晶体

尿中盐类结晶析出取决于该盐类在尿中饱和度、尿 pH 值、温度、胶体物质浓度等因素。

1.在酸性尿中易产生的结晶

（1）尿酸结晶：单纯出现无临床意义，伴红细胞出现可能存在尿路结石或尿酸代谢障碍，如痛风、高嘌呤饮食、白血病、淋巴瘤真性红细胞增多症、白血病化疗之后。

（2）草酸钙结晶：偶见于正常人，无临床意义。如量多伴尿路刺激症状或肾绞痛和血尿，可能存在尿路结石。

（3）胱氨酸结晶：见于胱氨酸贮积病，尿中长期过多胱氨酸可形成尿路结石。其他风湿病、肝病也可能见到胱氨酸结晶。

（4）磺胺药物也可形成结晶。目前允许使用的磺胺药物不易产生结晶，但磺胺嘧啶、磺胺甲噁唑在酸性尿中易产生结晶。如尿中大量出现并伴红细胞，可引起尿路结石与尿闭，应立即停药，碱化尿液，大量饮水。

（5）胆红素结晶：见于阻塞性黄疸、急性重型肝炎、肝硬化、肝癌、急性磷中毒等。

（6）胆固醇结晶常见于乳糜尿、肾淀粉样变或脂肪变性、肾盂肾炎、膀胱炎、脓尿，泌尿生殖道肿瘤也可见到。

2.在碱性尿中易产生的结晶

（1）磷酸盐结晶：常见于膀胱尿潴留、下肢麻痹、慢性膀胱炎、前列腺肥大、慢性肾盂肾炎等，经常出现，有可能形成结石。

（2）尿酸铵结晶；见于膀胱细菌感染或尿液腐败分解。

四、尿液妊娠实验（HCG）

[参考值]非妊娠妇女尿液 HCG 为阴性

妊娠妇女的胎盘绒毛膜可产生大量绒毛膜促性腺激素（HCG）释放入血，使血液中 HCG 浓度升高。因 HCG 分子量仅为 5 万 dal，能通过肾小球滤膜排于尿中，故可通过 HCG 的检测以判断妊娠与否。灵敏度高的免疫检测法又称为早早孕试验。

1.早期妊娠诊断

早早孕试验在末次月经历 22～30d 即可查出，有利于早期确诊正常妊娠，对非计划妊娠进行处理。

2.异位妊娠与急腹症的鉴别

约 60％的宫外孕者尿 HCG 检测为阳性或弱阳性反应，而其他急腹症时呈阴性。

3.流产的诊断

过期流产、不完全流产或分娩后子宫内尚有胎盘组织残存，妊娠试验可持续阳性。完全流产或死胎时，HCG 定性逐渐减弱，半个月左右转为阴性，故本试验又可作为保胎或流产的参考依据。

4.滋养层细胞肿瘤的辅助诊断

恶性葡萄胎、绒毛膜上皮癌、畸胎瘤及男性睾丸畸胎瘤、睾丸间质细胞瘤等肿瘤时，本试验可呈强阳性，尿中 HCG 含量明显增高。绒癌时 HCG 分泌量与癌瘤体积成正比，如手术后 HCG 不消失，说明可能有残留癌组织，在治疗过程中 HCG 由阴性转为阳性，提示肿瘤复发。

5.其他

脑垂体疾病、甲状腺功能亢进症、卵巢囊肿、子宫内膜增生、子宫颈癌等尿 HCG 检测偶可为弱阳性。

五、尿淀粉酶（U-AMY）

[参考值] ＜640IU/L（酶速率法）。

[临床解读]

1.增高

常见于急性胰腺炎（增高较血清淀粉酶晚，持续时间长）、胰管阻塞、胰腺癌、胰腺损伤、胆总管结石阻塞、急性胆囊炎、胃或十二指肠溃疡穿孔、小肠梗阻、流行性腮腺炎等。

2.尿淀粉酶减低

见于肝硬化。

3.巨淀粉酶血症

巨淀粉酶血症时，尿淀粉酶正常，但血淀粉酶明显升高。

六、尿白蛋白（U-ALb）

尿微量白蛋白的检测主要用于早期发现肾脏损伤，可分为糖尿病、肾病和其他原发性及继发性肾病、镉中毒等肾脏疾病的早期发现、诊断或疗效观察提供参考依据。

七、尿 β2-微球蛋白（U-β2M）

[参考值] < 0.2μg/ml。

[临床解读]

尿 β2-微球蛋白增高见于先天性近曲肾小管功能缺陷、后天性近曲肾小管功能受损、肾移植发生排斥反应、血液 β2-微球蛋白高于正常 3 倍以上时。

第四节 粪便检验

正常粪便主要由食物残渣、水分及肠道细菌组成。粪便中还含有胃、肠、肝的分泌物和肠内分解产物及少量盐类结晶。当机体消化功能障碍、肠胃及肠道相连的器官发生病变时，皆可引起粪便的变化。因此，粪便检查对了解胃、肠、肝、胆、胰等器官的功能及消化道情况均有很大的帮助。如胃肠道吸收功能障碍、肠道急慢性炎症、寄生虫病及消化道出血时均可通过粪便检查为临床提供诊断依据。

正常成人粪便为黄色成形便，婴儿为浅黄色或金黄色便，可呈糊状；粪便中有大量正常菌群，球菌和杆菌比例约为 1：1，白细胞、上皮细胞偶见，有少量植物细胞、淀粉颗粒、肌肉纤维等，受饮食影响，有少量磷酸盐、草酸钙、碳酸钙等结晶，无红细胞、巨噬细胞、霉菌及寄生虫。

一、理学检查

（一）粪颜色与性状

（1）鲜血粪直肠息肉、直肠癌、肛裂及痔疮等。痔疮常在排便之后鲜血滴落，而其他疾患则鲜血附于粪表面。

（2）水样粪消化不良或肠滴虫可致水样腹泻。

（3）米泔样粪白色淘米水样，见于霍乱、副霍乱患者。

（4）柏油样粪由于上消化道或小肠出血并在肠内停留时间较长，因红细胞破坏后血红蛋白在肠道内与硫化物结合形成硫化亚铁，故粪呈黑色；又由于硫化亚铁刺激肠黏膜分泌较多的黏液，而使粪黑而发亮，故称为柏油样类。

（5）白陶土色粪各种原因导致的胆道阻塞时。

（6）粥样或水样稀粪见于非感染性和感染性腹泻（急性胃肠炎、食物中毒、伪膜性肠炎等）。

（7）黏液性或脓血粪见于痢疾、溃疡性结肠炎、大肠炎、小肠炎、结肠癌、直肠癌等。

（8）细条状粪细条状粪或扁片状粪见于直肠癌等所致直肠狭窄。

（9）婴儿凝乳块粪婴儿粪出现黄白色凝乳块，亦可见蛋花汤样粪，见于婴儿消化不良、病毒性肠炎和致病性大肠埃希菌性肠炎。

（10）婴儿豆腐渣样粪常见于真菌引起的肠炎。

（11）果酱色粪见于急性阿米巴痢疾，以血为主，血中带脓，呈暗红色稀果酱样。

（二）寄生虫体

肉眼可见蛔虫、蛲虫及绦虫等较大虫体或片段。

（三）结石

粪中可见到胆石、胰石、胃结石、肠结石等，最常见是胆石，见于排石药或碎石术后。

二、细胞学显微镜检查

[参考值]红细胞：0 个/HP；白细胞：0 个或偶见/HP。

[临床意义]

（1）红细胞肠道下段炎症成出血、痔疮、阿米巴痢疾、细菌性痢疾、溃疡性结肠炎、结肠癌等疾患的粪中可见到红细胞。如阿米巴痢疾时粪中红细胞多于白细胞，成堆出现，并有破坏现象。细菌性痢疾粪则以白细胞为主，红细胞常呈散在。

（2）白细胞当肠道有炎症时白细胞增多，小肠炎症时白细胞数量不多，均匀混合于粪内。结肠炎症如菌痢时，白细胞大量出现，甚至满视野，并可见到退化的白细胞，还可见到边缘已不完整或已破碎、核不清楚、成堆的脓细胞。过敏性肠炎、肠道寄生虫病（如阿米巴痢疾或钩虫病）时粪中有时还伴有夏科–雷登结晶，如用瑞氏染液染色可见到嗜酸性粒细胞。

（3）巨噬细胞见于急性细菌性痢疾和溃疡性结肠炎。

（4）其他大量淀粉颗粒见于消化不良，大量脂肪表示脂肪消化不良，大量肌肉纤维见于蛋白质消化不良。

三、隐血（OB）实验

[参考值]阴性（单克隆抗体法）

上消化道少量出血时，红细胞被消化而分解破坏，肉眼或显微镜下均不能证明的出血称为隐血。通过化学方法检查隐血，称为隐血试验。消化道任何部位出血，每日出血量超过 5ml，隐血试验即可为阳性，而明显的便血，则无须做隐血试验。

[临床解读]

（1）阳性常见于消化系统疾病：如消化道性溃疡、急性胃黏膜损害（阿司匹林、吲哚美辛、糖皮质激素等药物性损害及酒精刺激最常见）、肠结核、克罗恩病、溃疡性结肠炎、钩虫病、各种紫癜病、血友病、消化道恶性肿瘤（如胃癌、结肠癌等）。

（2）用于消化道恶性肿瘤与消化性溃疡的鉴别：前者隐血试验多持续阳性，后者多因服药后缓解为间断阳性。隐血试验持续阳性可作为老年人消化道肿瘤普查的初筛试验。

（3）用于出血是否停止的判断一次出血后，若每日排便 1 次，2~3d 粪便色泽恢复正常，但隐血试验阳性可持续 3~5d，故临床判断出血完全停止，以隐血试验阴性为最可靠指标。

粪胆汁色素检查：

[参考值]粪胆红素：阴性；粪胆原：阳性；粪胆素：阳性。

正常人胆汁中的胆红素在回肠末端和结肠被细菌分解还原为粪（尿）胆原，粪胆原除部分被肠道重吸收进入肠肝循环外，大部分在结肠被氧化为粪（尿）胆素，使粪便呈棕黄色。本试验主要用于鉴别黄疸的种类及病情观察。

[临床解读]

婴儿正常菌群尚未建立时，粪胆红素可呈阳性。

（1）粪胆红素阳性：大量应用抗生素后及严重腹泻时。

（2）粪胆原及粪胆素增多，常见于溶血性疾病，如溶血性黄疸等。

（3）粪胆原和粪胆素同时减少提示胆汁分泌功能减退或胆道部分阻塞；两者阴性主要见于肿瘤或结石完全阻塞胆总管时，此时粪便呈白陶土色，而病情好转或恢复正常时又转为阳性。

四、粪脂肪定量检查

粪便中总脂肪量超过 6g，称为脂肪泻。

[临床解读]

引起脂肪泻的疾病有胰腺疾病，如慢性胰腺炎、胰腺癌、胰性纤维囊性病等；肝胆疾病，如梗阻性黄疸胆汁分泌不足；小肠病变，如乳糜泻、Whipple's病、蛋白丧失性肠病等。

第五节 精液及前列腺液检查

精液分析是评价男性生育能力的重要依据。精液主要是由精子和精浆组成的混合液体。精子是在脑垂体前叶分泌的促性腺激素刺激下、由睾丸曲细精管内精原细胞分化发育而成曲。精浆是精囊液、前列腺液、尿道球腺液及尿道旁腺液等多种腺体组织分泌的混合液体。精囊液中含有果糖和凝固酶：果糖为精子代谢提供营养、供给能量、维持精子活动，其含量可反映精囊的功能；凝固酶可维持精液的黏稠度，防止射入阴道的精液外溢；前列腺液为乳白色液体，含有高浓度的酸性磷酸酶和纤溶酶，可使精液在短时间内液化，有利于精子运动，尿道腺液是一种清晰淡灰白色的液体，量少，起润滑作用。由于精液的成分复杂，因此睾丸、输精管道及附属性腺的结构和功能发生损害或病变时，如精索静脉曲张、输精管阻塞、先天性发育不全、生殖系统炎症、结核、淋病等，均可引起精液质和量的下降，导致不育症。

一、精液常规检查

1.精液量的检查

一次精液的排出量与禁欲时间有关。一定量的精液不仅提供足够量的精子，还可中和阴道的酸性分泌物，以维持精子的生命力。

[参考值]2～5ml 测量法。

[临床解读]

（1）精液量过少，且精液量少于 1ml 者为不正常，说明精囊或前列腺有病变；若精液量减至数滴，甚至排不出，称为无精液症，见于生殖系统的特异性感染，如结核、淋病和非特异性炎症等。

（2）精液量过多（一次超过 8ml）：精液量过多是由于雄性激素分泌过多所致，可引起精子被稀释而相对减少，有碍生育。

2.精液颜色检查

[参考值]灰白或乳白色，久未射精者可呈浅黄色（目视观察法）。

[临床解读]

（1）黄色或棕色脓样精液：见于精囊、附睾或前列腺炎等。

（2）鲜红色或暗红色血性精液：见于精囊炎、前列腺炎、生殖系统结核、前列腺癌等。

3.精液黏稠和液化检查

正常人刚排出的精液具有高度黏稠性，由于纤溶酶的作用，短时间内可自行液化。精液液化时间是指精液由黏稠的胶冻状态转变成流动状液体的时间。室温 60 分钟不液化应视为异常，24h 不液化是不育的原因之一。

[参考值]黏稠胶冻状，30min 内自行液化（目视观察法）。

[临床解读]

（1）精液黏稠度低，似米汤样。可因精子量减少所致，见于生殖系统炎症、输精管缺陷或先天性精囊缺如等。

（2）液化时间过长或不液化，可抑制精子活动而影响生育，常见于前列腺炎症等。

4.精液酸碱度（pH 值）检查

精子必须在碱性环境中才能生存，碱性精液尚可中和酸性阴道分泌物，有利于精子运动。正常人精液中精囊液与前列腺液的比例为 2：1，精囊液呈碱性，前列腺液偏酸，因而精液 pH 值偏碱。一旦 pH 值偏酸，精子的活动力和活动率将明显下降。当 pH 值 < 6.0 时，精子基本上停止运动；pH 值恢复至中性以后，精子活力也恢复，当 pH 值达到 8.0 时，精子活力明显增强，而 pH 值 > 9.0 时，精子活力再度下降。

[参考值]7.2 ~ 8.0（精密 pH 试纸法）

[临床解读]

（1）精液 pH 值 < 7.0，多见于少精或无精症，常反映输精管道阻塞、先天性精囊缺如或附睾病变等。

（2）精液 pH 值 > 8.0，常见于急性感染，如精囊炎、前列腺炎等。

5.精子活动率检查

精子活动率是以活动精子的百分率表示，而不考虑其活功能力的大小。精子活动率 = 活动精子数/精子总数 × 100%。

[参考值]精子排除 30 ~ 60min 内应在 70%以上。

[临床解读]

精子活动率为 0 时诊断为死精子。40%以上的精子活动不佳时，受孕机会会减少，常为男性不育的原因之一。精子活动率降低多见于精索静脉曲张、前列腺炎、附睾炎及生殖系统的非特异性感染。

6.精子活动力检测

精子活动力是指精子的活动状态与活动质量。

[参考值]射精后 30 ~ 60min Ⅲ级 + Ⅳ级精子 > 0.50。

[临床解读]

目前多使用 5 级标准报告。

0级：死精子，精子无活动能力，加温到 37℃后仍不活动。

Ⅱ级：活动力弱，精子运动迟缓，原地打转、摆动或抖动。

Ⅲ级：活动一般，慢速运动，方向不定。

Ⅳ级：快速直线运动，活动力良好。

0级和Ⅱ级精子在0.40（40%）以上是导致不育的重要原因之一，常见于精索静脉曲张、泌尿生殖系的非特异性感染，如大肠杆菌感染，某些代谢药、抗疟药，雌激素、氧化氮芥等也可使精子活动力下降。

7.精子计数

精子计数即精子密度或浓度，指单位体积精液中精子的数目。精子密度致孕的低限为$20 \times 10^9/L$，小于此值为精子数量减少，难以受孕。一次排精的精子总数 = 精子密度×精液量。

[参考值]（$50 \sim 150$）$\times 10^9/L$ 或一次排精总数为（$4 \sim 6$）$\times 10^8$。

[临床解读]

老年人从50岁开始精子数减少以至逐步消失。

（1）病理性减少：精子计数小于$20 \times 10^9/L$或一次排精总数小于1×10^8为不正常，见于精索静脉曲张、睾丸损伤、睾丸结核、淋病、腮腺炎并发睾丸炎、肾上腺功能异常的内分泌疾病、铅等有害工业污染、大剂量放射线及某些药物的影响。

（2）无精症：精液多次未查到精子为无精症，主要见于睾丸生精功能低下、先天性输精管、精囊缺陷或输精管阻塞。输精管结扎术后2个月后精液中无精子，否则说明手术失败。

（3）多精子症：精子密度超过$2.0 \times 10^{11}/L$称为多精子症，可见2%~3%的病例，这是一种少见的病理生理现象，但不是男性不育的根源。

8.精子形态检查

精子形态检查可了解正常精子与生理及病理范围内的变异精子所占的比例，是反映男性生育能力的重要指标之一。不成熟精子进入精液、静脉回流不畅造成阴囊内温度过高、睾丸组织缺氧或血液中的毒性代谢产物逆流至睾丸等因素，均有损于精子。常见的异常精子有大圆头、小圆头、双头、无头、混合畸形、双体、分枝、体部肿大、体部缺如、双尾、卷曲尾、短尾及无尾等。

[参考值]畸形精子：<15%；凝集精子<10%；未成熟精细胞：<1%。

[临床解读]

（1）畸形精子增多主要见于精索静脉曲张、感染、外伤、生殖系统的非特异性感染、接触铅等污染物、长期应用激素、接受大剂量放射线治疗及长期酗酒等。

（2）精液中凝集精子增多，提示生殖道感染或免疫功能异常。

（3）睾丸曲细精管生精功能受到药物或其他因素影响或伤害时，精液中可出现较多病理性未成熟精细胞。

9.精液细胞检查

[参考值]白细胞（WBC）：<5个/HP；红细胞（RBC）：0~1个/HP；

生精细胞和上皮细胞少见。

[临床解读]

（1）白细胞增多，常见于精囊炎、附睾炎、前列腺炎及结核等。

（2）红细胞增多，常见于急性前列腺炎、精囊结核、精囊炎、睾丸间质细胞瘤及前列腺癌等。

（3）精液中查到癌细胞，对生殖系肿瘤有诊断意义。

10.精子运动速率

精子运动包括精子的运动活力和运动力式。精子的运动活力主要反映在精子头（体）部，运动方式主要表现在精子鞭毛的摆动形式。

[参考值]正常精子运动速度 > 30μm/s；纤毛运动速度 1～7mm/min；

鞭毛活动频率 14～16 次/s（32℃），在宫颈中的运动速度 0.2～3.1mm/min。

[临床解读]

精子的活动力与年龄有关，男性 40 岁以后便明显降低。精子的活动力与受孕有密切关系，因为在精子与卵子结合时。精子要经过一段漫长的路程，没有充满生命力的精子不能到达。精液的环境是精子运动的条件，在精液不能液化，黏稠度太大或精子被凝集抗体所凝集等情况时。精子便不能正常运动。精子运动速率减低可影响受孕，常见于精索静脉曲张、泌尿生殖系统的非特异性感染等。

11.精子活动持续时间

[参考值]正常精子活动（37℃）持续时间应在 4～8h，在阴道中活动精子存活时间为 12h，在宫颈中活动精子存活时间为 2～8d，在子宫和输卵管中活动精子存活时间为 2～2.5d。

[临床解读]

精子活动持续时间与女性阴道、宫颈、子宫和输卵管的环境正常与否有关，环境异常（如炎症等），便可影响存活时间，精子存活时间过短是男性不育的原因之一。

12.男性生育能力指数测定

精液检查的指标很多，在判断男性生育能力时，一般将精液量、活动精子百分率、精于活力、精于密度作为主要指标。了解男性是否有生育能力或生育力的强弱，应综合分析各项指标做出判断

[参考值]生育能力指数 > 1。

[临床解读]

（1）生育指数为 0，表明完全无生育能力。

（2）生育指数为 0～1 之间，表明有不同程度的生育障碍。

二、前列腺液检查

前列腺液是由前列腺分泌的较黏稠、不透明的乳白色液体，是精液的组成部分。前列腺液内含蛋白质、糖类、柠檬酸、维生素 C、天机盐、酸性磷酸酶、纤溶酶及少量细胞成分。前列腺液检查主要用于协助诊断前列腺炎、结核、结石及肿瘤等疾病。

（一）前列腺液理学检查

[参考值]前列腺液位淡乳白色稀薄液体（目视观察法），数滴至 1ml（测量法）。

[临床解读]

1.颜色

（1）浅黄色或灰黄色前列腺液见于急慢性前列腺炎、精囊炎等。

（2）红色血性标本见于前列腺结、结石及前列腺癌等。

2.前列腺液量

前列腺炎时排泄量增加。

（二）前列腺液常规检查

正常前列腺液中卵磷脂小体多量，均匀分布满视野，淀粉样体在老年人易见到；白细胞 < 5 个/HP 红细胞偶见，上皮细胞少量，前列腺液颗粒细胞偶见，无细菌及其他病理成分。

[临床解读]

1.卵磷脂小体

卵磷脂小体多量，均匀分布满视野（直接涂片镜检法）。

前列腺炎时，卵磷脂小体常减少或消失，且分布不均匀或成堆。

2.淀粉样体

老年人易见到（直接涂片镜检法），老年人较多，一般认为与疾病无明显关系。

3.细胞

白细胞：< 5 个/HP；红细胞偶见；上皮细胞少量；前列腺液颗粒细胞偶见；癌细胞无（直接涂片镜检法）。

（1）白细胞明显增多常伴有卵磷脂小体不同程度的减少，多见于前列腺炎。

（2）红细胞增多见于急性前列腺炎、精囊炎、前列腺结核、结石及前列腺癌等。

（3）前列腺颗粒细胞增多可见于前列腺炎，常与大量脓细胞同时出现。老年人前列腺液中颗粒细胞增多。

（4）上皮细胞增多见于前列腺病变。

（5）在前列腺液中查到癌细胞，对前列腺癌有诊断价值。

（6）检出精子和生精细胞多出于前列腺按摩过重引起；校出大量碳酸钙–胆固醇结晶或磷酸–精胺结晶可见于前列腺结石。

4.细菌

前列腺液中无细菌（Gram 染色镜检法）。

前列腺脓肿时，其分泌物浓厚且常带黏丝，并可找到细菌，常见致病菌有大肠杆菌、葡萄球菌和链球菌等；结核分枝杆菌多见于前列腺结核。

5.滴虫

前列腺液中无滴虫（Gram 染色镜检法）。见于滴虫引起的前列腺炎，较少见。

第六节 阴道分泌物检验

阴道分泌物俗称白带，是女性生殖道分泌的液体，主要由阴道分泌，并伴有子宫内膜、卵巢、子宫颈管、前庭大腺等分泌的液体，总称为阴道分泌物。正常女性自青春期后，阴道分泌物呈酸性，pH 值维持在 4.0 ~ 4.5 之间，阴道杆菌及鳞状上皮细胞较多，白细胞和其他杂菌较少，这是阴道自净作用形成的防御功能。在某些病理因素的作用下，阴道的自净作用受到破坏，病原菌可趁机而入，导致阴道炎等疾病。幼女及绝经后妇女，因雌激素分泌不足，阴道上皮细胞菲薄，细胞内不含糖原，阴道内亦无阴道杆菌存在或阴道杆菌明显减少，pH值可高达7.0左右，故阴道抵抗力降低，比青春期及生育期妇女更易受细菌感染。

阴道分泌物的检查主要包括阴道清洁度判断、细菌、霉菌、阴道毛滴虫检查以及性传播疾病的病原体检查等。

一、阴道清洁度

[参考值]显微镜法：Ⅰ~Ⅱ度。

[临床解读]

表7 阴道清洁度分级及其临床意义

清洁度	所见成分	pH值	临床意义
Ⅰ	大量阴道杆菌和上皮细胞，无杂菌和白细胞	4.0 ~ 4.5	正常
Ⅱ	中量阴道杆菌和上皮细胞，少量杂菌和白细胞	4.5 ~ 5.0	正常
Ⅲ	少量阴道杆菌和鳞状上皮，较多杂菌和白细胞	5.0 ~ 6.0	提示有炎症
Ⅳ	无阴道杆菌，有少量上皮细胞，大量杂菌和白细胞	6.0 ~ 7.2	多见于严重阴道炎

另外，结合女性周期激素变化特点，Ⅱ度中可见到少量中性粒细胞；Ⅲ度可见到少量淋巴细胞；Ⅳ度易见淋巴细胞。

阴道清洁度Ⅲ~Ⅳ为异常，主要见于各种阴道炎。如细菌性、真菌性、滴虫性阴道炎，同时可发现有关病原体；单纯清洁度改变常见于非特异性阴道炎，包括化脓性感染性阴道炎、嗜血杆菌性阴道炎、老年性或婴幼儿的阴道炎。

阴道清洁度差还可见于：输卵管或子宫腔炎症、异物、赘生物、宫颈内管及宫颈的炎症，阴道本身的创伤（如流产、产后产道创伤等）。此外，正常女性在排卵前期清洁度好，在卵巢功能不足时，如行经期和绝经期，清洁度差。

非特异性阴道炎，常见链球菌、葡萄球菌、肠球菌、大肠埃希菌感染等。特异性阴道炎，主要有滴虫性、真菌性、阿米巴性及加特纳菌性等。

如在手术前发现为Ⅲ或Ⅳ清洁度时，应先治疗炎症再手术。

清洁度检查，应配合微生物、寄生虫检查，以明确阴道炎症的性质，有利于临床诊断和治疗；还应结合尿液检查，观察泌尿生殖系统有无互相影响。

二、阴道毛滴虫

[参考值]显微镜检验法：阴性。

[影响因素]

（1）标本受药物和润滑剂等污染影响滴虫检出。

（2）标本应保温，阴道毛滴虫生长繁殖的适宜温度为25~42℃，所以在检验时应注意保温迅速送检，不能冷藏，以便发现活动状态的滴虫。

（3）涂片时不应在玻片上做过多地来回摇动，以免损伤毛滴虫的鞭毛。在室温下干燥，必要时可微加温，但不可在酒精灯上直接加热。

（4）做检查前 48h 内应避免阴道冲洗或性交，在采取标本时、阴道扩张器、手套等不要接触润滑剂或肥皂等，以免影响滴虫的活力。

（5）湿片检查为阴性时，应再用瑞氏染色或革兰染色观察，一次阴性检查不能排除诊断。

[临床解读]

病理情况下，油虫可寄生于阴道后弯隆，常引起滴虫性阴道炎，可合并邻近器官如尿道、尿道旁腺、膀胱和肾盂的感染。滴虫的主要传播途径是通过衣物和性交。在男性，滴虫可寄生于包皮、前后尿道、前列腺、精囊内，可长时间持续存在，具感染性，经直接或间接方法传播，所以男性常为携带者。对反复发作的患者，应常规检查患者性伴侣的尿道和前列腺液，如滴虫阳性，亦应及时治疗。阴道毛滴虫还可造成不孕症。

三、阴道分泌物真菌检查

[参考值]显微镜检验法：阴性。

[影响因素]

容器应清洁，标本应无污染，送检应及时。

[临床解读]

（1）阴道分泌物真菌检查阳性多见于真菌性阴道炎，诊断以找到真菌为依据。阴道真菌多为白色念珠菌，它平时可寄生在阴道内，当阴道内糖原增多，酸度上升时，可迅速繁殖。

（2）阴道白色念珠菌感染常见于：糖尿病患者、孕妇、大量使用广谱抗生素或肾上腺皮质激素造成阴道菌群紊乱者。长期口服避孕药（超过 1 年）或长期使用含葡萄糖溶液维持营养的患者也易感染。此外，B 族维生素缺乏，免疫机制减弱或使用免疫抑制剂者也易发生阴道白色念珠菌感染。

四、淋球菌检查

淋病奈瑟氏菌简称淋球菌，是淋病的病原体，原于革兰氏阴性双球菌（G-双球菌），因此临床上有时称 G-双球菌检查，这样称呼也不排除其他 G-双球菌引起的感染。

[参考值]显微镜检验法：无。

[临床解读]

查见 G-双球菌（多为淋球菌），结合病史一般可诊断为淋病。淋病是重要的性传播性疾病，主要见于淋菌性尿道炎、淋菌性阴道炎，控制不及时可逆行感染，如淋菌性前列腺炎等。

第七节 常用凝血检查

止血和凝血检验广泛用于手术前检查、预测血栓形成、监测抗凝及溶栓药物治疗、凝血因子及凝血酶缺乏的诊断和治疗观察中。一般从 4 个方面进行检查：①血管壁、血小板功能及相关抗体检查；②外源性凝血系统检查；③内源性凝血系统检查；④纤维蛋白溶解系统从纤维蛋白溶解与抗凝分子标志物检查。在一般的健康体检中我们以凝血四项最为常见，包括凝血酶原时间（PT）、活化部分凝血活酶时间（APTT）、凝血酶时间（TT）、纤维蛋白原（FIB）。

一、凝血酶原时间（PT）

凝血酶原时间是凝血系统较为敏感的指标，主要反映外源性凝血因子活性是否正常。

[参考值]11～14s（全自动血凝仪）。

[临床解读]

血中抗凝物质增多，如肝素、纤维蛋白降解产物（FDP）增多，口服香豆素类抗凝药等PT延长。口服华法林等抗凝药，一般使可保持在正常对照的1.5～2倍。为了增加不同实验室、不同试剂之间的可比性，现多用国际正常化比值（INR）作为抗凝药物的监测。如预防血栓形成时INR保持在1.5；血栓性疾病治疗期间，INR达到2.5～3.0较为合适。

1.延长（超过正常对照3s以上）

（1）先天性因子Ⅱ、Ⅴ、Ⅶ、Ⅹ缺乏症、低（无）纤维蛋白血症、弥漫性血管内凝血低凝期及继发性纤溶亢进、原发性纤溶症等。

（2）肝实质性损伤、肝硬化。

2.缩短

常见于血栓前状态和血栓性疾病（如心肌梗死、脑血栓等）、DIC早期及口服避孕药等。

二、活化部分凝血活酶时间（APTT）

活化部分凝血活酶时间是用来检查内源性凝血系统是否正常的较敏感的筛选试验。

[参考值]25～40s（全自动血凝仪）。

[临床解读]

轻度延长偶见于正常人，血液中抗凝物质增多APTT延长。静脉穿刺不佳使血液处于半凝状态时APTT可明显延长。

1.延长

（1）因子Ⅱ、Ⅷ、Ⅹ、Ⅻ、Ⅺ、Ⅵ、Ⅳ，凝血酶原，纤维蛋白原等，一种或多种凝血因子缺少，如甲、乙、丙型血友病及部分血管性假性血友病，先天性凝血酶原缺乏症及重症肝脏疾病等。

（2）纤维蛋白原小于1g/L。

2.缩短

弥漫性血管性内凝血呈高凝状态时。

3.常作为抗凝药物治疗过程中的观察指标

维持在基础值的1.5～2.5倍。

三、凝血酶时间（TT）

凝血酶时间是凝血酶使纤维蛋白原转变为纤维蛋白所需的时间，它反映了血浆中是否含有足量的纤维蛋白原，以及纤维蛋白原的结构是否符合人体正常的生理凝血要求。

[参考值]12～16s（全自动血凝仪）。

[临床解读]

血浆中抗凝物质增多，如纤维蛋白降解产物（FDP）、肝素或肝素样物质增多TT可增高。可作为使用链激酶、尿激酶做溶栓治疗的监护指标，以控制在正常值的3～5倍。

1.延长（超过正常对照3秒以上）

（1）纤维蛋白原显著减少（＜0.75g/L）或结构异常时，如低（无）纤维蛋白原血症等。

（2）弥漫性血管内凝血（DIC）。

2.缩短

见于有钙离子存在时及pH值呈酸性等。

四、纤维蛋白原（FIB）

纤维蛋白原是纤维蛋白的前体，主要由肝脏合成，在凝血的最后阶段，可溶性纤维蛋白原转变成不溶性纤维蛋白，使血液凝固。血浆纤维蛋白原的检测有助于了解机体的凝血功能状态。

[参考值]成人：2～4g/L；新生儿：1.5～3.5g/L。

1.增高

见于动脉粥样硬化、冠心病、高血压病、急性脑梗死、心肌梗死、高脂血症、糖尿病、急性感染（如肺炎）、胆囊炎、亚急性细菌性心内膜炎、败血症、肾病综合征、尿毒症、结缔组织病（如风湿性关节炎）、放射治疗、外科大手术后及妊娠高血压综合征等。

2.减少

(1)产生不足：先天性纤维蛋白原减少或缺乏症、肝硬化、急性肝坏死等。

(2)消耗增多：大面积烧伤、DIC原发性纤溶症、出血性休克、胎盘早期剥离、羊水栓塞、急性白血病、输血反应等。

五、纤维蛋白降解产物（FDP）测定

机体凝血产生纤维蛋白后，机体还需要纤维蛋白讲解，以维持身体的动态平衡，降解过程会产生大量纤维蛋白降解产物。如果机体处于高凝状态，凝血和降解反复发生，就产生较高的FDP，联合D-二聚体等检测结果就能对病患凝血及高凝状态提供判断和依据。

纤维蛋白降解产物（FDP）是纤维蛋白在纤溶酶的作用下，产生不同分子量的碎片X、Y、D、E以及其他一些碎片的总称。其主要反映纤维蛋白溶解功能。

[参考值]＜0.1g/L；尿：阴性。

[临床解读]

1.FDP是综合反映纤溶亢进的指标

纤维蛋白（原）降解时呈阳性反应。增高见于各种疾病引起的原发性与继发性纤溶症（如DIC）、恶性肿瘤、白血病、肺栓塞、深静脉血栓形成。对于肿瘤患者，其血清纤维蛋白降解产物含量是恶性肿瘤患者止血功能状态的一个指标。恶性肿瘤患者血清FDP含量的升高可以认为它是肿瘤宿主止血功能紊乱的一个指标。有纤溶活性的肿瘤可导致患者血清FDP含量增加；纤溶活性低下并含有促凝物质的周六亦可导致患

者血清 FDP 含量增高。因此纤维蛋白降解产物可用于观察恶性肿瘤患者血痛症的某些表现形式。在 DIC 晚期当 3P 试验为阴性时，FDP 含量增高对诊断 DIC 有重要意义。溶栓治疗时 FDP 可显著增高。

2.肾脏病变判断

如与尿 FDP 配合，还可以对某些肾脏病变做出判断，如血 FDP 上升、尿 FDP 也上升，则提示肾小球肾炎、泌尿系统感染和肾移植后排斥反应等。

六、血浆 D-二聚体

D-二聚体是交联纤维蛋白的特异性降解产物。病理状态下血液中的凝血酶原被激活形成凝血酶，使纤维蛋白原转化为纤维蛋白，继而在体内形成血栓，同时纤溶酶原被激活成纤溶酶，使交联纤维蛋白被降解为 D-二聚体，D-二聚体是纤溶亢进的分子标志之一。只有在血栓形成后才会在血浆中升高，所以它是诊断血栓形成的重要分子标志物。

[参考值] < 0.5mg/L。

[临床解读]

（1）D-二聚体反映高凝状态以后发生的纤溶，故可用于鉴别原发性与继发性纤溶亢进。D-二聚体在原发性纤维蛋白溶解症时正常，继发性纤溶亢进时则显著增高。见于 DIC 继发纤溶亢进、深静脉血栓形成、肺栓塞、先兆子痫、冠心病、慢性肾病等。

（2）当 D-二聚体 < 0.5mg/L 时血栓形成的可能性较小，但如临床上已有明显的血栓形成所致的症状与体征时，D-二聚体仍 < 0.5mg/L，则应考虑患者有无纤溶活性低下的可能。

（3）随年龄增高，D-二聚体呈升高趋势。

（4）重症肝炎、肝硬化和慢性活动性肝炎时，D-二聚体也会升高，且与疾病的严重程度和预后相关。

第八节 血液流变学检查

血液流变学是专门研究血液流动及血球变形规律的学科。通常人们所说的血流变检查，其主要内容是研究血液的流动性和联滞性以及血液中红细胞和血小板的聚集性和变形性等。近十几年来血液流变学在临床的应用越来越广泛，在疾病的诊断、治疗、疾病的发展和预防方面均具有非常重要的意义。

一、血流变检查适应证

（1）正常或亚健康人群如工作压力大，心理失衡、营养过剩或不良、生活不规律的群体以及 30 岁以上的健康人群。

（2）病理状态人群如糖尿病、高血压、冠心病、心绞痛、心肌梗死、动脉粥样硬化、脑梗死、肺心病、妊娠高血压综合征、脑卒中、恶性肿瘤、血液病、烧伤、重症肝炎、肝硬化及高脂血症等患者。

二、全血黏度

[参考值]应建立实验室参考值，单位为 mPa·s。

高切变率黏度（200s~1）男：3.53~4.65 女：3.36~4.32。

中切变率黏度（30s~1）男：5.18~5.94 女；4.29~5.45。

低切变率黏度（5s～1）男：8.31～9.95 女：6.8l～8.53。

低切变率黏度（1s～1）男：17.63～21.35 女：13.79～17.9l。

[临床解读]

全血黏度是反映血液流变学基本特征的参数，也是反映血液黏滞程度的重要指标。影响全血黏度的主要因素有红细胞压积、红细胞聚集性和变形性及血浆黏度等。根据切变率的不同，一般分为高、中、低切变黏度。高切变率下的全血黏度反映红细胞的变形性，红细胞变形性差，高切变黏度高；红细胞变形性好，高切变黏度低。低切变率下的全血黏度反映红细胞的聚集性。在低切变率时，血液形成红细胞聚集体，红细胞聚集体越多，红细胞聚集越强，血液黏度越高，低切变率下的全血黏度值可以反映红细胞的聚集程度。

1.全血黏度增高

（1）血浆蛋白异常所致血液黏度增高：巨球蛋白血症、多发性骨髓瘤、某些结缔组织性疾病（类风湿、系统性红斑狼疮、干燥综合征等）、高血脂等，由于血浆中异常蛋白质和/或血脂的含量升高，使红细胞的聚集性增加，而导致全血低切变黏度增高。

（2）红细胞压积增高所致血液黏度增高：真性红细胞增多症、肺源性心脏病、充血性心力衰竭、先天性心脏病、高山病、烧伤、脱水均可使红细胞压积增加，使全血黏度升高。

（3）红细胞结构异常所致血液黏度增高，如镰状细胞贫血、遗传性球形红细胞增多症、遗传性椭圆性红细胞增多症、异常血红蛋白血症、酸中毒、缺氧、糖尿病等使红细胞变形能力降低，全血高切变动度增高。

（4）多个因素改变引起的全血黏度增高，由于红细胞压积增高，ADP 释放增加及血小板抑制物 PGI2 清除加快、球蛋白增多等而导致血液黏度增高，见于缺血性心脏病、急性心肌梗死、脑血栓、脑梗死、高血压、血栓闭塞性脉管炎、创伤、糖尿病和恶性肿瘤等，使红细胞聚集性增加而全血黏度升高。

2.全血黏度降低

贫血、重度纤维蛋白原和其他凝血因子缺乏症。

三、血浆黏度

[参考值]男：1.26～1.66mPa·s，女：1.26～1.7mPa·s。

[临床解读]

血浆黏度是反映血液黏滞程度的又一重要指标。影响血浆黏度的因素有纤维蛋白原、球蛋白、白蛋白、脂类和血糖等。对血浆黏度影响最大的为纤维蛋白原其次为球蛋白和血脂，血浆黏度越高，全血黏度也越高。

（1）球蛋白增多见于巨球蛋白血症、多发性骨髓瘤、慢性肝炎、肝硬化、某些结缔组织性疾病（类风湿、系统性红斑狼疮、干燥综合征等）、肺心病等。

（2）纤维蛋白原增多见于：①机体感染，如毒血症、肝炎、轻度肝炎、胆囊炎及长期局部炎症。②无菌性炎症，如糖尿病、糖尿病酸中毒、尿毒症、风湿热、恶性肿疡、风湿关节炎。③心血管疾病，如动脉硬化症、脑血栓、血栓静脉炎、心肌梗死。④妇女经期、妊娠晚期、妊娠高血压综合征及剧烈运动后。⑤放疗后、灼伤、休克、外科大手术后、恶性肿瘤等。

（3）高脂血症、糖尿病、肾病综合征、动脉粥样硬化等。

四、全血还原黏度

[参考值]单位 mPa·s。

高切还原黏度，男：5.16~9.12，女：5.24~9.48。

低切还原黏度，男：33.93~50.87，女：28.42~48.31。

[临床解读]

全血还原黏度是指红细胞压积为1时的全血黏度值，也称单位压积黏度。全血还原黏度反映了红细胞自身的流变性质对血液黏度的贡献。排除了红细胞压积多少对全血还原黏度的影响。

（1）若全血黏度和全血还原黏度都高，说明血液黏度大，而且与红细胞自身流变性质变化有关，有参考意义。

（2）若全血黏度高而全血还原黏度正常，说明红细胞压积高（血液稠）而引起血液黏度大，但红细胞自身流变性质并无异常（对黏度贡献不大）。

（3）若全血黏度正常而全血还原黏度高，表明红细胞压积低（血液稀），但红细胞自身的流变性质异常（对黏度贡献大），说明全血黏度高，也有参考意义。

（4）若全血黏度和全血还原黏度都正常，说明血液黏度正常。

五、红细胞压积

[参考值]男：0.42~0.47 女：0.39~0.40。

[临床解读]红细胞压积是指红细胞在血液中所占的容积比值。是影响血液黏度的重要因素，血液黏度随红细胞压积的增加而迅速增高，反之则降低。

（1）增高见于各种原因所致血液浓缩，如大量呕吐、腹泻、大面积烧伤后有大量创面渗出液等，测定红细胞压积以了解血液浓缩程度，可作为补液量的依据。真性红细胞增多症有时可高达80%左右。继发性红细胞增多症，如肺心病、矽肺、法洛四联症、高山病等，以及急性心肌梗死等。也可见于剧烈运动或情绪激动的正常人。红细胞压积测定是影响全血黏度的主要因素，红细胞压积增高可导致全血黏度增高，易引起血栓形成。

（2）减少见于各种贫血或血液稀释，也见于正常孕妇。

六、红细胞沉降率测定

[参考值]男：<15mm/1h 末，女：<20mm/1h 末。

[临床解读]

（1）红细胞沉降率俗称血沉，血沉增快往往出现红细胞的聚集性增高，使全血黏度增高。

（2）增快见于急性或慢性感染，风湿热、急性感染性心内膜炎、黑热病、急性病毒性肝炎、结核病等。

（3）增快见于其他疾病，如类风湿性关节炎、心肌梗死、肺梗死、高胆固醇血症、甲状腺功能亢进或减退症、肾病、过敏性紫癜等，多发性骨髓瘤、系统性红斑狼疮、恶性肿瘤、白血病、重度贫血、门脉性及胆汁性肝硬化等。

七、血沉方程 K 值

[参考值]男：0～73，女：0～80。

[临床解读]

红细胞沉降率在一定程度上反应红细胞的聚集性，但是，血沉受血细胞压积、血浆黏度、红细胞表面电荷温度及血浆与细胞之间密差等因素的影响。血沉方程 K 值排除了红细胞压积对红细胞沉降率的影响，无论 ESR 是否增快，K 值增高反映红细胞的聚集性增加。

（1）K 值正常而血沉增高，必然是由于红细胞压积降低（贫血）而引起的 ESR 加快。

（2）ESR 升高伴 K 值增大，可肯定 ESR 加快。

（3）沉降率正常，而 K 值正常，可肯定 ESR 正常。

（4）沉降率正常，而 K 值增大，则可肯定 ESR 加快。

八、红细胞变形性指数

[参考值]男：0.53～1.01，女：0.53～1.11。

[临床解读]红细胞变形能力是指红细胞在流动过程中利用自身的变形通过狭窄的毛细血管的能力。此种变形能力使细胞在血液中可沿流动方向变形，从而使其体积缩小，血液黏度下降。如果红细胞变形能力下降或丧失，增加红细胞的摩擦力，而直接影响血液的流动性。通常以红细胞刚性指数、红细胞变形指数来反映红细胞的变形能力。

（1）红细胞结构异常及血红蛋白异常如镰状细胞贫血、地中海性贫血、遗传性球形红细胞增多症、遗传性椭圆性红细胞增多症，可见红细胞变形能力降低。

（2）其他疾患高血压、冠心病、心肌梗死、脑血栓、高脂血症、糖尿病、肺心病、肝硬化、恶性肿瘤、周围血管病、急性心肌梗死、雷诺综合征、休克、灼伤等疾病均可见红细胞变形能力降低。

九、红细胞刚性指数

[参考值]男：2.29～6.72，女：2.16～6.72。

[临床解读]

红细胞刚性指数反映红细胞的变形能力，红细胞刚性指数大说明红细胞较硬、变形性差。红细胞通过微小血管能力差，阻力增大，血黏度增高，是高切变率下，血液黏度高的原因之一。红细胞刚性指数增高常见于高血压、冠心病、心肌梗死、脑血栓、高脂血症、糖尿病、肺心病、肝硬化、恶性肿瘤、周围血管病、急性心肌梗死、雷诺综合征、休克、球形红细胞增多症、椭圆形红细胞增多症等。

十、红细胞聚集指数

[参考值]男：3.79～6.04，女：3.19～5.53。

[临床解读]

红细胞聚集性是指当血液的切变力降低到一定程度，红细胞互相叠连形成所谓"缗钱状"聚集物的能力，是反映红细胞聚集性及程度的一个客观指标，增高表示红细胞聚集性增高，全血黏度增高。常见于以下疾病。

（1）球蛋白增多症，如巨球蛋白血症、多发性骨髓瘤、某些结缔组织性疾病（类风湿、系统性红斑狼疮、干燥综合征等）、慢性肝炎、肝硬化、肺心病等。

（2）机体感染，如毒血症、肝炎、轻度肝炎、胆囊炎及长期局部炎症。

（3）无菌性炎症，如合并微血管障碍性糖尿病、糖尿病酸中毒、尿毒症、风湿热、风湿性关节炎。

（4）心血管疾病，如动脉硬化症、高脂血症、脑血栓、血栓性静脉炎、心肌梗死。

（5）妇女经期、妊娠晚期、妊娠高血压综合征及剧烈运动后。

（6）放疗后、灼伤、休克、外科大手术后、恶性肿瘤等。

第九节 一般生化检验

生化检验是对从体液（血液、尿液、脑脊液）或身体的组织采取检查材料（胸水、腹水、胃液等），进行化学分析，以确认健康状态或疾病程度的检查。

血液通过循环系统将消化、呼吸等系统吸收的营养物质运送到全身各组织细胞，同时接受组织、细胞的代谢废物，通过呼吸、泌尿等系统将代谢废物排出体外。人体各系统协同一致工作，从而保持各种物质在血液内浓度钠相对稳定。患病时可以直接或间接地从血中反映出来。根据该物质产生、运输、排泄过程，可以推测发生疾病的组织器官。由于人体代谢的复杂性，诊断疾病时需要综合考虑，科学判断。

血液生化检验以血清为主。临床生化检验一般是采空腹血。为了能真实地反映机体的代谢状态，在检查前不要有大大的生活习惯的改变。一些特殊的检测项目在不同的生理周期含量不同，应根据需要选择合理的检查时间。

一、肝脏功能检查

肝脏是人体内最大的多功能实质性器官，它几乎参与体内一切物质的代谢。它不仅参与糖类、脂类、蛋白质、维生素等物质的代谢，而且具有分泌、排泄和生物转化等功能。

1.丙氨酸氨基转氨酶（ALT）

丙氨酸氨基转氨酶（ALT）又称谷丙转氨酶，是肝脏疾病诊断最常用指标之一。

ALT 广泛存在于多种器官中，含量最多的是肝，依次为肾脏、心脏、骨骼肌等。肝中 ALT 绝大多数存在于细胞质（ALTs）中，只有少量在线粒体（ALTm）中。肝脏是含 ALT 最丰富的器官，且大部分存在于肝细胞的胞质中。肝炎时，细胞膜通透性增加，由于肝细胞中 ALT 浓度约比血清高 7000 倍，只要有 1/1000 的肝细胞中的 ALT 进入血液就足以便血中 ALT 升高 1 倍，故此酶是肝损伤的一个很灵敏的指标，肝炎时早在黄疸前期就升高。ALT 消退期较长，往往是肝炎恢复期最后降至正常的酶，是判断急性肝炎是否恢复的一个很好指标。

但应当指出的是：并不是所有 ALT 升高都是肝炎所致，有许多肝炎外的原因亦可使 ALT 升高或明显升高，比如；某些感染、中毒、血液循环障碍、胆道阻塞等。因此，ALT 不是诊断肝炎的特异指标，是辅助诊断肝炎的重要指标。

[参考值]男：≤40IU/L；女≤30IU/L（IFCC）。

[临床解读]

生理条件不同，测定值变动不大，婴幼儿到青春期会稍高，男性比女性高。外伤、手术、药物、麻醉、喝酒或运动后，测定值会上升到50IU/L左右，所以检查前不可饮酒或运动。体重增加时，ALT值会上升。测定结果容易受溶血影响，必须注意。

升高常见于：

（1）急性病毒性肝炎：ALT为最敏感的指标之一，阳性率可达80%~100%。急性肝炎ALT急剧上升，短时间内达到高峰，甚至在症状出现前，此酶就已经升高，炎症消退后此酶活性恢复正常。无黄疸型肝炎ALT长期处于较高水平面50~100IU/L，持续数月或数年。ALT的改变是唯一的诊断依据。当ALT恢复后又反跳或持续升高，通常表示肝炎复发或发展为肝坏死。

血清ALT活性高低与病情轻重一般一致，但亦有ALT短暂明显升高，短期内即恢复正常，而无任何自觉症状表现。部分急性重症肝炎ALT先是升高，以后随着黄疸加重，ALT急剧下降甚或降至正常，称为胆-酶分离现象，说明有大片肝细胞坏死，提示预后险恶。

（2）慢性病毒性肝炎：肝炎后如血清ALT活性持续升高或反复波动半年以上，则多成为慢性肝炎。

（3）肝硬化：肝硬化同时伴有活动性肝损害时，ALT可有不同程度的升高；无活动性肝损害时，ALT可正常。因此观察ALT的变化，可以观察病情变化。

(4)肝癌：原发性肝癌的ALT可以正常也可以轻度升高，如果ALT升高说明肝细胞有活动性损害，提示预后不良。

（5）胆结石：ALT升高，但一般不超过500IU/L，梗阻解除后ALT迅速恢复。

（6）药物中毒性肝炎：氯丙嗪、异烟肼、四环素、利福平、巴比妥类和抗癌药物，可导致肝细胞中毒、坏死，ALT可升高，但停药后可恢复正常。

（7）肝外病变；骨骼肌病、心力衰竭、某些细菌或寄生虫的感染、多发性心肌炎、肌营养不良、胰腺炎、胰癌等疾病ALT可以升高。

2.天冬氨酸氨基转氨酶（AST）

天冬氨酸氨基转氨酶（AST）又称谷草转氨酶，肝脏疾病常用的诊断指标。广泛存在于各种脏器的细胞中中，是合成氨基酸重要的酶。谷草转氨酶在细胞外很低，人体细胞的破坏与生成处于动态平衡，所以血液中的含量比较恒定。组织、器官损伤时，细胞中的酶释放到血液中，其含量便会升高。在肝细胞中，ALT主要存在于非线粒体中，而80%的AST存在于线粒体中，当肝细胞中等程度受损时，ALT漏出率远大于AsT，因此，ALT反映肝细胞损伤的灵敏度较AST高。但在严重肝细胞损伤时，线粒体膜亦损伤，可导致线粒体内AST释放，血清中AST/ALT比值增高。

[参考值]≤40IU/L（IFCC）。

[临床解读]

和谷丙转氨酶一样,谷草转氨酶生理条件不同，测定值变动不大，在外伤、手术、药物、麻醉、喝酒或运动后，测定值会上升，所以检查前不可饮酒或运动。

升高常见于：

（1）急性肝炎：急性黄疸型肝炎在黄疸出现前3周AST即升高，黄疸出现后此酶急剧升高，可达正常的150倍以上，黄疸消退后此酶迅速下降。

（2）胆道疾病；胆道梗阻、胆管炎。肝细胞无显著损害，亦会引起AST升高。一般来说，肝外胆管阻塞AST多不超过300IU/L，当阻塞解除后1~2周即恢复正常。

（3）慢性肝炎、肝硬化、肝癌：肝细胞坏死，此酶均显著升高，AST可高于ALT。

（4）心肌疾病：急性心肌梗死发病后6h即升高，其升高程度与心肌损害程度相关。心脏手术、心导管检查、胸外心脏按压等此酶均可升高。

3.血清 r–谷氨酰转移酶（GGT）

GGT 主要存在于肾、脑、前列腺、胰及肝等组织中，以肾组织含量最高，但血清中 GGT 主要来源于肝胆系统，肝脏中 GGT 主要定位于胆小管内上皮细胞及肝细胞的滑面内质网中。

[参考值]男：11～50IU/L；女：7～32IU/L。

[临床解读]

（1）胆道阻塞性疾病如胆结石、胆道炎症、肝外阻塞、原发性胆汁性肝硬化、GGT 明显升高，可高达正常上限的 10～30 倍。

（2）急慢性肝炎、肝硬化时，GGT 一般只是中度升高（2～5 倍），若 GGT 持续增高，提示病变活动或病情恶化。

（3）急慢性酒精性肝病、药物性肝炎 GGT 明显增高（300～l000IU/L），ALT 和 AST 轻度增高。GGT升高是酒精中毒的敏感指标。

（4）原发性或转移性肝癌患者中，该酶多数呈中度或高度增加，可大于正常的几倍甚至几十倍，而其他系统肿瘤多属正常。甲胎蛋白阴性，而 ALP 和 GGT 上升，尤其在无黄疸、转氨酶正常或仅轻度升高者，应高度警惕肝癌的可能。

（5）脂肪肝、胰腺炎、胰腺肿瘤、前列腺肿瘤轻度增高。

4.血清碱性磷酸酶（ALP）

ALP 是一种磷酸单酯酶，广泛存在于人体骨、肝、乳腺、肠黏膜、肾和胎盘中。目前已发现有 AKPl、AKP2、AKP3、AKP4、AKP5 与 AKP6 同工酶。其中第 1、2、6 种均来自肝脏，第 3 种来自骨细胞，第 4 种产生于胎盘及癌细胞，而第 5 种则来自小肠绒毛上皮与成纤维细胞。血清中的 ALP 主要来自肝脏和骨骼。因此，常作为肝病的检查指标之一。生长期儿童血清内的大多数来自成骨细胞和生长中的骨软骨细胞，少量来自肝。

[参考值]速率法，37℃：男，53～128IU/L，女，42～141IU/L。

女性 1～12 岁，＜500IU/L，男性 12～15 岁，＜700IU/L。

[临床解读]

（1）各种原因造成胆管阻塞引起胆汁淤积时明显增高，如胆石症、胆道炎症、肝外梗阻、原发性胆汁性肝硬化、肝内胆汁淤积等，与胆红素平行增高。

（2）黄疸性肝炎、肝硬化、肝坏死时 ALP 轻度增高。

（3）黄疸的鉴别诊断：

①阻塞性黄疸：ALP 和胆红素明显升高，而转氨酶仅轻度增加。

②肝细胞性黄疸：ALP 正常或稍高，胆红素中度增高，转氨酶明显升高。

③肝内局限性胆管阻塞：如肝癌 ALP 明显升高，而胆红素不高，转氨酶无明显变化。

（4）骨骼系统疾病，如骨细胞瘤、变形性骨炎、纤维性骨炎、成骨不全症、佝偻病骨软化、骨转移癌、骨折修复期增高。ALP 可作为检测佝偻病治疗效果的指标。

5.血清总蛋白（TP）、白蛋白（ALB）、球蛋白（GLB）、白球比值（A/G）血清总蛋白是血清中所有蛋白质的总称。血浆中的白蛋白、α1、α2、β球蛋白、纤维蛋白原、凝血酶原和其他凝血因子等均由肝细胞合成。γ球蛋白主要来自浆细胞。当肝脏发生病变时，肝细胞合成蛋白质的功能减迟，血浆中蛋白质即会发生质和量的变化。临床上用各种方法检测血浆蛋白的含量来协助诊断肝脏疾患，并作为疗效观察、预后判断的指标。

[参考值]总蛋白60~80g/L，白蛋白35~52g/L，球蛋白20~30g/L，A/G1.5~2.5∶1。

[临床解读]

血清总蛋白及白蛋白降低：

（1）肝细胞损害影响总蛋白与白蛋白的合成。常见肝病有亚急性重症肝炎、慢性中度以上持续性肝炎、肝硬化、肝癌等，以及缺血性肝损伤和毒素诱导性肝损伤。白蛋白持续性下降，提示肝细胞坏死进行性加重，预后不良，治疗后白蛋白上升，提示肝细胞再生，治疗有效。血清总蛋白<60g/L或白蛋白<25g/L，称为低蛋白血症，临床上常出现严重水肿及胸腔积液和腹水。

（2）营养不良时如蛋白摄入不足或消化吸收不良。

（3）蛋白丢失过多，如肾病综合征、蛋白丢失性肠病、严重烧伤、急性大出血等。

（4）消耗增加如慢性消耗性疾病的重症结核、甲状腺功能亢进及恶性肿瘤。

（5）血清中水含量增加时如水钠潴留或静脉补充过多液体。

血清总蛋白及白蛋白增高见于各种原因导致的血液浓缩（严重脱水、休克、饮水量不足）、肾上腺皮质功能减退等。

血清总蛋白及球蛋白增高血清总蛋白>80g/L称为高蛋白血症。球蛋白>35g/L，称为高球蛋白血症。

（1）慢性肝脏疾病：自身免疫性慢性肝炎、慢性活动性肝炎、肝硬化、慢性酒精性肝病、原发性胆汁性肝硬化、肝癌等，球蛋白增高程度与肝脏病严重程度相关。

（2）M蛋白血症：多发性骨髓瘤、淋巴瘤、原发性巨球蛋白血症。

（3）自身免疫性疾病：系统性红斑狼疮、风湿热、类风湿关节炎等。

（4）慢性炎症及慢性感染：结核病、黑热病、疟疾、麻风及慢性血吸虫病。

血清球蛋白降低主要是合成减少。生理性降低见于3岁以下儿童。长期应用皮质激素或免疫抑制药或先天性低r球蛋白血症。

A/G倒置白蛋白降低和/或球蛋白增高均可引起A/G倒置。

（1）严重肝病，慢性肝炎、慢性活动性肝炎、肝硬化、慢性酒精性肝病、原发性肝癌。

（2）M蛋白血症：多发性骨髓瘤、淋巴瘤、原发性巨球蛋白血症等。

（3）自身免疫性疾病：系统性红斑狼疮、风湿热、类风湿关节炎等。

6.前白蛋白（PA）

前白蛋白由肝细胞合成，相对分子质量为62000，比白蛋白小，具有重要的生物活性，在甲状腺素和维生素A的转运中起重要作用，因此，又称甲状腺结合前白蛋白或维生素A转运蛋白。血清半衰期为1.9d，由于半衰期短，肝病时，血清PA的变化较人血白蛋白的变化更为敏感，能敏感快速地反映肝功能损伤情况。

[参考值]200~400mg/L。

[临床解读]

血清前白蛋白降低：

（1）在肝功能受损时，特别是急性肝损伤时明显下降，急性肝炎最为明显，对早期肝炎、急性重症肝炎有特殊诊断价值。见于肝炎、肝硬化及胆汁淤积性黄疸。

（2）营养不良、慢性感染、晚期恶性肿瘤、肾病综合征等也降低。

血清前白蛋白增高见于霍奇金病。

7.血清总胆红素（TBIl）、直接胆红素（DBIL）、间接胆红素（IBIL）

胆红素是由红细胞破碎后血红蛋白分解的色素。红细胞有一定的寿命，每天约有 1/120 损坏，此时血红蛋白会分解成血红素和珠蛋白，血红素在酶的作用下变成胆红素，这种胆红素称为间接胆红素，也称为"非结合蛋白胆红素"。间接胆红素在肝脏由酶作用转变为直接胆红素，又称为"结合胆红素"，由胆道排出。间接胆红素不能经胆道由胆汁排出。当红细胞破坏过多（溶血性贫血）、肝细胞对胆红素转运缺陷、结合缺陷、排泄障碍及胆道阻塞均可引起胆红素代谢障碍。临床通过测定胆红素，借以诊断有无溶血及判断肝胆系统在胆色素代谢中的功能状态。

[参考值]血清总胆红素（TBIl）3.4～17.1μmol/L、直接胆红素（DBIL）0～6.8μmol/L、间接胆红素（IBIL）1.7～10.3μmol/L。

[临床解读]

判断有无黄疸及程度：

隐性黄疸：17.1～34.2μmol/L，轻度黄疸：34.2～171μmol/L。

中度黄疸：171～342μmol/L，重度黄疸：＞342μmol/L。

鉴别黄疸的类型：

（1）梗阻性黄疸：直/总＞50%。见于胆汁淤积性肝硬化、胆结石、胆道蛔虫、肝癌、胰头癌、胆管癌等。

（2）溶血性黄疸：直/总＜20%。见于新生儿黄疸、溶血性疾病、输血血型不合、恶性疟疾等。

（3）肝细胞性黄疸：直/总 20%～50%。见于急性黄疸性肝炎、慢性活动性肝炎、肝硬化、肝坏死等。

表8 三种黄疸的鉴别诊断

检查项目	溶血性黄疸	肝细胞性黄疸	胆汁淤积性黄疸
总胆红素	增高	增高	增高
直接胆红素	轻度增高	中度增高	明显增高
直/总	＜20%	20%～50%＜	＞50%
尿胆红素	阴性	阳性	强阳性
尿胆原	明显增高	轻度增高	减少
血红蛋白尿	可阳性	阴性	阴性
ALT/AST	正常	明显增高	可增高
ALP	正常	增高	明显增高
GGT	正常	增高	明显增高
PT	正常	延长	延长

8.总胆汁酸（TBA）

胆汁酸在肝脏由胆固醇合成，并随胆汁排入肠腔，用于脂肪的消化吸收。胆汁酸在扬道经细菌作用后，95%以上的胆汁酸被小肠重吸收经门静脉重返肝利用，称为胆汁酸肝-肠循环。因此，血中胆汁酸测定能反映肝细胞合成、摄取及分泌功能，并与胆道排泄功能有关。TBA 水平是反映肝胆系统疾病的灵敏指标。

[参考值]酶法：0～10μmol/L。

[临床解读]

（1）(1)肝细胞损害急性肝炎、慢性活动性肝炎、肝硬化、肝坏死、肝癌、酒精肝病及中毒性肝病等增高。急性肝炎时患者血清 TBA 呈显著增高，平均增高幅度是正常的 31 倍。慢性肝炎时 TBA 阳性率为 65.7%，平均升高幅度为正常的 10 倍。肝癌、肝硬化时，由于肝胶对 TBA 代谢功能下降，故血清 TBA 在不同阶段都增高。肝癌时阳性率 100%，肝硬化时阳性率为 87.5%。

（2）胆道梗阻胆汁淤积性肝硬化、胆结石、胆道蛔虫、胰头癌、胆管癌等，血清中 TBA 水平显著增高，但随着炎症消失或阻塞引流解除后，TBA 水平迅速下降，其他指标亦随之正常。

（3）门脉分流肠道中的次级胆汁酸直接进入体循环增高。

9.血清胆碱酯酶（ChE）

ChE 分为乙酰胆碱酯酶（AChE）和假性胆碱酯酶（PChE）。AChE 主要存在于胆碱能神经末梢突触间隙，特别是运动神经终板突触后膜的褶皱中聚集较多；也存在于胆碱能神经元内和红细胞中。假性胆碱酯酶广泛存在于神经胶质细胞、血浆、肝、肾、肠中。检测血清胆碱酯酶主要用于诊断肝脏疾病和有机磷中毒。

[参考值]3.93～11.5kIU/L。

[临床解读]

（1）ChE 活性降低

①肝脏疾病：ChE 是反映肝细胞合成代谢功能的指标，在病情严重的肝炎患者中，其 ChE 降低与肝病程度成正比，与血清白蛋白平行；慢性肝炎、肝硬化、肝癌时如 ChE 持续降低则提示预后不良；肝功能不全时 ChE 明显降低。

②遗传性血清 chE 异常病、营养不良时血清 ChE 均降低。

③有机磷杀虫药中毒：有机磷中毒时血清 ChE 降低，对有机磷中毒程度、疗效判断及预后评估极为重要。

表9 急性有机磷中毒程度分级及其临床特点

中毒程度	临床特点	ChE 活力
轻度中毒	轻度毒蕈碱样症状和中枢系统症状，神志清晰	50%～70%
中度中毒	毒蕈碱样症状加重，出现烟碱样症状	50%～30%
重度中毒	除上述症状外，出现肺水肿、昏迷、休克、抽搐、呼吸衰竭、心力衰竭等表现	30%以下

（2）ChE 活性增高肾病（排泄障碍）、肥胖、甲状腺功能亢进和遗传性高 ChE 血症者，血清 ChE 水平均可升高。

（3）其他老年性痴呆患者 ChE 活性增高。

10.血氨测定

[参考值]18～72μmol/L。

[临床意义]血氨增高见于肝昏迷、重症肝炎、肝肿瘤、休克、尿毒症、有机磷中毒、先天性高氨血症及婴儿暂时性高氨血症。血氨减低见于低蛋白饮食、贫血等。

二、肾功能检查

1.血尿素氮（BUN）

尿素主要由氨在肝脏合成，由肾脏排出。如果肾脏的排泄功能变差，血液中尿素氮的浓度会增加。因此，尿素氮是了解肾脏功能是否正常的重要指标。

[参考值]3.9～8.2mmol/L。

[临床解读]

（1）急性肾衰竭或肾功能轻度受损时，血清 BUN 可无变化；但当肾小球滤过率降低至50%以下时，血清 BUN 升高。因此，血清 BUN 测定不能作为早期的肾功能指标。

（2）反映慢性肾衰竭时肾功能情况，肾功能代偿期血清 BUN < 9mmol/LL，肾功能失代偿期血清 BUN > mmol/L，肾衰竭期血清 BUN > mmol/L，尿毒症期血清 BUN > 28.8mmol/L。

（3）肾前性少尿，如心衰、脱水、大量腹水、肝肾综合征等有效血容量减少，使肾血流量减少，血清 BUN 升高，但血清 Cr 升高不明显，称为肾前性氮质血症。经扩容尿量多能增加，血清 BUN 可自行下降。

（4）蛋白质分解或摄入过多，如急性传染病、高热、上消化道出血、大面积烧伤、严重创伤、大手术后、甲状腺功能亢进、高蛋白饮食等，血尿素氮升高。但肌酐一般不高。

2.血清肌酐（Cr）

肌酐是肌酸和磷酸肌酸代谢的终产物。肌酸和磷酸肌酸是能量储存、利用的重要化合物。肝脏合成肌酸，肌酸在肌酸激酶的作用下变为磷酸肌酸，磷酸肌酸大量存在于骨骼肌、心肌和大脑中。肌酐由磷酸肌酸在肌肉组织中转化而来。肌酐生成的多少与个体的肌肉量有关。每个人每日肌酐的生成量比较稳定，每日经尿排出的量也很稳定。肾脏病变，肌酐排出受阻，血中肌酐浓度就会升高。

[参考值]男：59～106μmol/L，女：45～88μmol/L。

[临床解读]

血肌酐增高见于各种原因引起的肾小球滤过功能减退。

（1）急性肾衰，血肌酐明显的进行性升高为器质性损害的指标。可伴少尿或非少尿。

（2）慢性肾衰竭血肌酐升高的程度与病变的严重性一致：肾功能代偿期血清肌酐133～177μmol/L，肾功能失代偿期血清肌酐186～442μmol/L，肾功能衰竭期血清肌酐451～707μmol/L，尿毒症期血清肌酐 > 707μmol/L。

鉴别肾前性和肾实质性少尿。

（1）器质性肾衰竭血肌酐常 > 200μmol/L。

（2）肾前性少尿，如心衰、脱水、肝肾综合征等有效血容量减少，使肾血流量减少，血肌酐 < 200μmol/L。

老年人、消瘦者血肌酐可能偏低，所以，一旦血肌酐上升，应警惕肾功能减退。

3.血清尿酸（UA）

尿酸为体内核酸中嘌呤代谢的终末产物。血中尿酸除小部分被肝脏破坏外，大部分被肾小球过滤，剩下的就和脂汁一起从肠道中排出。摄取过多含有嘌呤的豆类、鱼类、贝类和肉类等食物时，血清中的尿酸值也会增高。尿酸不易溶于血液，血中浓度过高会形成尿酸结晶，结晶积存于运动关节处，形成结节，引起关节变形，导致各种功能障碍。由于嘌呤代谢紊乱使血尿酸生成过多或由于肾脏排泄尿酸减少，均可使血尿酸升高。痛风患者血清中尿酸常增高，但有时亦会出现正常尿酸值。血尿酸增高而无痛风发作者为高尿酸血症。

[参考值]男：214～488μmol/L，女：137～363μmol/L。

[临床解读]

血尿酸增高

（1）尿酸生成增加：遗传性次黄嘌呤-鸟嘌呤磷酸核糖转移酶缺乏所致的原发性痛风。

（2）核酸代谢增加，如白血病、多发性骨髓瘤、真性红细胞增多症等血尿酸常见增高，肿瘤化疗后尿酸增高更明显。

（3）肾病或肾功能减退时，尿酸排出减少，血中尿酸增高。尿酸增高早于血尿素氮和肌酐的变化。

（4）铅可抑制肾小管对尿酸的分泌，使尿酸增高。

（5）饮食中富含核酸的食物等也可使尿酸增高。

血尿酸降低范可尼综合征、先天性黄嘌呤氧化酶和嘌呤核苷磷酸化酶缺乏等。

4.血清胱抑素C（CYC）

[参考值]0.56～0.96mg/L。

[临床解读]

（1）血清胱抑素C是低分子蛋白，可由肾小球自由滤过，在近曲小管被重吸收并降解，干扰因素少，浓度不受蛋白质、肌酸、饮食、身高、体重等影响。血浓度由肾小球滤过率（GFR）决定。比血尿素氮、肌酐有更高的敏感性和特异性，是反映肾小球滤过功能首选的可靠指标，对于评价GFR有非常重要的价值。

（2）儿童生长期由于肌肉量的影响，血肌酐含量很低，难以用肌酐水平衡量GFR，但血胱抑素C含量一般在1岁以后就达到成人水平，浓度稳定。在其肾脏受损时，血胱抑素C是很灵敏的指标。

（3）当肾移植发生急性排异时，血胱抑素C的增高比血清肌酐更明显也更早。

（4）血胱抑素C检出糖尿病肾病的灵敏度为40%，特异性为100%，可用于糖尿病肾病的早期诊断。

5.血清β2-微球蛋白（β2-MG）

[参考值]1～3mg/L。

[临床解读]

（1）评价肾小球滤过功能比血肌酐更灵敏，在肌酐清除率＜80ml/min，血清β2-微球蛋白即出现增高，而此时肌酐多正常。

（2）血清和尿中β2-微球蛋白均升高，表明肾小球滤过功能和肾小管重吸收功能均受损。

（3）当体内有炎症（肝炎、类风湿关节炎）或恶性肿瘤时，血β2-微球蛋白增高。

三、血脂代谢检查

血脂是血中所含脂质的总称，其中主要包括胆固醇和三酰甘油。随着社会进步、人民生活水平不断提高，我国患高脂血症的人数也明显增加，同时冠心病患者办有逐年增加的趋势。专家们已证实，血脂升高是冠心病和脑中风发病的重要危险因素。

1.血清总胆固醇（TC）

胆固醇是体内的一种脂质，有脂肪酸脂化的结合型和游离型两种，合称为总胆固醇。正常情况下，人体对胆固醇的吸收、合成以及代谢处于相对平衡状态，保障机体正常生理功能的需要。但当体内胆固醇超过机体的需要后，血液中多余的胆固醇就会逐渐沉积在动脉血管壁内，使动脉壁表面粗糙、增厚、变硬以后并有血栓形成，终致血管腔狭窄，使心脏和大脑的供血减少或中断，最后导致冠心病和中风。

胆固醇是合成胆汁酸、激素、维生素 D 的原料，细胞膜的主要成分之一。TC 受年龄、性别、饮食、遗传因素、家族、精神因素等影响。男性高于女性，体力劳动者低于脑力劳动者，是动脉粥样硬化的主要危险因素之一。严重的高胆固醇血症有时可出现游走性多关节炎。测定 TC 常作为动脉粥样硬化的预防、发病估计、疗效观察的指标。

[参考值]一般：< 5.18mmol/L；乙边缘升高：5.18 ~ 6.22mmol/L；升高：≥6.22mmol/L。

[临床解读]

总胆固醇增高：

（1）长期的高胆固醇、高饱和脂肪和高热量饮食。

（2）动脉粥样硬化所致的心、脑血管疾病。

（3）遗传因素引起家族性高胆固醇血症、多源性高胆固醇、混合性高脂蛋白血症等。

（4）肾病综合征、甲状腺功能减退、糖尿病、胆总管阻塞、类脂性肾病、慢性肾炎肾病期、妊娠等。

（5）长期吸烟、饮酒、精神紧张和血液浓缩等。

（6）应用某些药物，如糖皮质激素、环孢素、口服避孕药等。

总胆固醇降低严重的肝病、严重的贫血、甲状腺功能亢进、营养不良、恶性肿瘤等。

2.血清三酰甘油（TG）

三酰甘油是机体储存能量的形式，机体摄入糖、脂肪等食物均可合成脂肪在脂肪组织中储存，为细胞提供和储存能量，以供禁食、饥饿时的能量需求。TG 直接参与胆固醇及胆固醇酯的合成，是动脉粥样硬化的主要危险因素之一。严重的高三酰甘油血症有时可引起急性胰腺炎。

[参考值]一般：< 1.7mmol/L；边缘升高：1.70 ~ 2.25mmol/L；升高：≥2.26mmol/L。

[临床解读]

（1）三酰甘油增高。冠心病、动脉粥样硬化症、原发性高脂血症、肥胖症、胆总管阻塞、肾病综合征、糖尿病、脂肪肝、高脂肪饮食和酗酒。

（2）三酰甘油降低。①严重的肝病、吸收不良；②肾上腺皮质功能减低、甲状腺功能亢进；③低 β - 脂蛋白血症或无 β -脂蛋白血症。

3.血清高密度脂蛋白胆固醇（HDL-C）测定

[参考值]1.04 ~ 1.55mmol/L。

[临床解读]

（1）HDL-C 增高。对防止动脉粥样硬化、预防冠心病的发生有重要作用。HDL-C 的功能是运输内源性胆固醇至肝处理，有清除组织脂质抗动脉粥样硬化的作用。与三酰甘油呈负相关，与冠心病发病呈负相关。HDL-C 增高患冠心病的危险性小，HDL-C 降低患冠心病的危险性大。HDL-C 每增加 0.40mmol/L，冠心病危险降低 2% ~ 3%，HDL-C > 1.55mmol/L 被认为是冠心病保护因素。长期体力劳动会使 HDL-C 增高。

（2）HDL-C 降低。见于动脉粥样硬化、肾病综合征、糖尿病、严重的肝病、慢性肾衰竭以及应用雄激素等，吸烟可使 HDL-C 下降。

（3)用于早期识别动脉粥样硬化的危险性,使用降脂药物的监测(使用降脂药物应避免 HDL-C 降低)。

4.血清低密度脂蛋白胆固醇（LDL-C）

[参考值]一般：< 3.37mmol/L；边缘升高：3.37 ~ 4.12mmol/L；升高：≥4.12mmol/L。

[临床解读]

LDL-C 增高：

（1）判断发生冠心病的危险性，LDL-C 向组织及细胞内运输胆固醇，直接促使动脉粥样硬化，是动脉粥样硬化的最主要危险因素之一。LDL-C 的增高水平与冠心病的发病呈正相关。

（2）遗传性高脂蛋白血症，甲状腺功能减退、阻塞性黄疸、肥胖症、肾病综合征、糖尿病以及应用糖皮质激素、雄激素等。

LDL-C 降低低 β-脂蛋白血症或无 β-脂蛋白血症、甲状腺功能亢进、肝硬化以及低脂饮食等。其他用于早期识别动脉粥样硬化的危险性，使用降脂药物的监测，为高脂血症治疗决策指标。

5.低密度脂蛋白/高密度脂蛋白比值

人们通常将胆固醇、低密度脂蛋白视为心血管疾病的危险因素，将高密度脂蛋白视为保护因素。现代学更注重两者的比值，作为危险因素与保护因素对动脉粥样硬化的发生，重要的是两者的比例是否失衡。

[参考值]1.21 ~ 2.98。

[临床解读]

动脉粥样硬化是多种因素的长期作用的结果，这些因系包括血压，饮食、情绪等。随年龄的增长，动脉粥样硬化的检出率增加。血脂异常，低密度脂蛋白/高密度脂蛋白比值升高，动脉粥样硬化发生率越高，出现动脉粥样硬化的时间越早。

6.血清载脂蛋白 AI（apoAI）

载脂蛋白 AI 是 HDL 的主要结构蛋白成分可直接反应 HDL 的水平，将组织细脑内多余的胆固醇运输至肝脏处理，有清除组织脂质抗动脉粥样硬化的作用。

[参考值]1.2 ~ 1.6g/L。

[临床解读]

（1）apoAI 增高对防止动脉粥样硬化、预防冠心病的发生有重要作用，与冠心病发病呈负相关。用来预测和评价冠心病的危险性，是诊断冠心病的一种敏感指标。

（2）apoAI 降低：①家族性 apoAI 缺乏症、家族性 a 脂蛋白缺乏症、家族性卵磷脂胆固醇脂酰转移酶（LCAT）缺乏症和家族性低 HDL 血症等。②糖尿病、肾病综合征、肝硬化、心脑血管病变、急性心肌梗死等。

7.极低密度脂蛋白（VLDL）

极低密度脂蛋白富含有三酰甘油（占 60%）、胆固醇（占 20%）、胆固醇和磷脂。VLDL 在肝脏合成，运送肝脏合成的三酰甘油到肝外供其他组织器官利用。正常人极低密度脂蛋白大部分代谢变成低密度脂蛋白。由于其携带胆固醇数量相对较少，颗粒相对较大，不易透过血管内膜，因此，正常的极低密度脂蛋白没有致动脉硬化的作用，不是冠心病的主要危险因素。

[参考值]0.21 ~ 0.78mmol/L。

[临床解读]

（1）极低密度脂蛋白增高主要原因是三酰甘油增高，常伴有高密度脂蛋白胆固醇降低。

（2）糖是合成极低密度脂蛋白的主要原料之一，所以进食过量的糖时诱发极低密度脂蛋白的合成增加。

（3）极低密度脂蛋白测定需与三酰甘油、胆固醇及其他脂蛋白同时测定分析，才具有诊断价值。

8.血清载脂蛋白 B（apoB）测定

apoB 由肝脏合成，apoB 向组织及细胞内运输胆固醇，与组织细胞膜上的 LDL 受体结合，介导 LDL-C 进入细胞发生动脉粥样硬化，合促进动脉粥样硬化的作用。

[参考值]0.8 ~ 1.2/L。

[临床解读]

（1）载脂蛋白 B 增高与动脉粥样硬化、冠心病发病呈正相关，是冠心病的危险因素。对冠心病发病风险度的预测比 LDL-C 和 TC 更有意义。apoB 增高见于动脉粥样硬化、高 β-脂蛋白血症、肾病综合征、糖尿病、胆汁淤积、甲状腺功能减退等。

（2）载脂蛋白 B 降低见于低 β-脂蛋白血症、无 β-脂蛋白血症、apoB 缺乏症、肝硬化、恶性肿瘤、甲状腺功能亢进等。

（3）用于早期评价冠心病的危险性，使用降脂药物的治疗效果监测。

9.apoAI/apoB 比值

[参考值]1 ~ 2。

[临床解读]apoAI/apoB 比值 < 1.0 时对诊断冠心病的危险度较 TC、TG、HDL-C 和 LDL-C 更有价值，其灵敏度为 87%，特异性为 80%。动脉粥样硬化、糖尿病、冠心病、高脂血症、肾病综合征、肥胖等比值减低。

10.血清脂蛋白（a）LP（a）

LP（a）由肝脏合成后分泌入血，结构与 LDL-C 相似，核心部分为中性脂质和 apoB-100 分子，是一种富含胆固醇的脂蛋白，可以携带大量胆固醇结合于血管壁上，有促进动脉粥样硬化的作用。同时 LP（a）与纤溶酶原（PLG）结构上的同源性，可竞争性抑制纤溶酶原激活，干扰纤溶酶原与受体的结合，并抑制血小板血栓的溶解；可竞争性地抑制组织型纤溶酶原激活物（rt-PA）与纤溶酶原的结合，干扰血栓栓子表面纤溶酶原的激活，从而抑制纤维蛋白的溶解，有利于血栓形成；LP（a）可干扰纤溶酶原与链激酶的结合，从而抑制对纤溶酶原的激活作用，也就抑制纤溶酶的形成和纤维蛋白溶解，促进血栓形成。

[参考值]0 ~ 300mg/L。

[临床解读]

（1）LP（a）是动脉粥样硬化和血栓形成的独立危险因案。与动脉粥样硬化、冠心病、冠脉搭桥术后再狭窄、卒中的发生密切相关。

（2）LP（a）>300mg/L 冠心病的发病率比 LP（a）<300mg/L 者高 3 倍，LP（a）>497g/L 的卒中危险增加 4.6 倍。

（3）如同时伴有 LDL-C 增高，冠心病的相对危险性上升 5 倍，且 LP（a）水平越南，发生冠心病则越早。

（4）LP（a）与肾脏疾病的关系：氧化的 LP（a）具有损害肾动脉内皮细胞的作用，并能增加血管张力。LP（a）能够影响肾小球的血流动力学，加速肾脏疾病的进展。许多肾脏疾病肾小球内 LP（a）沉积，且沉积的程度与肾小球硬化的程度相关。

很多研究证实，肾脏在血 LP（a）的分解代谢中起着重要作用，早期肾功能减退患者血清 LP（a）的水平和晚期肾功能衰竭患者一样升高，LP（a）的水平和肌酐清除率存在恒定的关系。肾功能不全患者血中 LP（a）增高。患者由于血中白蛋白减少，肝代偿性合成白蛋白的同时反应性生产 LP（a）增加，是造成肾功能不全患者血中 LP（a）增高的另一原因。

（5）LP（a）增高还见于糖尿病、肝病、炎症、手术、创伤后。

（6）LP（a）由遗传因素决定，基本不受性别、饮食和环境的影响，故目前尚无确切的药物来降低 LP（a）浓度。有报道饮食中补充维生素 C、维生素 E、胡萝卜素等维生素或适当摄取抗氧化剂类药物，可降低 LP（a）在体内的氧化修饰，从而达到预防反辅助治疗动脉粥样硬化等心、脑血管栓塞性疾病的目的，但其疗效还需进一步证实。

四、空腹葡萄糖（GLU）

葡萄糖是人体内重要的能量物质，碳水化合物经消化变成葡萄糖，葡萄糖吸收血后称为血糖。正常人体内存在着精细的调节血糖来源和去路动态平衡的机制，保持血糖浓度的相对恒定是神经系统、激素及组织器官共同调节的结果。血糖浓度大于 8.88~9.99mmol/L，超过肾小管重吸收能力，出现糖尿。糖尿在病理情况下出现，常见于糖尿病患者。糖尿病会引起心血管、神经等多系统并发症。

[参考值]3.9~6.1mmol/L。

[临床解读]

（1）生理性高血糖。饱食、高糖饮食、情绪激动、剧烈运动、胃倾倒综合征。

（2）病理性高血糖。①各型糖尿病；②内分泌疾病甲状腺功能亢进、巨人症、肢端肥大症、皮质醇增多症、嗜铬细胞瘤、胰高血糖素瘤等；③应急性高糖：颅内压增高，如颅外伤、颅内出血、脑膜炎、麻醉、窒息、肺炎、急性传染病、心肌梗死等。

（3）低血糖。低血糖症的原因依次为：①特发性（功能性）低血糖，约占低血糖 70%。②口服降糖药过量。③重型肝炎、肝硬化、肝癌。④胰岛素过多，如胰岛 P 细胞瘤，治疗糖尿病注射胰岛素过量。⑤胰岛素自身免疫综合征，通过自身免疫反应产生胰岛素抗体，形成胰岛素–胰岛素抗体复合物，一旦胰岛素从复合物中大量解离出来，使导致低血糖。发作时出现与饮食无关的低血糖症状，常很严重，血中胰岛素、C 肽水平极高。治疗上可用糖皮质激素或其他免疫抑制药，部分病例可治愈。⑥营养不良、饥饿和恶病质等。

五、电解质与微量元素

体内存在的液体称体液，体液中的水、电解质在机体生理机制的调节下处于动态平衡。电解质具有维持体液渗透压的作用，其中主要阳离子有钠、钾、钙和镁，主要阴离子包括氯离子、碳酸根、磷酸根、硫酸根等。体液水平衡紊乱常伴有电解质的平衡紊乱。

1.钠

Na^+是细胞外主要的阳离子，对保持细胞外液容量、调节酸碱平衡、维持正常渗透压和细胞生理功能有重要意义。

[参考值]135~145mmol/L（离子选择电极法）。

[临床解读]

血中离子含量稳定，低于、高于这个范围都为异常。

（1）升高：Na^+ > 150mmol/L 称为高钠血症，见于严重脱水、大量出汗、高热、烧伤、糖尿病多尿、肾上腺皮质功能亢进、原发及继发性醛固酮增多症，过多补入钠且伴有肾功能不全。

（2）降低：血清 Na^+ < 130mmol/L，称为低钠血症，见于肾上腺功能低下、肾素生成障碍以及急、慢性肾功能衰竭，呕吐、腹泻、胃肠道引流、出汗过多而未补充钠盐。

2.钾

钾具有重要的生理功能，维持神经肌肉的应激性，低钾可引起神经肌肉的麻痹；维持心肌的正常功能，高钾、低钾均可引起心脏骤停；参与细胞内的正常代谢。

[参考值]3.5～5.5mmol/L（离子选择电极法）。

[临床解读]

血中离子含量稳定，低于、高于这个范围都为异常。

（1）升高：血清钾 > 5.5mmol/L 称为高钾血症，见于肾功能衰竭、少尿症、尿闭症、尿路阻塞排泄障碍、大面积烧伤、代谢性酸中毒、钾溶液输入过多或量过大。

（2）降低：血清钾 < 3.5mmol/L 称为低钾血症，见于严重呕吐、腹泻等原因引起的丢失过多。慢性消耗性疾病长时间进食不足引起的钾摄入量不足。静脉输入过多葡萄糖，尤其是加用胰岛素时，钾也进入细胞内，很易造成低血钾。代谢性碱中毒或输入过多的碱性药物等引起的血钾的再分布。

3.氯

氯是调节机体酸碱平衡、渗透压及水电平衡、参与胃酸生成的重要物质。

[参考值]96～108mmol/L（离子选择电极法）。

[临床解读]

血中离子含量稳定，低于、高于这个范围都为异常。

（1）升高：血清氯 > 108mmol/L 为高氯血症。见于高钠血症、呼吸性碱中毒、高渗性脱水、高血氯性代谢性酸中毒、摄入食盐或输入生理盐水过多（特别是肾功能不全时）、肾炎少尿及尿道梗塞等。

（2）降低：血清氯 < 96mmol/L 称为低氯血症。见于低钠血症、严重呕吐、腹泻、胃肠液胰液胆汁液大量丢失、肾功能减退等。

4.钙

钙是人体含量最多的金属微量量元素，99％以上存在于骨骼中，血中含量很少。血中的钙具有重要的生理功能：①维持心肌及其传导系统的兴奋性和节律性；②参与肌肉收缩和神经传导，参与血液凝固等。

[参考值]成人：2.1～2.6mmol/L；儿童：2.5～3.0mmol/L。

[临床解读]

血中钙含量稳定，低于、高于这个范围都为异常。

（1）升高见于：钙溢出进入细胞外液（如癌肿时骨矿物质过多被吸收）；肾对钙重吸收增加（如应用噻嗪类药物）；肠道对钙吸收增加（维生素 D 中毒）；骨骼重吸收增加（固定不能活动）、原发性甲状旁腺功能亢进，PTH 过多分泌。

（2）降低见于：

①低清蛋白血症：慢性肝病、肾病综合征、充血性心衰以及营养不良均可造成低清蛋白血症，此时虽然血清总钙降低，但直接检测游离钙多正常。

②慢性肾功能衰竭；肾损害所至的慢性肾功能衰竭 1.20（OH）-2-D-3 生成不足，导致低钙血症。

③甲状旁腺功能减退：PTH 分泌不足。

④维生素 D 缺乏：可因吸收不良或不适当饮食，加上暴露阳光下太少。对于成人可发生软骨病，儿童可患佝偻病。

⑤电解质代谢紊乱：并发高磷血症，升高的血磷破坏了钙、磷间的正常比例，使血钙降低。并发镁缺乏，可因干 PTH 分泌，并影响其在骨和肾的活性，导致低钙血症。

5.磷

人体中的磷 70％～80％以盐的形式沉积于骨骼中，只有少部分存在于血液中。磷广泛参与糖、脂质和氨基酸的代谢。参与能量代谢，调节酸碱平衡等。

血清磷受年龄和季节的影响，新生儿与儿童血清磷水平较高，夏季时比冬季高。

[参考值]成人：0.8～1.5mmol/L；儿童：1.5～20mmol/L。

[临床解读]

增高见于：

（1）肾排泄磷酸盐能力下降：①肾小球滤过率降低；如急、慢性肾功能衰竭；②肾小管重吸收增加，如甲状旁腺功能减退（PTH 缺乏）、假性甲状旁腺功能减退（PTH 耐受），肢端肥大症（高血清水平的生长激素）以及用依替磷酸二钠治疗。

（2）磷酸盐摄入过多：经口或静脉补给磷酸盐药或使用含磷酸盐的缓泻剂和灌肠液，

（3）细胞内磷酸盐大量转运出：①乳酸酸中毒、呼吸性酸中毒或糖尿病酮症；②细胞溶解，如横纹肌溶解，血管内溶血、细胞毒性抗癌药治疗、白血病及淋巴瘤。

降低见于：

（1）磷向细胞内转移：输注葡萄糖、高营养治疗、使用胰岛素或呼吸性碱中毒。

（2）肾磷酸盐阈值降低：原发性或继发性甲状腺功能亢进，肾小管缺损性家族性低磷血症。

（3）肠道磷酸盐的吸收减少：呕吐、腹泻丢失或与口服制剂结合；吸收减少如吸收障碍综合疗、维生素 D 缺乏。

（4）细胞外磷酸盐丢失：酮症酸中毒、乳酸中毒。

6.镁

镁是人体重要的微量元素，是骨骼和牙齿的重要组成成分，对维持神经、肌肉的兴奋性，细胞膜通透性以及所有细胞的正常功能具有重要作用。

[参考值]0.66～1.07mmol/L。

[临床解读]

（1）增高：常见于急慢性肾功能衰竭、尿毒症、慢性肾炎少尿期、肾上腺功能不全、甲状腺功能减退、甲状旁腺功能减迟、糖尿病昏迷、严重脱水、多发性骨髓瘤、使用含镁制酸剂、灌肠剂等，此外，横纹肌溶解症、家族性低钙尿高钙血症及锂盐过量，亦可致高镁血症。

（2）降低：

1）胃肠道病症：如持续性胃肠减压、吸收障碍综合征、急慢性腹泻、急性出血性胰腺炎以及原发性低镁血症。

2）肾脏丢失：①渗透性利尿，如糖尿病、使用甘露醇等脱水剂；②高钙血症；③乙醇及其他药物；④代谢性酸中毒、酮症酸中毒；⑤肾脏疾病，如肾盂肾炎、间质性肾炎、肾小球肾炎、肾小管酸中毒、肾移植术后；⑥原发性低镁血症；⑦磷酸盐缺乏。

7.锌

锌人体重要的微量元素，是人体各种代谢所需很多酶的重要成分。机体的生长发育和免疫功能都离不开锌的参与。

[参考值]7。6～22.9μmol/L。

[临床解读]

（1）增高：常见于锌中毒、甲亢、红细胞及嗜酸性粒细胞增多症、X线照射后等。

（2）降低：常见于急慢性肝炎、肝硬化、恶性肿瘤、心肌梗死、各种贫血，白血病、骨髓瘤、肾病综合征、急性组织损伤、胃溃疡及直肠溃疡。儿童缺锌可引起食欲不振、嗜睡、发育停滞和性成熟延缓等。神经疾患，如重症肌无力；多发性神经炎时，血锌也可降低。

8.铁

人体内含铁 3～5 克，是血红蛋内、肌红蛋白的重要成分。同时还是某些酶的辅助成分。其主要功能是合成血红蛋白、肌红蛋白、参与能量代谢与免疫以及构成人体必需的酶。

[参考值]成人男：9～29μmol/L；女：7～27μmol/L；老人：7.2～14.3μmol/L。

新生儿：18～45μmol/L；婴儿：7～18μmol/L；儿童：9～22μmol/L。

[临床解读]

（1）增高：常见于溶血性疾病再生障碍性贫血、巨幼细胞性贫血、急性病毒性肝炎（肝细胞损害）、坏死性肝炎、铅中毒、维生素 B_6 缺乏、霍奇金病晚期、血色素沉着症、含铁血黄素沉着症、习惯性输血等。

（2）降低：常见于缺铁性贫血、感染性贫血、长期失血（尤其是胃肠道或泌尿道出血）、铁吸收障碍、妊娠后期、尿毒症、恶性肿瘤、肝硬化、先天性无转铁蛋白血症、促肾上腺素可的松（ACTH）或肾上腺皮质激素治疗等。

六、血、尿淀粉酶（AMY）

淀粉酶是机体重要的消化酶，能将多种糖化合物水解成糊精、麦芽糖和少量的葡萄糖。存在于唾液和胰液中，还少量存在于卵巢、肺和脂肪等组织中。

[参考值]血清＜104IU/L；尿＜640IU/L。

[临床解读]

（1）病理性升高：多见于急性胰腺炎、胰管阻塞、胰腺痛、胰腺损伤、急性胆囊炎、胃溃疡、腮腺炎等，以上疾病时，往往患者的血清淀粉酶与尿中淀粉酶同时升高。

（2）病理性降低：主要见于重症肝炎、肝硬化、糖尿病等。

（3）巨淀粉酶血症时，尿淀粉酶正常，但血清淀粉酶明显升高。

（4）坏死性胰腺炎，淀粉酶不升高，血清钙降低者预后不良。

七、体液免疫

免疫球蛋白是一组具有抗体活性的球蛋白，由浆细胞合成与分泌，存在于机体血液、体液、外分泌液以及部分细胞表面可分为IgG、IgA、IgM、IgD、IgE 五类。

1. 血清免疫球蛋白 G（IgG）

IgG 在人体血清中的含量最高（占 75%），属再次免疫应答抗体，即机体再次感染的重要抗体，对细菌、毒素和寄生虫都有抗体活性，也是唯一能通过胎盘屏障的免疫球蛋白，对新生儿抗感染起重要作用。

[参考值]成人：7.51～15.6g/L。

[临床解读]

（1）IgG 升高①各种慢性感染、慢性肝病、慢性病毒性活动性肝炎、肝硬化、狼疮样肝炎等。②结缔组织病：系统性红斑狼疮、类风湿关节炎、硬皮病、干燥综合征等。③单克隆性 IgG 增高见于免疫增值性疾病，如多发性骨髓瘤（IgG > 35g/L）。④传染病：结核、麻风、黑热病、传染性单核细胞增多症等。

（2）IgG 降低先天性无丙种球蛋白血症、继发性免疫缺陷病（使用免疫抑制药，如环磷酰胺、皮质激素、放射线照射等）、联合免疫缺陷病、重链病、轻链病、肾病综合征、恶性淋巴病、甲状腺功能亢进等。

2.血清免疫球蛋白 M（IgM）

IgM 占血清免疫球蛋白总量的 5%～10%，主要存在血管内，是初次免疫应答反应中的免疫球蛋白，无论是个体发育过程中，还是机体受抗原刺激后，IgM 都是最先产生和出现的抗体。

[参考值]成人：0.46～3.04g/L。

[临床解读]

（1）IgM 升高①见于各种感染性疾病的早期，由于 IgM 是初次免疫应答中的免疫球蛋白，因此，单纯 IgM 增高常提示为病原体引起的原发性感染，脐带血 IgM > 0.2g 儿提示宫内感染。②急性病毒性肝炎初期、慢性病毒性肝炎活动期、胆汁性肝硬化、隐匿性肝硬化、恶性肿瘤、系统性红斑狼疮、类风湿关节炎、硬皮病等。③单克隆性 IgM 增高见于巨球蛋白血症、IgM 型多发性骨髓瘤（IgM > 15g/L）。

（2）IgM 降低原发性无丙种球蛋白血症、IgA 型多发性骨髓瘤、IgG 型重链病、免疫抑制药治疗、淋巴系统肿瘤、肾病综合征以及甲状腺功能亢进、肌营养不良等。

3.血清免疫球蛋白 A（IgA）

IgA 免疫球蛋白分为血清型和分泌型两种。分泌型 IgA 是外分泌液（如初乳、唾液、眼泪、肠道分泌液和支气管分泌液）中的主要免疫球蛋白。因此，其在抗感染防御第一线中起重要作用，尤其在呼吸道和肠道，可称为局部免疫。

[参考值]成年人：0.82～4.53g/L。

[临床解读]

（1）IgA 升高 IgA 型多发性骨髓瘤（IgA > 20g/L）、系统性红斑狼疮、结节病、类风湿关节炎、肝硬化、湿疹、30%～50%IgA 肾病、狼疮性肾炎等。在中毒性肝损伤时，IgA 浓度与炎症程度相关。

（2）IgA 降低反复呼吸道感染、原发性和继发性无丙种球蛋白血症、继发性免疫缺陷病（放射线照射、使用免疫抑制药）、输血反应、自身免疫性疾病、非 IgA 型多发性骨髓瘤、重链病、轻链病、吸收不良综合征、肾病综合征以及甲状腺功能亢进、肌营养不良等。

4.血清补体 C3

C3 是由 α 和 β 两条肽链通过二硫键联结组成，是血清中含量最多的补体成分，约占总补体含量的 1/3 以上，在补体系统激活过程中，无论是经传统途径还是旁路途径，均需 C3 活化后才能推进后续补体成分（C5～C9）的连锁反应，因此，它在两条激活途径中起关键作用。C3 主要在肝实质细胞合成分泌，少量由巨噬细胞和单核细胞合成。补体 C3 动态变化在临床上越来越受到重视。

[参考值]成年人：0.8～1.5g/L。

[临床解读]

（1）补体 C3 增高常见于一些急性时相反应，如急性炎症、风湿关节炎活动期、传染病早期、肿瘤、排异反应、急性组织损伤。肿瘤患者补体量升高，特别是肝癌，C3 升高最为明显，具有诊断意义。

（2）补体 C3 减低：

①系统性红斑狼疮和类风湿关节炎活动期 C3 降低，病情缓解时血清补体水平恢复正常。

②大多数肾小球肾炎（狼疮性肾炎、链球菌感染后肾小球肾炎、基底膜增值性肾小球肾炎）血清总补体和 C3 均明显下降。

③慢性活动性肝炎、慢性肝病、肝硬化、肝坏死、先天性补体缺乏（如遗传性补体 C3 缺乏症）等。

5.血清补体 C4

补体 C4 是一种 β 球蛋白，在肝脏、淋巴组织、骨髓、腹膜巨噬细胞、单核细胞等组织合成。C4 参与补体的经典激活途径。

[参考值]0.16～0.38g/L。

[临床解读]

（1）补体 C4 增高见于各种传染病、急性炎症，风湿热的急性期、结节性动脉周围炎、皮肌炎、心肌梗死、Reiter 综合征和各种类型的关节炎和组织损伤等。

（2）补体 C4 降低常见于自身免疫性肝炎、系统性红斑狼疮、多发性硬化症、类风湿关节炎、IgA 肾病、亚急性硬化性全脑炎、胰岛素依赖型糖尿病、胰腺癌、遗传性 IgA 缺乏症等。在系统性红斑狼疮 C4 的降低常早于其他补体成分，且较其他成分回升迟，狼疮性肾炎较非狼疮性肾炎补体 C4 显著低下。

第十节 病毒性肝炎的免疫学检验

病毒性肝炎是由肝炎病毒引起的一组以肝脏损害为突出表现的传染性疾病。临床上常伴有发烧、乏力、食欲不振、恶心、厌油、腹胀等消化道症状。在我国目前已发现有甲、乙、丙、丁、戊、己、庚型肝共七种。它们都是由各自相应肝炎病毒经相似或不同的方式感染机体的。其中发病率较高的要属甲、乙型。在这 7 种肝炎中，甲型和戊型肝炎经粪-口途径传播，起病较急，有黄疸者较多，可以引起暴发流行或散发，一般不转成慢性。其他几种肝炎主要经血液传播。但也可经母婴、性接触、日常生活接触等方式传播。在我国，HBsAg 阳性率高达 10%，并且有相当一部分人为慢性携带和隐性感染者，丙肝、丁肝等也有此类情况存在，这部分人是相当危险的传染源。

有大量调查资料研究表明：乙型肝炎是肝硬化的主要病因，其次为丙型肝炎。

乙肝还是肝细胞癌的主要病因，95%以上的肝细胞癌患者 HBsAg 阳性，其次为丙型肝炎。故而，健康体检中一般选择检查这两项。

一、乙肝五项

乙肝表面抗原（HBsAg）。

[参考值]阴性。

[临床解读]HBsAg 是乙肝病毒的外壳蛋白，本身不具有传染性，但它的出现常伴随乙肝病毒的存在，

所以，它是已感染乙肝病毒的标志。在感染乙肝病毒后 2~6 个月，可在血清中测到阳性结果。急性乙型肝炎患者如果发病后 3 个月不转阴，则易发展成慢性乙型肝炎。患者该指标可持续阳性。

[注意事项]由于试剂和技术操作上的原因，检查结果不能排除假阴性和假阳性的可能。同一份标本在不同的实验室或采用不同的试剂盒可能会得出不一致的结果。因此，结果有争议时，应进一步采用中和试验确认或进行 HBv-DNA 测定。

乙肝表面抗体（抗-HBs）。

[参考值]阴性。

[临床解读]

（1）乙型肝炎表面抗体阳性说明以往有过乙型肝炎病毒感染的历史，机体产生了免疫力。抗-HBs 在发病后 3~6 个月才出现，可持续多年。

（2）注射乙型肝炎疫苗或打过表面抗体免疫球蛋白表面抗体呈阳性。

（3）表面抗体是保护性抗体，可阻止 HBv 进入新的肝细胞，它的出现标志对 HBv 感染产生特异性免疫力。

乙肝 e 抗原（HBeAg）。

[参考值]阴性。

[临床解读]

（1）阳性表明为乙肝活动期，表示病毒复制活跃并有较强的传染性。

（2）孕妇阳性可引起垂直传播，90%以上的新生儿 HBeAg 呈阳性。

（3）持续阳性，表明肝细胞损害严重，可转为慢性乙肝或肝硬化。

乙肝 e 抗体（抗-HBe）。

[参考值]阴性。

[临床解读]

（1）阳性者表示病情缓解，病毒复制减少，传染性减弱。

（2）慢性乙肝阳性率48%，肝硬化68%，肝癌80%。

（3）急性期出现阳性者易进展为慢性乙肝，慢性乙肝出现阳性者易进展为肝硬化，HBeAg 与抗-HBe 均阳性且 ALT 升高时可进展为原发性肝癌。

乙肝核心抗体 IgM（抗 HBc-IgM）

[参考值]阴性。

[临床解读]

（1）急性乙肝发病期 100% 阳性，既是近期感染的指标，也是体内持续复制的指标，提示患者血液有传染性，慢性活动性肝炎和活动性肝硬化阳性。

（2）抗-HBcIgM 转阴，预示乙肝逐渐恢复。抗-HBcIgM 转阳，预示乙肝复发。

（3）类风湿因子阳性患者可出现乙肝 HBc-IgM 假阳性。

表 10 常见九种乙肝病毒标志物表型的分析

HBsAg	抗-HBs	HBeAg	抗-HBe	抗 HBc-IgM	临床意义
+	-	+	-	+	急性或慢性乙型肝炎感染。提示 HBV 复制活跃，传染强，即俗称大三阳

+	−	−	+	+	急性 HBV 感染趋向回复或慢性乙型肝炎感染，传染性弱，即俗称小三阳
+	−	−	−	+	乙肝感染或慢性乙肝病毒携带者，传染弱
−	+	−	−	+	既往感染过乙肝病毒，现病毒已基本清除，仍有免疫力。
−	−	−	+	+	以往有过乙肝病毒感染，属于急性感染恢复期，少数人仍有传染性，或者为抗 HBs 出现前的窗口期
−	−	−	−	+	有既往感染史，或恢复期 HBsAg 已消，抗 HBs 尚未出现，或隐匿性慢性乙型肝炎
−	+	−	−	−	感染或乙肝，并产生免疫力或打过乙肝疫苗产生抗体
−	+	−	+	+	性乙肝病毒恢复期，以前感染过乙肝病毒
−	−	−	−	−	未感染过 HBV 属于易感人群，应注射乙肝疫苗

二、PCR 定量测定乙肝病毒 DNA

[参考值] $< 1.0 \times 10^3$ 拷贝/ml。

[临床解读]

（1）HBV-DNA 是直接反映 HBv 复制状态及传染性的最佳指标。含量越高，传染性越强。

（2）PCR 定量结果结合血清免疫学乙肝二对半检测结果综合评价。对于机体乙肝病毒感染状态，尤其变异株发生和患者预后的评估更为科学。

（3）怀孕前进行定量 PCR 测定，有助于选择有利的怀孕时机。

（4）乙肝病毒 DNA 定量数值只能说明游离在血液中的病毒含量，但病毒含量尚低与病情严重程度没有直接关系，乙肝病情严重程度须通过检测肝功能系列指标确定。

（5）抗病毒治疗前检测指导临床用药：我国《慢性乙型肝炎防治指南》抗病毒治疗的一般适应证包括：

①HBeAg 阳性者，HBV-DNA $\geq 1.0 \times 10^5$ 拷贝/ml。，HBeAg 阴性者，HBV-DNA $\geq 1.0 \times 10^4$ 拷贝/ml

②ALT $\geq$ 80IU/L（2009 年全国肝病会议建议改为 $\geq$ 60IU/L）。

③若 ALT $<$ 80IU/L（2009 年全国肝病会议建议改为 $<$ 60IU/L），但肝组织学显示 KnodellHAI ≥ 4，或 $\geq$ G2 炎症坏死，也应进行抗病毒治疗。

④对于代偿期肝硬化患者，HBeAg 阳性者，HBv-DNA $\geq 1.0 \times 10^5$ 拷贝/ml，HBeAg 阴性者，HBV-DNA $\geq 1.0 \times 10^4$ 拷贝/ml；不论转氨酶是否升高都要抗病毒治疗。具有（1）并有（2）或（3）的患者应进行抗病毒治疗；对达不到上述治疗标准者，应监测病情变化，如持续 HBV-DNA 阳性，且 ALT 异常，也应考虑抗病毒治疗。

（6）观察抗病毒药物疗效，如果抗病毒治疗 3 个月或半年，HBV-DNA 仍不转阴或下降少于 2 次方，则提示该药物抗病毒疗效欠佳，可考虑停药或换用其他抗病毒药。

（7）抗病毒治疗期间，应至少每隔 3 个月监测 ALT，HBeAB 和 HBV-DNA。

（8）停药后的前3个月，应每月监测 ALT 与 HBV-DNA 以及时发现早期复发。其后对于肝硬化和 HBeAg 和/或 HBV-DNA 阳性的患者应每3个月监测 ALT 与 HBV-DNA。

（9）肝移植是目前肝硬化晚期治疗的唯一方法。检测 HBV-DNA 可用于观察患者的 HBV 感染状况。术前抗病毒治疗，可降低移植后复发，术后的跟踪观测具有较好的临床价值。

（10）监测阻断母婴传播情况。联合应用高效价免疫球蛋白和乙肝疫苗可有效地阻断母婴传播，如 HBV-DNA 阳性表明阻断效果不佳。

（11）检测 HBV 耐药突变株：①HBV 聚合酶区基因序列分析法；②限制性片段长度多态性分析法（RFLP）；③荧光实时 PcR 法；④线性探针反向杂交法等。

三、丙型肝炎病毒抗体 IgM、IgG 和核心抗原（HCV-cAg）

[参考值]阴性。

[临床解读]

（1）抗-HCV 是一种非保护性抗体，阳性是诊断 HCV 感染的重要依据。

（2）抗-HCvIgM 主要用于早期诊断，发病后 2~4d 出现，7~15d 达高峰，其持续时间为 1~3 个月。持续阳性可作为转为慢性肝炎的指标，或提示病毒持续存在并有复制。

（3）抗-HCVlgG 阳性表明已有 HCV 感染，但不能作为感染的早期指标。输血和使用血制品而导致的肝炎，80%~90% 为丙型肝炎，抗-HCVIgG 呈阳性。

（4）丙型肝炎病毒核心抗原（HCV-cAg）检测可提高丙肝病毒检出率、减少丙肝抗体检查的窗口期漏诊率（丙肝游离核心抗原检测时间短：感染后 14~70d 可检出，70d 后丙肝游离抗原消失丙肝抗体产生，抗体可检出时间段为 70d 后，自身免疫病或免疫功能缺陷的患者，丙肝抗体的检测时间可长达 2 年）。

四、PcR 定量测定丙型肝炎病毒 RNA

[参考值] $< 1.0 \times 10^3$ 拷贝/ml。

[临床解读]PCR 测定丙型肝炎病毒 RNA，有助于 HCV 感染的早期诊断。HCV-RNA 阳性提示 HCV 复制活跃，传染性强；转阴提示 HLv 复制受抑，预后较好。连续观察 HCV-RNA，结合抗-HCV 的动态变化，可作为丙肝的顶后判断和干扰素等药物疗效的评价指标。病毒含量低者，干扰素治疗效果好。

第十一节 胃幽门螺旋杆菌

胃幽门螺旋杆菌是外形酷似螺旋形的革兰氏阴性杆菌，且其生存空间具（部位选择性），通常局限于胃及十二指肠黏膜。胃幽门菌体本身具有一种物质称为附着素，能对胃黏膜细胞表面的脂质接受体产生吸引作用，因此能快速引导菌体到达黏膜层。胃幽门螺旋杆菌一旦顺利到达黏膜层，它就能在此抵抗胃酸并生存下来，它所拥有对抗胃酸的最重要武器就是尿素酶（Urease）。它所定居黏膜层的位置，恰巧是人体防御细胞（白细胞、T 淋巴球杀手细胞……）甚难到达的地方。

[参考值]阴性。

[临床解读]

（1）血清抗体试验：通常在感染胃幽门螺旋杆菌后不久，体内抗体随即呈现阳性反应，即使日后完全灭菌痊愈后，体内抗体依然会维持阳性达 6～12 个月之久，因此不容易借此区分正在感染或曾经感染。

（2）胃幽门螺旋杆菌与消化性溃疡有着密不可分的关系。胃幽门螺旋杆菌至少有四种引起溃疡的致病因子：①空泡化细胞毒素 VacA。②诱发胃酸异常分泌。③诱发发炎反应。④具有溃疡基因的菌株。据统计，几乎 100% 的十二指肠溃疡患者可在体内测得胃幽门螺旋杆菌，而胃溃疡患者中，也有超过 70% 感染此菌，且胃溃疡要比十二指肠溃疡麻烦许多。但只要抗生素能顺利将 Hp 菌完全消灭，溃疡的治愈率依然高达 70%～90%。值得注意的是，胃溃疡的患者中有 15~25% 是无症状的，大部分到了发病才知道自己有溃疡。

（3）胃癌和胃幽门螺旋菌之间是否有直接的关联性，目前尚未有定论。但统计显示有 70%～90% 的胃癌患者为胃幽门螺旋菌阳性，且胃幽门螺旋菌阳性的患者比阴性患者多六倍的概率罹患胃癌。从流行病学与病理研究的观点，大家都接受[慢性胃炎→胃黏膜萎缩合并肠化生→胃表皮细胞变性→癌变→发展出真正的胃癌]。感染幽门螺旋杆菌的人，经数十年后，超过四分之一会有萎缩性胃炎，萎缩性胃炎其胃酸分泌较低，胃黏膜易形成肠上皮化生，细胞癌化机会增加。

（4）胃幽门螺旋杆菌的感染率和社会经济的发展程度息息相关，而和种族无甚关联。通常社会经济发展程度愈高的地区，感染率愈低。胃幽门螺旋杆菌可经由口对口传染或是被粪便污染过的水或食物传染，因为感染胃幽门螺旋杆菌的人都可用特殊培养技术于粪便中分离出此菌。

第十二节 人类免疫缺陷病毒及梅毒螺旋体

艾滋病（AIDS）由人类免疫缺陷病毒（HIV）感染导致，主要感染体 CD4T 细胞，导致严重免疫缺陷。由于 AIDs 导致的获得性免疫缺陷，患者通常伴有细菌、真菌、寄生虫、病毒感染，常见并发症有肺结核、卡氏肺脑菌肺炎（PcP）、皮肤卡波西肉瘤、口腔白色念珠菌感染以及肠道菌感染导致的顽固性腹泻等。传播途据有性传播，血液传播（通过输血、血液制品或没有消毒好的注射器传播），母婴传播（包括经胎盘、产道和哺乳方式传播）。

人类免疫缺陷病毒（HIV）抗体：

[参考值]抗体无反应（阴性）。

[临床解读]

检测到体内 HIV 抗体，可作为感染 HIV 重要指标。但只作为初筛试验，如果发现有反应标本（阳性）必须送到省级疾病预防控制中心（CDC）确诊，只有省级 CDC 才有权发出人类免疫缺陷病毒感染阳性报告。

梅毒螺旋体。梅毒是人类独有的疾病，由苍白螺旋体引起的慢性性传播疾病。临床上可表现为一期梅毒、二期梅毒、三期梅毒和潜伏梅毒。显性和隐性梅毒患者是唯一的传染源。性接触传染占 95%。少数可通过接吻、哺乳等密切接触而传染。未经治疗的患者在感染 1 年内最具传染性，随病期延长，传染件越来越小，病期超过 4 年者，通过性接触无传染性。输血时如供血者为梅毒患者可传染于受血者。先天梅毒是患有梅毒的孕妇通过胎盘血行而传染给胎儿。

[参考值]①筛查试验：快速血浆反应素试验（RPR）阴性，不加热血清反应素（USR）阴性；②确诊试验：梅毒螺旋体血凝试验（TPHA）阳性，荧光照旋体抗体吸收试验（FTA–ABS）阴性；③PCR 阴性；④暗视野显微镜检查阴性。

[临床解读]

（1）梅毒或梅毒感染后血清抗体阳性（有反应），较晚接受治疗的梅毒患者抗体可终生阳性。

（2）由于测定方法较多，但有时可出现假阳性或假阴性，如系统性红斑狼疮抗磷脂抗体阳性者可出现梅毒假阳性，应结合临床综合分析。

（3）检测梅毒螺旋体特异性抗体的确诊试验为梅毒螺旋体血凝试验和荧光螺旋体抗体吸收试验。其他方法阳性者，必须进行确诊试验，若阳性可确诊梅毒。

（4）荧光定量 PcR 检测梅毒螺旋体具有快速、灵敏、特异、简便的优点。

（5）暗视野显微镜检查是诊断早期梅毒唯一快速、可靠的方法，尤其对已出现硬下疳而梅毒血清反应仍为阴性者意义更大。

第七章 常见疾病的相关检查项目及临床解读

第一节 感染判断的相关指标

感染性疾病在临床上是最为常见的疾病，可以发生在人体任何部位，是医院各个科室的常客，并且经常伴有各类并发症。而针对大多数的感染性疾病，配合准确的诊断并在短时间内得到良好的治疗，预后效果一般良好，因此感染相关的诊断和治疗手段是所有临床医生应具备的基本功之一。但感染性疾病发病特征通常不明显，单靠疾病症状、体征以及影像学不足以满足早期诊断。近年来更加快速、简便、精准的血清学检测在早期感染性疾病的诊断中发挥着越来越重要的作用。一般细菌、病毒这类病原体由于其高度变异性，使得在生活中感染事件的发生屡见不鲜，在儿童感染，尤其是婴幼儿感染中，起病急、发展快，没有明显的临床特征。对病毒和细菌感染的早期和快速诊断和判别，不仅能提高临床诊疗水平，指导抗生素的合理应用，在遏制和延缓耐药菌的产生方面都具有重要意义。

血常规作为感染诊断中的传统项目，费用低、检测快速、适用性广使其已经成为检验科里的常青树，但单纯通过血常规的检测已不能满足现代医学诊断的需求。运用比较广泛的血清学检测指标如C反应蛋白、降钙素原及血清淀粉样蛋白A的联合检测对于细菌感染和病毒感染的鉴别更具价值。

一、超敏 C-反应蛋白（HS-CRP）

[参考值]速率散射比浊法：< 8mg/L。

[临床解读]

（1）常规区分细菌与病毒感染，细菌感染数小时后，HS-CRP 开始升高，24～48h 达高峰，一般感染被控制，可迅速回落，而病毒性感染 HS-CRP 一般不增高或轻微增高。HS-CRP 对感染的鉴别、疾病活动情况和严重度的监测、治疗效果的观察以及指导抗生素的合理应用有提示作用。一般认为，区分细菌与病毒感染时，HS-CRP 可能比 ESR 和 WBC 更有价值。

（2）婴儿和儿童感染：婴儿时期 HS-CRP 增高有更高的特异性和敏感性，动态测定更有价值。发热患者如果症状持续 12h 以上，临床上不能确诊细菌感染，若 HS-CRP 水平 < 20mg/L，可按病毒感染处理。或在 8～12h 再测 HS-CRP 的值，可排除或证实细菌感染的可能。大龄儿患败血症、心内膜炎、脑膜炎、骨髓炎时，症状 < 12h 时 HS-CRP 可能会正常，几小时后再测就会增高；症状超过 12h，则极少低于 50mg/L。HS-CRP 对不能表达症状的患者（婴儿、昏迷）有很好的提示作用。

（3）外科疾病和感染：组织损伤（如大手术、严重创伤、烧伤）数小时后 HS-CRP 常迅速升高，病变好转后即可下降。术后 6～8hHS-CRP 开始增高（肝功能减退的患者.蛋白合成障碍，评估 HS-CRP 时应考虑肝功能的影响），2～4d 达最高水平，随后下降。若手术恢复后 HS-CRP 又升高，提示继发感染或深静脉血栓形成（术后 6d 后 HS-CRP > 75mg/L，提示有并发症的可能）。非清洁手术动态观察 HS-CRP 对发现感染有重要价值。有报道 400 例 HS-CRP 与 WBC 对急性阑尾炎诊断价值的研究表明 HS-CRP 与白细胞均正常者可排除急性阑尾炎的预测率 100%。

（4）鉴别肾盂肾炎与急性膀胱炎：血清 HS-CRP 在肾盂肾炎时增高明显，且可反映治疗效果，而急性膀胱炎时仪轻微升高。HS-CRP 对评价肾盂肾炎的严重程度也有重要作用。

（5）HS-CRP 与 2 型糖尿病：HS-CRP 是预测 2 型糖尿病并发心血管疾病的危险因子，是 2 型糖尿病的独立预测指标。HS-CRP 水平与代谢紊乱（血脂异常、上腹部肥胖、胰岛素抵抗、高血压、BMI）呈显著性正相关。HS-CRP 可引起胰岛素抵抗，其浓度与 BMI、胰岛素敏感指数独立相关。

（6）HS-CRP 与心血管病：

①轻度心肌梗死 HS-CRP 均值为 40mg/L，广泛梗死可达 160mg/L；

②稳定型心绞痛 HS-CRP 正常，不稳定型偏高；

③动脉栓塞患者高于静脉拴塞，HS-CRP 与局部缺血时间相关；

④HS-CRP 对冠心病危险性预测指标：HS-CRP 比传统分析方法有更高的敏感性。急性冠状动脉综合征，动脉最脆弱的部位破裂，炎症细胞大量渗入，细胞素增加，导致 HS-CRP 增高。因此，HS-CRP 浓度可能反映了动脉硬化栓塞损伤的脆弱性和斑块破裂的可能性，有可能作为一种新的有前途的心血管疾病的指标。

二、血清淀粉样蛋白 A（SAA）

血清淀粉样蛋白 A 属于急性时相蛋白，其最核心的临床价值在于判断病毒感染的严重程度，并在重度感染性相关疾病上表现出更优异的灵敏性。鉴于 SAA 的生物特性，它在临床上通常被用于提示炎症反应和鉴别感染类型，与 CRP 和 WBC 联合检测。

[参考值] < 10mg/L。

[临床解读]

（1）病毒感染时 SAA 轻中度显著升高，而 CRP 在无细菌感染的病毒感染中不升高或仅在一个狭窄的范围内有小幅升高。

（2）SAA 对细菌感染和其他疾病急性期的敏感性也类似 CRP，SAA 与 CRP 取长补短，互补应用尾号。

（3）SAA 指导合理治疗及用药。SAA 作为新的感染指标可为儿童病毒与细菌感染的早期辅助诊断和鉴别诊断提供有用的参考信息。

（4）SAA 的另一个身份是载脂蛋白。SAA 能取代 Apo-I 结合到高密度脂蛋白（HDL）上，改变 HDL 在炎症期间对血管内环境的调节作用。这个身份使得 SAA 在预测心血管疾病中同样具有重要意义。SAA 是动脉粥样硬化的独立危险因子。

（5）美国心脏病学学院的 David 等人研究发现，急性升高的 SAA 浓度与急性冠状动脉综合征患者死亡率呈正相关。SAA 可作为不稳定性心绞痛等心血管疾病发生风险的独立预测因子。

三、降钙素原（PCT）

降钙素原是一种能特异性区分细菌感染和其他原因导致的炎性反应的重要标志物。

[参考值] < 0.5ng/ml。

[临床解读]

（1）PCT 在细菌感染引起的全身性炎症反应早期（2~3h）即可升高，感染后 12~24h 达到高峰，PCT 浓度与感染呈正相关，感染消失后恢复正常。因此对严重细菌感染的早期诊断、判断病情严重程度、预后、评价抗感染疗效、指导抗菌药物应用等方面都具有较高的临床价值。

（2）临床资料显示 PCT 浓度高于 0.5ng/ml 时说明存在细菌感染，建议使用抗生素。

（3）PCT 可用于判断脓毒血症的严重程度，＜0.5ng/ml 时脓毒血症的可能性小，升级到重度脓毒血症的风险为低风险；0.5~2ng/ml 时可能为脓毒血症，升级到重度脓毒血症的风险为中度；2~10ng/ml 时可能为脓毒血症，升级到重度脓毒血症的风险为高风险；≥10ng/ml 时极可能为脓毒血症，升级到重度脓毒血症的风险为极高。

（4）PCT 在局灶性细菌感染中往往正常或轻度升高。当浓度在 0.05~0.5ng/ml 时，患者无或仅有轻度全身炎症反应，可能为局部炎症或局部感染；当浓度在 0.5~2.0ng/ml 时，提示中度全身炎症反应，可能存在感染，也可能为严重创伤、大型手术、心源性休克所致。

（5）PCT 对鉴别发热患者的病因及病原学有一定的临床意义。

四类指标在感染上的运用情况见表（本节末）

四、肺炎支原体

感染中除了区分细菌与病毒，还有一类比较常见的微生物是支原体与衣原体。

（一）肺炎支原体（Mp）

支原体是一类没有细胞壁的原核细胞微生物，通常被划分为远离一般细菌的范畴。实际上真正的支原体仅仅是退化了的芽孢棱菌属细菌。支原体科分为支原体和脲原体两个属。支原体属有 70~100 种，其中对人致病的主要是肺炎支原体，支原体因其无细胞壁而对理化因素的影响比细菌更敏感，容易被清洁剂和消毒剂灭活，但对醋酸铊、甲紫的抵抗力大于细菌。支原体对干扰细胞壁合成的抗生素，如青霉素类、头孢菌素类、多肽类等耐药，但对干扰蛋白质合成的抗生素，如大环内酯类的红霉素、阿奇霉素、四环素类、氯霉素等多敏感。

[临床解读]

（1）肺炎支原体是引起非典型性肺炎的最常见的病原体。支原体肺炎的发病率可占所有肺炎病例的 20%~30%。易感人群主要是 5~19 岁的儿童和年轻人。但近年来发现 65 岁以上老年人群发生的社区获得性肺炎中有 15% 是 MP 引起的，5 岁以下的婴幼儿也可发生感染，且这些人群一旦发病，症状往往更为严重。支原体肺炎同时具有地方性和周期性流行的特点，流行周期为 3~7 年。在流行高峰时，其发病率可达到肺炎总发病率的 70%~80%。Mp 感染可发生在一年中的任何季节，没有明显的季节流行特征。

（2）Mp 没有细胞壁，因此对 β-内酰胺类抗生素天然耐药，磺胺类一般对其也没有作用，治疗的首选药物为大环内酯类，也可选用四环素类（老年人）和睦诺酮类。抗生素使用应持续 7~10d，但口服用药延长至 14~21d 也是合适的。

（3）由于 Mp 培养耗时长（2~3 周），对标本运送及培养基的要求高，且敏感性一般，而抗原检测及分子生物学方法虽有报道，但尚无成熟的试剂盒，故病原学检测方法目前很少用作临床常规检测，其对流行病学调查有一定意义。

（4）血清学检测是目前 Mp 临床实验室诊断的主要方法。Mp 感染后，可用各种血清学试验检测体内产生的特异性抗体。肺炎支原体特异性的 IgM 或 IgA 水平升高提示 Mp 的新近感染，其中 IgM 抗体在发病后不久即可出现升高，1~4 周内达到峰值。急性感染后 IgM 的水平和持续时间在不同个体中差异较大。儿童的 IgM 反应一般强于成人，约 50% 的成人患者无法在 Mp 感染后测到 IgM 的升高，因此，阴性结果时并不能排除 Mp 感染的可能性。IgA 的免疫反应与 IgM 类似，但其在成年人尤其是老年人中的反应水平更高。

IgG 的出现时间晚于 IgM，且在体内的持续时间较长，但在感染数月后会下降到较低水平。有些儿童无法测得明显的 IgG 反应。单份血清测定出现高滴度的 IgG 或双份血清测定（前后间隔 2 周）出现 IgG 滴度 4 倍以上升高也提示 Mp 的新近感染。单测一种类型的抗体往往会出现漏检的情况，因此，应最好同时检测几种类型的抗体，有疑问时还应通过双份血清测定观察抗体转化情况以明确诊断。

目前，临床实验室常用的肺炎支原体抗体明胶颗粒凝集试验采用惰性明胶颗粒作为载体，使用高度纯化的 Mp 抗原，使非特异性反应大大减少。通过检测肺炎支原体的总抗体（IgG + IgM + IgA），最大限度地提高敏感性。以滴度形势报告抗体测定结果，当滴度达到 1∶160 以上时可判定为 Mp 的新近感染，在疾病早期即可做出诊断，而且，样品进行梯度稀释后测定，完全避免了前带现象，强阳性标本不会因假阴性反应而漏检。优点是可以单份测定，随到随做，3h 获得结果。

五、肺炎衣原体（Cp）

衣原体是一类专性细胞内寄生、有独特发育周期、能通过细菌滤器的原核细胞型微生物。由于它具有一些与细菌类似的生物学特性，现归属于广义的细菌范畴。衣原体广泛寄生于人类、鸟类及哺乳动物。

[临床解读]

（1）肺炎衣原体只有一个血清型，即 TWAR 株，可引起急性呼吸道疾病。社区获得性肺炎、支气管炎和鼻窦炎 5% ~ 10% 由肺炎衣原体引起，其还可引起心包炎、心肌炎和心内膜炎，与冠状动脉疾病有关。TWAR 只寄生于人类，人与人之间经飞沫或呼吸道分泌物传播。感染的扩散缓慢，患者之间的传播间隔期平均为 30d，在密集人群中流行可持续 6 个月。TWAR 的感染具有散发和流行交替出现的周期性。散发发病通常持续 3 ~ 4 年，有 2 ~ 3 年的流行期，在流行期间可有数月的短暂暴发。

（2）TWAR 感染的实验室诊断，包括病原体分离、血清学检查和特异性核酸片段检测。分离 TWAR 比较困难，不适用于临床实验室。血清学检查以微量免疫荧光试验（Micro-IF）最为敏感，还可采用补体结合试验。宿主感染 TWAR 后抗体的出现表现为两种模式：在青少年经常出现初次感染后的免疫反应，早期出现的是补体结合抗体，Micro-IF 的抗体出现缓慢，发病 3 周后不能检测出可达诊断水平的 IgM 抗体效价，IgG 抗体通常 6 周后才出现；在成年人则表现为再次感染的免疫反应，迅速出现对 TWAR 的 Micro-IF 的 IgG 抗体，但补体结合抗体通常不出现，IgM 抗体不出现或效价偏低（1∶32 ~ 1∶64）。用 TWAR 抗原进行 Micro-IF 检测时，急性感染的诊断标准是：双份血清抗体效价有 4 倍以上升高，IgM 抗体效价≥16；IgG 抗体效价≥512。补体结合试验的急性感染诊断标准是：双份血清抗体效价有 4 倍以上升高，抗体效价≥64。值得注意的是，血液循环中的类风湿因子可以干扰 Micro-IF 的结果。

（3）如上所述，由于感染后 IgG 抗体存在时间较长，再感染时 IgM 和补体结合抗体又常为阴性，血清学实验省时难以区分初次感染和再感染，有条件的实验室可采用特异性核酸检测的方法。

表 11 四类指标在感染上的运用情况

	血常规	CRP	PCT	SAA
临床特点	细菌感 WBC、中性粒细胞升；病毒感染 WBC 下降或不明显、淋巴细胞上升	细菌感染升高部分病毒感染升高或不明显	局部感染上升不明显；全身重症细菌感染毒症上升幅度大、特异性强	细菌感染上升迅速、幅度大；病毒感染明显上升、痊愈后下降明显
疾病活动性	不能及时反映疾病活	量的动态变化反映	量的动态变化反映	量的动态变化反映

	动性	疾病活动性抗生素指导用药	疾病活动性抗生素指导用药	疾病活动性抗生素指导用药
运用	细菌感染病毒感染指导性强	鉴别细菌、混合性感染	鉴别全身性细菌感染	联合 CRP 鉴别细菌、病毒性感染
影响	人种、年龄、生理状态、样本情况等影响	严重营养良、肝功能不全、抗生素、皮质类固醇治疗等影响	外科创伤、肾功能不全等影响	肿瘤、移植排斥、动脉粥样硬化等影响
局部炎症	WBC↑	↑↑	—	↑↑
全身反应	WBC↑↑	↑↑	↑↑	↑↑↑
细菌感染	中性粒细胞↑	↑↑	↑	↑↑
病毒感染	淋巴细胞↑	—		↑

第二节 糖尿病的相关检查

糖尿病是由多种原因引起的一组以慢性血糖增高为特征的代谢性疾病。由于胰岛素分泌和/或作用缺陷所引起。长期糖类（碳水化合物）以及脂肪、蛋白质代谢紊乱可引起多系统损害，导致眼、将、神经、心脏、血管等组织器官的慢性进行性病变、功能衰退及衰竭；病情严重或应急时可发生急性严重代谢紊乱，如糖尿病酮症酸中泰、高血糖高渗状态等，使患者生活质量降低，寿命缩短，病死率增高，应积极防治。现在发病年龄有降低趋势。

临床上常见的为以下分型：

（1）1 型糖尿病（胰岛 P 细胞破坏，常导致胰岛素绝对缺乏），包括免疫介导糖尿病和特发性糖尿病。

（2）2 型糖尿病（从胰岛素抵抗为主伴胰岛素相对不足到胰岛素分泌不足为主伴胰岛素抵抗）。

（3）妊娠糖尿病（GDM）：妊娠糖尿病是指妊娠期间初次发现的任何程度的糖尿病或糖耐量受损。妊娠糖尿病不包括妊娠前已知的糖尿病患者。

一、餐后 2h 血糖

餐后 2h 血糖测定被称为是一种简化的葡萄糖耐量试验。由于这种方法较口服葡萄糖耐量试验抽血次数少，简单易行，易被患者接受，所以临床上用于筛选和发现空腹血糖正常的糖尿病患者。测定餐后 2h 血糖可以用于诊断和观察疗效。

[参考值]3.9 ~ 7.7mmol/L。

[临床解读]

1.诊断糖尿病

（1）口服 75g 葡萄糖方法同 OGTT。

（2）馒头餐试验，食入 100g 面粉制成的馒头（或面饼含量为 100g 的方便面），从吃第一口饭开始计时间，尽量在短时间内吃完。

（3）测定餐后 2h 血糖能发现可能存在的餐后高血糖。

2.监测糖尿病治疗效果

（1）单纯通过限制饮食治疗糖尿病的患者（非药物治疗），在检测餐后 2h 血糖的时候，必须按日常治疗餐进食，通过血糖控制情况调节饮食量。

（2）对于接受药物治疗的糖尿病患者，测定餐后 2h 血糖必须按正常用餐量进食，按日常治疗量注射胰岛素（或口服降糖药），根据餐后 2h 血糖观察治疗效果和调整药物剂量。

（3）对于新诊断的糖尿病患者，开始接受胰岛素（或口服降糖药）治疗时，为了掌握合适的治疗剂量，为了达到严格控制血糖，同时减少低血糖的发生，有时需要测定三餐前血糖和三餐后 2h 血糖。根据血糖来调整每日用药量和每次用药量，以确定最佳治疗药量（降糖药剂量太大，会引起低血糖；剂量太小达不到控制血糖目的）。如果达不到治疗效果，应及时更换药物。

二、口服葡萄糖耐量试验（OGTT）

1.OGTT 的主要适应证

（1）无糖尿病症状，随机或空腹血糖异常者；以及有一过性或持续性糖尿者。空腹血糖≥5.6mmol/L 应做糖耐量试验，可以大大提高糖尿病或糖尿病前期的检出率以减少漏诊。

（2）无糖尿病症状，但有明显糖尿病家族史者。

（3）有糖尿病症状，但随机或空腹血糖达不到诊断标准者。

（4）因妊娠期、甲状腺功能亢进、肝病、感染出现糖尿者。

（5）分娩巨大胎儿或有巨大胎儿史的妇女。

（6）不明原因的肾病或视网膜病、多囊卵巢综合征。

2.OGTT 试验方法

世界卫生组织推荐成人 75g 无水葡萄糖，儿童每千克体重 1.75g，总量不超过 75g。用 250ml 水溶解葡萄糖，5min 内口服完毕。分别测定服糖前空腹血糖和服糖后 1h、2h、3h 的血糖和尿糖。根据各次血糖水平绘制糖耐量曲线。可同时测定胰岛素和胰岛 C 肽释放。试验前 3d 每日食物中糖含量应不低于 150g，维持正常活动，影响试验的药物应在 3d 前停用。整个试验期间不可吸烟、不喝咖啡、不喝茶和不进食。

对于不适合或不愿意口服葡萄糖者，可食用 100g 馒头（或面饼含量为 100g 的方便面）。

[参考值]空腹血糖 3.9～6.1mmol/L，lh 血糖 6.7～9.0mmol/L

峰值＜11.1mmol/L，2h 血糖 3.9～7.7mmol/L，

3h 血糖 3.9～6.11mmol/L。各次尿糖均为阴性。

[临床解读]

诊断糖尿病只要满足以下 3 条其中 1 条即可诊断为糖尿病。

（1）糖尿病症状＋随机血糖≥11.1mmol/L。

（2）糖尿病症状＋空腹血糖≥7.0mmol/L，需再测定证实。

（3）OGTT 中餐后 2h 血糖≥11.1mmol/L，症状不典型者，需再测定。

空腹血糖受损（IFG）空腹血糖≥6.1mmol/L，但＜7.0mmol/L，餐后 2h＜7.8mmol/L。

糖耐量受损（IGT）空腹血糖＜7.0mmol/L，餐后 3h 血糖为 7.8～11.1mmol/L，且血糖到达高峰的时间延长 1h 后，同时伴有尿糖阳性者为 IGT。IGT 患者长期随诊，最终约省 1/3 患者能恢复正常，1/3 患者仍为糖耐量受损，1/3 患者最终转为糖尿病。ICT 见于糖尿病前期、甲状腺功能亢进、巨人症、肢端肥大症、肥

胖症及皮质醇增多症。

平坦型糖耐量曲线空腹血糖减低，口服75g葡萄糖后上升不明显。不出现血糖高峰，曲线低平。常见于胰腺β细胞瘤、甲状腺功能减退、垂体功能减退及肾上腺皮质功能减退症，也可由于胃排空延迟，小肠吸收不良引起。

储存延迟型糖耐量曲线服糖后血糖水平急剧升高，提早出现峰值，且>11.1mmol/L，而2h血糖值又低于空腹水平。常见于胃切除患者肠道迅速吸收葡萄糖或严重肝损害的患者，因肝脏不能迅速摄取和处理葡萄糖而使血糖急剧升高，引起反应性胰岛素分泌增多，进一步使肝外组织利用葡萄糖加快，使2h血糖明显降低。

3.鉴别低血糖原因

（1）持发性（功能性）低血糖：约占低血糖70%。主要因自主神经功能失调，迷走神经兴奋性过高所致。表现为空腹血糖正常，峰值时间及峰值均正常，但2~3h后出现低血糖。多见于神经质的中年妇女，症状多而体征少。建议少食多餐，低糖、高蛋白、高脂肪、高纤维饮食。必要时可用抗焦虑镇静药及溴丙胺太林等抗胆碱药。

（2）肝原性低血糖：原因为肝糖原合成、储存、分解、糖异生作用减弱。OGTT空腹血糖低于正常，峰值提前且>11.1mmol/L，但2h血糖值仍处于高水平，且尿糖阳性。常见于晚期肝硬化、广泛性肝坏死、严重的病毒性肝炎、肝瘀血、重度脂肪肝、弥漫性肝癌、肝糖原贮积症等。一般肝细胞损害超过80%时，几乎均伴有糖代谢异常。

餐后1h血糖增高，餐后2h血糖正常，尿糖阳性见于甲状腺功能亢进、胃空肠吻合术后和弥漫性肝病。

三、血清胰岛素（INS）

[参考值]空腹5.0~23.4mIU/L；1h32~1299mIU/L，3h3.0~39.8mIU/L。

[临床解读]

（1）胰岛素依赖型糖尿病胰岛素空腹明显降低，口服葡萄糖后释放曲线呈低平曲线。非胰岛素依赖型糖尿病空腹水平正常、稍高或稍低，进糖后胰岛素呈延迟性释放反应，高峰延迟至2~3h出现。有利于糖尿病的早期诊断和分型。

（2）胰岛β细胞瘤患者胰岛素明显增高，胰岛素呈高水平曲线，但血糖降低。

（3）肥胖、肝硬化、肾功能不全、肢端肥大症、巨人症、口服避孕药可使血中胰岛素增高。

（4）垂体功能低下症、肾上腺皮质功能低下、饥饿、继发性胰腺损伤和慢性胰腺炎可使胰岛素水平减低。

（5）高滴度的抗胰岛素自身抗体阳性患者，由于自身抗体干扰，胰岛素测定结果比血液中实际含量低，应结合胰岛C肽测定

四、血清胰岛C肽（C-P）

C肽是胰岛β细胞的分泌产物，一分子的胰岛素原在菌的作用下裂解成1分子的胰岛素和1分子的C肽，由于C肽测定干扰因素少，结果更可靠，故测定C肽能更准确反应胰岛β细胞合成与释放胰岛素的功能。

[参考值]空腹，0.2~1.8nmol/L，1h：0.7~2.7nmol/L。

2h：0.6～2.1nmol/L，3h：0.2～1.1nmol/L。

[临床解读]

（1）胰岛素依赖型糖尿病空腹 C 肽明显降低，口服葡萄糖后释放曲线呈低平曲线。非胰岛素依赖型糖尿病空腹水平正常、稍高或稍低，进糖后 C 肽呈延迟性释放反应，高峰延迟至 2～3h 出现。

（2）C 肽测定有助于胰岛日细脑瘤的诊断及判断胰岛素瘤手术效果。胰岛 β 细胞瘤患者 C 肽明显增高，C 肽呈高水平曲线，但血糖降低。若手术后血中 C 肽水平仍高，说明有残留的瘤组织，若术后随访中 C 肽水平不断上升，提示肿瘤有复发或转移的可能。

（3）肥胖、肝硬化、肾功能不全、肢端肥大症、巨人症和口服避孕药可使血中 C 肽增高。

（4）垂体功能低下症、肾上腺皮质功能低下、饥饿、继发性胰腺损伤和慢性胰腺炎可使 C 肽水平减低。

（5）鉴别低血糖原因。低血糖患者如血清 C 肽和胰岛素超过正常，则可认为系胰腺分泌过多的胰岛素所致（如胰岛 β 细胞瘤），如 C 肽不高，而胰岛素增高，则为外源性高胰岛素血症（如胰岛素用量过多）。

五、糖化血红蛋白（HbA1c）

糖化血红蛋白是血中葡萄糖与红细胞内的血红蛋白在其生命的120d 内非酶促反应形成的一种糖蛋白，故可反映测定前 2～3 个月内患者的平均血糖水平，其量与血糖浓度呈正相关，是国际上评价长期血糖控制的金标准。以前仅用于回顾随时间变化的糖尿病病情控制情况。

[参考值]3.9%～6.2%。

[临床解读]

（1）诊断和筛查糖尿病。美国糖尿病学会标难，HbA1c 水平 5.7%～6.0%预示进展至糖尿病的期阶段，这一群体未来发生糖尿病的风险显著增加，故应作为糖尿病预防的重点对象。HbA1c＞6.0%则表明已患糖尿病。

（2）评价糖尿病控制程度。为达到理想的糖尿病控制，ADA 推荐大多糖尿病患者的控制目标为 HbA1c 水平＜7%，中国糖尿病指南控制目标为 HbA1c 水平＜6.5%，希望这一目标可以有效预防糖尿病相关严重并发症，如糖尿病肾病、神经病变、视网膜病变和牙龈病变等。糖化血红蛋白增高，提示近 2～3 个月糖尿病控制不良，糖化血红蛋白越高，提示血糖水平越高，病情越重。故糖化血红蛋白是观察糖尿病长期控制好坏的金标准，也是临床决定是否要更换治疗的重要依据。

（3）糖尿病控制良好者 3～6 个月检测 1 次糖化血红蛋白，控制欠佳者 1～2 个月检测 1 次，妊娠期糖尿病、1 型糖尿病应每月检测 1 次，以便调整临床用药。

（4）预测心血管并发症。由于糖化血红蛋白与氧的亲和力强，可导致组织缺氧，长期糖化血红蛋白增高，可引起心脑血管并发症。随着 HbA1c 的升高，视网膜病变、肾脏病变、神经病变和微量蛋白尿等并发症的发生风险均增加，HbA1c＞10%微血管病变的发生率比 HbAh＜6%者高 3 倍。HbAh 每增高 1%，发生冠心病的相对危险度增加 15%，发生脑卒中的相对危险度增加 17%，发生外周动脉疾病的相对危险度增加28%。

（5）鉴别高血糖。糖尿病高血糖，糖化血红蛋白增高。而应激性高血糖，糖化血红蛋白正常。

（6）患有贫血或血红蛋白异常性疾病的患者，HbA1c 的检测结果不能反映实际血糖水平，应以空腹和餐后静脉血糖为难。

第三节 心血管系统疾病的相关检查

心脏是人体最重要的器官之一，是血液循环的动力所在，心脏一旦停止跳动，人的生命也随即进入死亡。心血管疾病是发达国家的第一死因，在我国冠心病和脑血管疾病是城市人口的重要死因，是严重威胁人类健康的重要疾病。1997 年 WHO 提出急性心肌梗死的诊断标准：①典型的持续的胸痛史；②典型的心电图改变；③心肌酶学的改变。以上三项中的两项以上阳性即可诊断为急性心梗。

一、血清同型半胱氨酸（Hcy）

[参考值]0 ~ 15μmol/L。

[临床解读]

（1）Hcy 是诱发冠状动脉疾病、脑血管疾病、外周血管疾病的独立危险因素。研究表明，Hcy 主要通过以下机制造成动脉粥样硬化和血栓：①Hcy 对血管内皮细胞（EC）有很大的毒性作用，可破坏 EC 的结构和功能。②Hcy 能使血管平滑肌细胞增殖。⑤Hcy 可增加血液凝闭性，促进血栓形成。④Hcy 可促进动脉粥样硬化。

（2）糖尿病患者血浆总 Hcy 每增高 5μmol/I，在未来 5 年的死亡率将增加 3 倍。

（3）慢性肾功能衰竭（CRF）患者、特别是透析患者，普遍有高 Hcy 血症，其发生率是正常人的 33 倍。

（4）高 Hcy 血症可使深静脉血栓发生率增加 4 倍，降低 Hcy 可降低静脉血栓栓塞症的危险性。

（5）血中 Hcy 增高的妇女容易产生妊娠并发症、早产、新生儿体重减低、神经管畸形等出生缺陷类疾病。母亲补充叶酸对胎儿及胎盘生长十分重要，可防止 Hcy 值上升，防止胎儿神经管畸形。

（6）补充叶酸和 B 族维生素可降低 Hcy，每天从食物中摄取至少 300μg 叶酸，可使卒中的发生率降低 20%，使心血管疾病发生率降低 13%。

二、血清乳酸脱氢酶（LDH）

乳酸脱氢酶是无氧酵解供能过程中极其重要的酶，广泛存在于肝脏，心脏、骨骼肌、肺、脾脏，红细胞、血小板等组织细胞的胞质和线粒体中。所以，乳酸脱氢酶的组织特异性不高。LDH 的测定结果很高，不能说就是某种特定的疾病，要看症状和其他的检查结果才能判断。

[参考值]l15 ~ 220IU/L。

[临床解读]

（1）急性心肌梗死 8 糖尿病患者血浆总 Hcy 每增高 5μmol/I，在未来 5 年的死亡率将增加 3 倍 18hLDH 开始增高，1 ~ 3d 达峰值，6 ~ 10d 恢复正常。持续不降，表明心肌梗死仍在继续进行，如果已下降的 LDH 再次升高则提示原梗死部位病变扩展或有新的梗死病灶。

（2）肝疾病如急性肝炎，慢性活动性肝炎，肝癌，肝硬化，阻塞性黄疸等,LDH 增高肿瘤转移所致的胸腹水中 LDH 往往也升高。

（3）恶性淋巴瘤，如白血病、恶性淋巴瘤、多发性骨髓瘤等 LDH 升高。

（4）骨骼肌损伤、进行性肌萎缩、肺梗死等 LDH 升高。

三、α-羟丁酸脱氢酶（α-HBDH）

[参考值]连续监测法（37℃）：60～180IU/L。

[临床解读]

（1）主要用于心肌坏死和肝功能障碍评价。α-HBDH 为 LDH 异构酶，为 α-酮丁酸为底物测定的 LDH 活性，以 LD 同工酶 LDl 和 LD2 与 α-酮丁酸的亲和力最强，分别为 92% 和 78%，故可视为 LDl 和 LD2 的同工题。其他 LDH 同工酶与 α-酮丁酸也有一定的亲和力，如 ID3 为 55%，LD4 为 39%，LD5 为 25%。

（2）AMI 时 α-HBDH 与 LDH 同期升高，α-HBDH 与 LDH 比值 > 0.8，通常 > 1，增高 1～10 倍以上并与 LDH 演变相一致或稍早。肝病时也可见升高，但 α-HBDH 与 LDH 比值常 < 0.6。

（3）α-HBDH 与 LDH 同时升高可见于甲状腺功能减退症及其他原因引起的 LDH 显著增高时。

四、血清肌酸激酶（CK）

CK 存在于需要大量能量供应的组织如骨骼肌、心肌、脑组织等。CK 是心肌中重要的能量调节酶，是能量代谢重要物质。男性比女性要高，剧烈运动、手术后、肌肉注射血中 CK 值会升高。

[参考值]连续监测法：男 38～171IU/L，女 26～145IU/L。

[临床解读]

（1）急性心肌梗死增高；3～8h 明显增高，10～36h 达峰值，3～4d 恢复正常。CK 主要用于诊断心肌梗死。CK 升高的程度与梗死的面积成正比。发病 24h，如果 CK 小于参考值上限，可排除急性心肌梗死。但应除外心肌梗死范围小及心内膜下心肌梗死。

（2）心肌炎和骨骼肌疾病增高；心肌炎时 CK 明显增高。肌营养不良及多发性心肌炎，进行性肌萎缩、皮肌炎、甲状腺疾病时 CK 活性可有轻度或小度增高。

（3）急性脑卒中数天后血清 CK 活性升高，并可持续升高 10～14d。

（4）急性心肌梗死溶栓治疗后出现再灌注，导致 CK 活性增高，使峰值时间提前。CK 有助于判定溶栓后的再灌注情况。

（5）心脏及非心脏手术均可导致 CK 增高，心导管术以及冠脉成形术均可增高。

五、血清肌酸激酶同工酶（cK-MB）

cK 由 M 和 B 两个亚单位组成，组合成脑型同工酶（CK-BB），肌型同工酶（CK-MM）和心肌型（CK-MB）同工酶。

[参考值]免疫抑制法：0～24IU/L 化学发光法：0.3～4.0μg/L

[临床解读]

（1）血清 CK-MB 诊断急性心肌梗死阳性率达 100%，具有高度特异性。其灵敏度为 17%～62%，特异性为 92%～100%。急性心肌梗死胸痛发作后，如未进行溶栓治疗 3～8h 增高，9～30h 达峰值，多在 48～72h 恢复正常。如果心肌梗死后 3～4d，CK-MB 仍持续不降，表明心肌梗死仍在继续进行，如果已下降的 CK-MB 再次升高，则提示原梗死部位病变扩展或有新的梗死病处。

（2）溶栓治疗时，下壁急性心肌梗死在治疗 2h 后 CK-MB 增加 2.2 倍以上，前壁急性心肌梗死在治疗 2h 后增加 2.5 倍以上，均提示心肌出现再灌注。

（3）用 CK-MB 诊断急性心肌梗死时必须注意无论是 CK-MB 的绝对活性或占总活性百分率的界限值，均不适用于 14 岁以下的儿童，因为婴幼儿和儿童的 CK-MB 均高于成年人。

（4）其他心肌损伤如心绞痛，心包炎、慢性心房颤动、安装起搏器等也可增高。

（5）肌肉损伤或肌内注射，肌营养不良，多发性肌炎 CK-MB 活性也升高。但 CK-MB/CK < 6%。

六、血清肌钙蛋白 T（cTnT）

心肌肌钙蛋白 T 为心肌所特有，具有很高的特异性和敏感性。

[参考值]化学发光法：①0.02 ~ 0.13 μg/L;

② > 0.2 μg/L 为临界值;

③ > 0.5 μg/L 可以诊断心肌梗死。

[临床解读]

（1）诊断急性心肌梗死 3 ~ 6h 开始增高，10 ~ 24h 达峰值，其峰值可达参考值的 30 ~ 40 倍，10 ~ 15d 恢复正常。其灵敏度为 50% ~ 59%，特异性为 74% ~ 96%，明显优于 CK-MB 和 LDH。对非 Q 波性、亚急性心肌梗死或 CK-MB 无法诊断的患者更有价值，可反映心肌受损的严重程度。

（2）判断微小心肌损伤不稳定型心绞痛（UAP）常有微小心肌损伤（MMD），只有 cTnT 才能确诊。因此，cTnT 对诊断 MMD 和判断不稳定型心绞痛的预后有重要价值。

（3）预测血液透析患者的心血管事件肾衰竭患者反复透析可引起血流动力学和血脂异常，cTnT 增高提示预后不良或发生梗死的可能性大。

（4）急性心肌梗死溶栓治疗后是否出现冠状动脉再灌注的指示物，静脉注射溶栓药物是近年来常用治疗急性心肌梗死的方法，在治疗后判断是否出现再灌注也成为临床医生最关注的问题之一。在出现再灌注时，cTnT 往往有双峰变化：第 1 天由于梗死开通后，血流进入病变部位，将游离的 cTnT 冲洗入血液而出现第 1 个峰值；在第 4 天可观察到第 2 个较小的峰值（主要来自 cTnT 复合物中的 cTnT）。这两个峰值的比率有助于判断是否出现再灌注：如第 1 峰值大于第 2 峰值，即比值 > 1.0，往往说明出现再灌注。

（5）药物毒性致心肌损伤外来心肌毒素如多柔比星、5-氟尿嘧啶或危重患者的应急反应产生的心肌内毒素（如脓毒败血症患者），都可直接或间接引起心肌损伤，导致心肌钙蛋白升高。对于心肌炎诊断，cTnT 比 CK-MB 敏感，84% 心肌炎患者 cTnT 可升高。

（6）最特异的心肌梗死指标心肌钙蛋白（cTnT 或 cTnI）取代 CK-MB 成为检出心肌损伤的金标准。

七、血清肌钙蛋白 I（cTnI）

[参考值]免疫比浊法：0 ~ 1.68 μg/L。

[临床解读]

（1）cTHI 在心肌中的含量为 CK-MB 的 13 倍，且骨骼肌中不表达，所以 cTnI 诊断急性心肌梗死具有高敏感性、高特异性。急性心肌梗死：3 ~ 6h 开始增高，14 ~ 20h 达峰值，5 ~ 7d 恢复正常。cTnI 可反映心肌受损的严重程度。其诊断急性心肌梗死的灵敏度为 6% ~ 44%，特异性为 93% ~ 99%。

（2）判断微小心肌损伤。不稳定型心绞痛（UAP）常有微小心肌损伤（MMD），只有 cTnI 才能确诊。因此，cTnI 对诊断 MMD 和判断不稳定型心绞痛的顶后有重要价值。

（3）急性心肌炎增高时 cTnI 阳性率可达 88%，心肌炎时 cTnI 因其相对较高的血清检测值和较长的上升时间而具有较高的检测敏感性，血清 cTnI 则可作为急性心肌炎的诊断标志物，但多为低水平增高。

（4）外源性心肌毒素如多柔比星、5-氟尿嘧啶或危重患者的应急反应产生的心肌内毒素（如脓毒放血症患者），都可直接或间接引起心肌损伤，导致心肌钙蛋白升高。

（5）是目前最特异的确诊心肌梗死指标。

八、脑钠肽（BNP）和氨基末端脑钠肽前体（NT-ProBNP）

脑钠肽又称 B 型利钠肽、脑利钠肽。因首先是从猪脑分离出来而得名，实际上它主要来源于心室。BNP 的主要生理作用包括：增加尿钠排出量和尿量，扩张血管，抗细胞增殖，对抗内皮素和肾素血管紧张素醛固酮系统等。BNP 是一个由 32 个氨基酸组成的多肽，含一个 17 个氨基酸组成的环状结构，是由心脏分泌的短肽激素。BNP 和氨基末端脑钠肽前体（NT-ProBNP）是目前最重要的心脏功能生物标志物。但是 BNP 在外周血中的生物半衰期短于 NT-ProBNP，在外周血中的浓度也比其低。刺激 BNP 释放的主要因素是心肌张力的增加，但神经体液因素如血管紧张素 II、内皮素等可能也有一定作用。BNP 的合成和分泌释放调节主要在基因表达水平。

[参考值]BNP < 100pg/ml，NT-ProBNP < 300pg/ml 为排除急性心衰（50 岁以下的成人 NT-ProBNP > 450pg/ml，50 岁以上 > 500pg/ml，75 岁以上 > 1800pg/ml 诊断急性心衰。）

[临床解读]

（1）BNP 诊断心力衰竭敏感且特异，如果 BNP < 100pg/ml，心衰的可能性极小，其阴性预测值为 90%；如果 > 500pg/ml，心衰的可能性极大，其阳性预测值为 90%。

（2）BNP 和 NT-ProBNP 可预测心衰患者长期死亡风险，对心衰诊断具有高特异性和敏感性，与心衰严重程度呈正相关。NT-ProBNP > 5000pg/ml 提示心衰患者短期死亡风险较高；NT-ProBNP > 1000pg/ml 提示长期死亡风险较高。动态监测两个指标可作为心衰疗效评估的辅助手段，BNP 和 NT-ProBNP 水平降幅 ≥30% 可作为治疗有效的标准。心衰患者住院期间 BNP 和 NT-ProBNP 水平显著升高或居高不降，或降幅 < 30%，均预示再住院和死亡风险增加。

（3）BNP 和 NT-ProBNP 升高多见于心血管疾病，如心脏瓣膜病变、缺血性心脏病、心律失常、心包疾病（心包积液或填塞，缩窄性心包炎）、心肌病变（心肌肥厚、心肌纤维化、心肌浸润性病变）、先心病。

（4）BNP 和 NT-ProBNP 升高也见于急性呼吸窘迫综合征、睡眠呼吸暂停综合征、贫血、败血症、烧伤、卒中、肾功能异常和休克等。

第四节 甲状腺疾病的相关检查

甲状腺疾病主要包括：①甲状腺功能亢进（俗称甲亢），指甲状腺的呈高功能状态，其特征有甲状腺肿大、突眼症、基础代谢增加和自主神经系统的失常。临床上最常见的甲亢是毒性弥漫性甲状腺肿。②甲状腺功能减退（俗称甲减），系甲状腺激素合成与分泌不足或甲状腺激素抵抗而引起的全身性代谢综合征。表现为黏液性水肿、怕冷、皮肤干燥、粗糙、泛黄、发凉、毛发稀疏干枯、易疲劳、记忆力差、智力减退、反应迟钝等。儿童甲减可致呆小病。③甲状腺炎，如亚急性甲状腺炎、自身免疫性甲状腺炎、产后甲状腺炎等。④甲状腺结节。⑤甲状腺癌。

一、血清总甲状腺素（TT4）

甲状腺素全部由甲状腺产生,每天产生80～100Pg,血清中99.5％的T4与甲状腺激素结合球蛋白（TBG）结合，而游离甲状腺素（FT4）含量极少。T4不能进入外周组织细胞,只有转变为FT4后才能进入组织细胞发挥生理作用，故测定FT4较T4更有价值。

[参考值]成年人：78～157nmol/L，儿童：129～270nmol/L

[临床解读]

1.总甲状腺素（TT4）升高

（1）甲状腺功能亢进症、无痛性甲状腺炎、亚急性甲状腺炎、甲状腺激素不敏感综合征、垂体促甲状腺激素肿瘤。

（2）总甲状腺素（TT4）常受甲状腺激素结合球蛋白（TBG）含量的影响，高水平的TBG可使TT4增高。如先天性甲状腺结合球蛋白增多症、妊娠、新生儿、原发性胆汁性肝硬化、部分肝癌、急性肝炎、口服避孕药、抗甲状腺素抗体阳性的慢性甲状腺炎、家族性异常白蛋白血症、T4结合前白蛋白（TBPA）过多症、一过性高T4血症（急性疾病、口服胆囊造影剂）。

2.总甲状腺素（TT4）降低

（1）甲状腺功能减退、慢性淋巴细胞性甲状腺炎、缺碘性甲状腺肿、垂体性甲状腺功能减退症、先天性甲状腺结合球蛋白减少症。

（2）甲状腺功能亢进治疗过程中、糖尿病酮症酸中毒、恶性肿瘤、心力衰竭也可降低。

二、血清游离甲状腺素（FT4）

[参考值]7.5～21.1pmol/L。

[临床解读]

FT4不受血浆甲状腺结合蛋白的影响，对诊断甲状腺功能亢进的灵敏度优于TT4。

（1）FT4升高甲状腺功能亢进症、甲状腺危象、无痛性甲状腺炎伴甲状腺功能亢进、亚急性甲状腺炎伴甲状腺功能亢进、甲状腺制剂服用过量、甲状腺激素不敏感综合征、慢性甲状腺炎伴甲状腺功能亢进、多结节性甲状腺肿。

（2）FT4降低甲状腺功能减退、应用抗甲状腺药物、肾病综合征、人工透析治疗、肝硬化、药物（糖皮质激素、睾酮、水杨酸、苯妥英钠、多巴胺、肝素）。

三、血清总三碘甲状腺原氨酸（TT3）

甲状腺素（T4）在肝脏和肾脏中经脱碘后转变为T3，T3的含量只有T4的1/10，但其生理活性为T4的3～4倍，与TGB结合的结合型T3和游离T3（FT3）之和为总T3（TT3）。

[参考值]成年人：1.34～2.73nmol/L。

[临床解读]

1.TT3增高

（1）TT3是诊断甲状腺功能亢进最灵敏的指标,甲状腺功能亢进时TT3可高出正常值4倍。而T4仅为

2.5 倍。测定 T3 对轻型甲状腺功能亢进、早期甲状腺功能亢进、亚临床甲状腺功能亢进以及甲状腺功能亢进治疗后复发更有诊断意义。已治疗后的甲状腺功能亢进，若患者在血清 TT4 升高以前先有 TT3 升高，则复发的可能性大。因此，具有判断甲状腺功能亢进有无复发的价值。

（2）TT3 是诊断 T3 型甲状腺功能亢进的特异性指标。T3 型甲状腺功能亢进的特点为 TT4 正常而仅有 TT3 增高，T3 型甲状腺功能亢进多见于功能亢进性甲状腺瘤或多发性甲状腺结节性肿大。

（3）甲状腺功能亢进时用 I131 治疗后，若 TT3 值仍高，常提示治疗失败。

2.TT3 降低常见于甲状腺功能减低

由于在甲状腺功能不全时，腺体可在 TsH 及缺碘的刺激下，制造较多的 T3 进行代偿，以致血清 T3 降低不明显甚至轻度升高，此时 TT4 已明显下降。甲低时 TT3 不如 T74 敏感，T3 不是诊断甲低的灵敏指标。低 T3 综合征、恶性贫血、急性心肌梗死、肝硬化、尿毒症等急重病和慢性消耗性疾病也可降低。

四、血清游离三碘甲状腺原氨酸（FT3）

[参考值]3.67 ~ 10.43pmol/L,。

[临床解读]

1.FT3 增高

（1）FT3 是诊断甲状腺功能亢进最灵敏的指标，处于临界值早期或具有复发前兆的弥漫性毒性甲状腺肿（Graves 病）的患者血清 T4 处于临界值，而 FT3 明显增高。测 FT3 对轻型甲状腺功能亢进、早期甲状腺功能亢进、亚临床甲状腺功能亢进以及甲状腺功能亢进治疗后复发更有诊断意义。

（2）FT3 是诊断 T3 型甲状腺功能亢进的特异性指标。T3 型甲状腺功能亢进的特点为 TT4 正常而仅有 TT3 增高，而 FT3 明显增高。T3 型甲状腺功能亢进多见于功能亢进性甲状腺瘤或多发性甲状腺结节性肿大。

2.FT3 减低

FT3 减低见于甲状腺功能减退、低 T3 综合征（T3 降低，T4 可正常或偏低，但无甲低症状）。FT3 减低也可见于恶性贫血、急性心肌梗死、肝硬化、尿毒症、应用糖皮质激素等。

五、血清反三碘甲状腺原氨酸（反 T3）

反 T3 为 T4 在外周组织脱碘的产物，虽然生物活性很低，但其代谢慢，血清浓度男女间无差异，检测血清反 T3 可用于甲状腺功能紊乱的诊断及疗效评估。反 T3 在血中与 T4、T3 维持一定比例，可抑制 T4 向 T3 转化。

[参考值]0.16 ~ 0.95 μg/L。

[临床解读]

1.反 T3 增高

（1）甲状腺功能亢进：反 T3 增高诊断甲状腺功能亢进的符合率为 100%。

（2）急性心肌梗死、重症肝炎、肝硬化、尿毒症、糖尿病、饥饿、心衰竭、老年人等也可增高。

（3）药物影响：丙琉氧嘧啶、糖皮质激素、胆道造影剂、普泰洛尔等药物可使反 T3 增高。

（4）替代治疗监测用药：甲状腺功能减退症服用甲状腺素替代治疗时，反 T3、T3 正常，说明用药量合适。反 T3、T3 增高，T4 正常或偏高，提示用量过大。

2.反 T3 降低

（1）甲状腺功能减退症时反 T3 明显降低，对轻型或亚临床则甲状腺功能减低诊断的准确性优于 T3、T4。

（2）慢性淋巴细胞性甲状腺炎，反 T3 降低常提示甲状腺功能减退。

（3）药物影响：抗甲状腺治疗时，反 T3 降低较 T3 缓慢，当反 T3、T4 低于参考值时，提示用药过量。

六、血清促甲状腺激素（TsH）

促甲状腺激素是腺垂体分泌的促甲状腺生长和功能的激素，具有促甲状腺滤泡上皮细胞增生、甲状腺激素合成和释放的作用。

[参考值]0.34 ~ 5.6mIU/L。

[临床解读]

1.TsH 升高

TsH 升高见于原发性甲状腺功能减退症，异源 TsH 分泌综合征（肺癌、乳腺癌可分泌促甲状腺激素）、垂体 TsH 不恰当分泌综合征、促甲状腺激素分泌型垂体瘤、腺垂体功能亢进症、甲状腺炎、单纯性中状腺肿。摄入金属锂、碘化钾、促甲状腺激素释放激素可使促甲状腺激素增高。可作为甲状腺功能低下患者应用甲状腺素替代治疗的疗效观察指标。

2.TsH 降低

TsH 降低常见于甲状腺功能亢进症，继发性甲状腺功能减退（TSH 分泌不足）、腺垂体功能减退、皮质醇增多症、肢端肥大症等。过量应用皮质激素和抗甲状腺药，也可使 TsH 减低。

七.血清甲状腺结合球蛋白（TBG）

甲状腺结合球蛋白是甲状腺激素的结合载体，直接影响血清总 T3、T4 的含量测定，测定血清甲状腺结合球蛋白常用来排除非甲状腺功能紊乱所引起的 T3、T4 变化。用于与 TsH 水平或临床症状不符的 TT3、TT4 浓度的评估。

[参考值]15 ~ 34mg/L。

[临床解读]

1.甲状腺结合球蛋白（TBG）增多

（1）甲状腺功能减退时 TBG 明显升高，随治疗好转而逐渐恢复正常。

（2）肝硬化、传染性肝炎明显升高，可能与肝脏间质细胞合成分泌增多有关。

（3）Graves 病、甲状腺癌、风湿病、骨肿瘤、先天性 TBG 增多症、应用雌激素、口服避孕药等 TBG 也可增高。

2.甲状腺结合球蛋白（TBG）减低

甲状腺功能亢进症、遗传性 TBG 减少症、肾病综合征、转移性恶性肿瘤、肢端肥大症、大量应用糖皮质激素和雄激素治疗中也可降低。

八、血清抗甲状腺微粒体抗体（TM-Ab）测定

[参考值]化学发光法：< 3kIU/L。

[临床解读]

抗甲状腺微粒体抗体是特异性甲状腺自身抗体。抗 TM-Ab 阳性检出率：慢性淋巴细胞性甲状腺炎 50%～100%，Graves 病 65%，原发性黏液水肿 85%～995%，甲状腺癌 133.1%，单纯性甲状腺肿 8.6%，亚急性甲状腺炎 17.2%～25%，SLE 等结缔组织病患者 15.4～44.7%，其他风湿病为 30%，正常人有 8.4% 的阳性率。抗 TM-Ab 和抗 TG-Ab 同时测定，可以提高检出的阳性率。

九、血清抗甲状腺球蛋白抗体（TG-Ab）测定

[参考值]化学发光法：< 10kIU/L。

[临床解读]

抗甲状腺球蛋白抗体是特异性甲状腺自身抗体，抗 TG-Ab 阳性检出率：慢性淋巴细胞性甲状腺炎 90%～95%、甲状腺功能亢进症 52%～58%、原发性黏液性水肿 72%、Graves 病 50%～98%、甲状腺癌 13%～65%、SLE 等结缔组织病患者 20%～30%。某些肝脏病、重症肌无力、糖尿病等也可出现阳性，40 岁以上妇女阳性检出率 18%。抗 TM-Ab 和抗 TG-Ab 同时测定，可以提高检出的阳性率。

十、抗甲状腺过氧化物酶抗体（A-TPO）

甲状腺过氧化物酶（TPO）存在于甲状腺细胞的微粒体中，并表达在细胞的表面。该酶与甲状腺球蛋白（Tg）协同作用将 L-酪氨酸碘化，并将一碘酪氨酸和二碘酪氨酸连接成为甲状腺激素 T4、T3 和反 T3。TPO 是一潜在的自身抗原，自身免疫性疾病引起的数种甲状腺炎常伴有血中 TPO 抗体滴度升高。目前仍可经常见到的"抗微粒体抗体"这一名词，从临床角度看，可认为是抗 TPO 抗体的同义词，因为 TPO 抗原发现较晚。但是检测方法不同，两者还是有区别的。尽管两种方法在临床诊断敏感性上可以相比较，但由于抗 TPO 抗体试验采用纯化的过氧化物酶作为抗原，所以在批间的重复性、临床特异性方面均优于抗"微粒体抗体"试验。

[参考值]0～34IU/L。

[临床解读]

抗 TPO 抗体滴度升高可见于 90% 的慢性桥本甲状腺炎以及 70% 的突眼性甲状腺肿患者。本试验与其他抗甲状腺抗体测定方法，如抗 TG、抗 TSH 受体抗体同时测定可提高敏感性，但阴性不能排除自身免疫病的可能性。高滴度抗体与疾病的程度无关。随着病程的延长或是缓解期。抗体滴度可转阴。如在疾病的缓解期再次出现抗体，即有恶化的可能。

第五节　性激素的相关检查

性激素包括雄性激素、雌激素和孕激素三类，后二者合称雌性激素。性激素主要为睾酮及少量的脱氢异雄酮和雄烯三酮。雌激素则主要为雌二醇及少量雌酮、雌三醇。从化学上看，所有性激素都是类固醇类激素。

一、血清黄体生成素（LH）

黄体生成素主要促排卵（在 FSH 协同作用下），形成黄体，并促进雌激素、孕激素的形成和分泌。在男性促进睾丸合成、分泌雄激素。

[参考值]男性：1.24～8.62IU/L。

女性：卵泡期 2.12～10.89IU/L，排卵期 19.18～103.3IU/L。

黄体期 1.2～12.86IU/L 绝经期 10.87～58.64IU/L。

[临床解读]

（1）LH 升高多囊性卵巢综合征、性腺发育不全综合征、性腺功能减退、原发性睾丸衰竭和睾丸精曲管发育不全综合征、睾丸女性化综合征、性腺摘除后、更年期或绝经期的妇女以及肝硬化、肾衰竭、甲状腺功能亢进等。

（2）LH 降低垂体或下丘脑性闭经、席汉综合征、希恩综合征、假性性早熟、神经性厌食症、性激素性肿瘤、人绒毛膜促性腺激素（HcG）性肿瘤、肾上腺性变态综合征等。

（3）测定 LH 峰值可以估计排卵时间及了解排卵情况，峰值后 14～28h 排卵，有助于不孕症的治疗。

二、血清尿促卵泡素（FsH）

尿促卵泡素与黄体生成素统称促性腺激素，具有促进卵泡发育成熟作用，与黄体生成素一起促进雌激素分泌。

[参考值]男性：1.27～19.26IU/L。

女性：卵泡期 3.85～8.78IU/L，排卵期 4.45～22.51IU/L，黄体期 1.75～5.12IU/L，绝经期 16.7～113.5IU/L。

[临床解读]

1.FsH 增高

原发性卵巢功能低下、卵巢发育不良、卵巢排卵功能障碍、卵巢早衰、双侧卵巢切除术后、真性性早熟、垂体促性腺激素细胞瘤、原发性或继发性闭经、溢乳闭经、原发性性功能减退、早期垂体前叶功能亢进、睾丸、精原细胞瘤、Turner 综合征、先天性睾丸发育不全综合征（典型的核型是 47，XXY）、更年期或绝经期的妇女，以及肝硬化、肾衰竭、甲状腺功能亢进等。

2.FSH 减低

各种原因导致垂体功能低下、垂体性闭经、继发性性腺功能减退、希恩综合征、席汉综合征、假性性早熟。晚期垂体功能低下见于雌激素或黄体酮治疗、子宫内膜异位症、睾丸肿瘤，以及摄入口服避孕药、性激素等药物。

3.同时测定 FSH 和 LH 的意义

（1）判断闭经的原因：①FsH 及 LH 水平低于正常，提示闭经原因在腺垂体或下丘脑。为此还需要行垂体兴奋试验（用促性腺激素释放激素 LHRH100μg，溶于 5ml 生理盐水中，静脉注射，30s 内注完），当注射完 30min 时测定的 LH 值较注射前增高 2～4 倍或以上者，表明垂体功能正常，病变在下丘脑。反复多次试验，LH 值若无增高或增高不明显，提示病变在垂体。②FSH 及 LH 水平高于正常，甚至达到绝经水平，病变在卵巢。如卵巢早衰、卵巢发育不良、双侧卵巢切除术后等，均可表现为促性腺激素水平升高。

（2）FSH 正常或偏低，LH 明显增高，LH/FSH 值＞2～3，提示多囊卵巢综合征。

（3）区别真性和假性性早熟。①真性性早熟：由 FsH 和 LH 分泌增加引起，FsH 和 LH 至周期性变化。②假性性早熟：FsH 及 LH 水平较低，且无周期性变化，内外周原因引起，如性腺肿瘤，包括睾丸、卵巢肿瘤、肾上腺皮质肿瘤、激素摄入过多引起。

三、血清催乳素（PRL）

[参考值]男性：2.64 ~ 13.13μg/L。

女性：绝经前（＜50 岁）3.34 ~ 26.72μg/L。

绝经后（＞50 岁）2.79 ~ 19.64μg/L。

[临床解读]

1.催乳素病理性升高

（1）垂体催乳素瘤，其血清催乳素含量可达＞200μg/L；其他垂体肿瘤或增生，垂体柄切断或破坏等也可升高。

（2）原发性甲状腺或性腺功能减退、特发性溢乳症、男子乳房发育症。

（3）下丘脑神经胶质瘤、颅咽管瘤、结节病和转移性癌肿、青春期闭经、消瘦厌食综合征与产后闭经溢乳综合征等。

（4）由乳腺癌、肾癌、支气管癌和肺癌等引起的异位催乳素分泌综合征。

（5）神经精神刺激、某些药物作用，如氯丙咳、避孕药、大量雄激素、利血平等抗高血压药等因素均可引起 PRL 升高。

（6）卵巢早衰、黄体功能欠佳、长期哺乳、肾衰竭、糖尿病等。

（7）催乳素增高的女性常伴有闭经泌乳、性功能减退、月经不调等。催乳素增高的男性 91%性功能低下。因此，对有以上症状的患者和无生育能力的妇女应测定催乳素。

2.催乳素病理性降低

催乳素病理性降低多见于垂体功能减退、单纯性催乳激素分泌缺乏症、希恩综合征、原发性不孕症、功能失调性子宫出血、卵巢切除术后、乳腺癌次全切除术后等。

四、血清雌二醇（E2）

雌二醇是雌激素中最主要、活性最强的激素，是性腺功能启动的标志，在成年女性随月经周期呈周期性变化。雌二醇等雌激素的生理功能主要有：①促进女性生殖器官的发育及功能形成、第二性征的出现和维持并与孕激素协同配合，形成月经月期。②对代谢的影响，包括促进肝脏合成多种血浆中的转运蛋白，如运铁蛋白、甲状腺素结合蛋白、皮质类固醇结合蛋白等；降低血浆胆固醇，但促进 HDL 的合成，并减少动脉壁弹性硬蛋白，还可促进钙盐在骨沉积促进肾上管对钠和水的重吸收等。

[参考值]男性：73.2 ~ 274.5pmol/L。

女性：卵泡期 87.84 ~ 417.24pmol/L。

排卵期 347.7 ~ 1584.8pmol/L1/L。

黄体期 292.8 ~ 999.18pmol/L。

绝经期 73.2 ~ 322.1pmol/L。

[临床解读]

1.E2 病理性增高

E2 是评价卵巢功能的重要激素指标。增多常引起女性性早熟、月经不调、男性女性化等。

（1）下丘脑-垂体功能亢进，促性腺激素分泌增多，从而促进卵巢分泌雌激素增加，如腺垂体肿瘤等。

（2）卵巢功能亢进，如卵巢颗粒细胞瘤、卵泡膜细胞瘤、卵泡脂肪细胞瘤、性激素生成瘤等。

（3）腺垂体以外的组织分泌异源性促性腺激素，从而导致雌激素分泌增多，如肺癌、胸腺癌等。

（4）睾丸间质细胞瘤等疾病可引起 E2 分泌增多，从而导致男性乳房发育。

（5）非特异性增多，如甲状腺功能亢进、肝硬化、过多服用含性激素的保健品和饮料等，也可引起血清雌激素增加。

（6）肾上腺皮质增生或肿瘤。

2.E2 病理性降低

雌激素减少常引起女性性幼稚症延迟、继发性闭经等。

（1）下丘脑-垂体功能低下，促性腺激素分泌减少，导致卵巢分泌雌激素减少，如颅内肿瘤压迫、腺垂体萎缩、脑组织缺血等。

（2）卵巢功能低下，如先天卵巢发育不全、卵巢切除术、性激素合成酶缺陷等。

（3）非特异性降低，如甲状腺功能减退、严重营养不良、性激素结合蛋白减少，引起雌激素总含量降低。

（4）口避孕药和雄激素后也可使 E2 水平降低。

五、血清黄体酮（P）

黄体酮反映黄体的功能及卵巢有无排卵。少量孕激素可由肾上腺皮质分泌。但女性进入青春期（13～18 岁）后，女性内外生殖器发育成熟，第二性征出现，并诱导卵泡细胞膜上的 FsH 受体及卵泡内膜、颗粒细胞膜上的 LH 受体增多，周期性地每次出现一个成熟卵泡，而雌激素和孕激素的分泌亦出现与卵泡周期性变化有关的波动，形成月经及周期性排卵，标志着女性性功能发育成熟。月经周期中，排卵前分别由卵泡的内膜细胞及颗粒细胞合成分泌雌激素和少量黄体酮，排卵后则大量合成释放黄体酮和雌激素。

[参考值]男（成年人）：0.0317～2.663nmol/L。

女：卵泡期 0.983～4.82nmol/L。

排卵期 1.90～8.24nmol/L。

黄体期 16.36～57.57nmol/L。

绝经后 0.25～2.47nmol/L。

怀孕后 1～3 个月 236.89～160.85nmol/L。

怀孕后 4～6 个月 61.53～146.77nmol/L。

[临床解读]

（1）观察妇女排卵的时间及黄体酮的生成情况在排卵前后 1 天，黄体酮含量成倍增加，提示有排卵。正常月经周期中排卵后 7～8d 黄体酮水平达高峰，提示有排卵。使用促排卵药时，可用黄体酮观察促排卵效果。

（2）了解黄体功能黄体期黄体酮水平低于生理值，提示黄体功能不足；月经来潮 4～5d 黄体酮仍高于生理水平，提示黄体萎缩不全。

（3）观察胎盘功能怀孕 8 周之后随妊娠月份增加而上升，怀孕 9~32 周时显著增高，35 周达高峰，可达正常人的 10~100 倍，双胎或多胎妊娠血清黄体酮水平多较单胎妊娠者明显升高。妊娠期胎盘功能减退时，血中黄体酮水平下降。

（4）黄体酮病理性增高脂质性卵巢瘤、黄体囊肿、子宫内膜腺瘤、葡萄胎及绒毛膜内皮细胞癌患者均见黄体酮增高。先天性 17α-羟化酶缺乏症患者由于黄体酮降解减少，导致血清黄体酮水平升高。原发性肾上腺皮质功能亢进升高。

（5）黄体酮病理性降低排卵障碍、卵巢功能减退症、黄体功能不全、无排卵性子宫出血、原发性与继发性闭经、多囊卵巢综合征、胎儿发育迟缓、先兆流产、死胎、脑垂体功能减退症、原发性慢性肾上腺皮质功能减退症等。

六、血清睾酮（T）

睾酮是一种类固醇激素，由男性的睾丸或女性的卵巢分泌，肾上腺亦分泌少量睾酮。它是主要的男性性激素及同化激素，对增强性欲、力量、免疫功能、对抗骨质疏松症等有着重要的作用。睾酮，其生理功能可概括为：①刺激胚胎期及出生后男性内外生殖器的分化、形成和发育，参与男性性功能及第二性征的出现和维持；②促进蛋白质合成的同化作用，使机体呈正氮平衡，对男性青春期的长高起着重要作用；③促进肾脏合成促红细胞生成素，刺激骨髓的造血功能。

[参考值]男性：6.07~27.1nmol/L。

女性：0.347~2.60nmol/L。

[临床解读]

（1）睾酮增高见于睾丸良性间质瘤、男性真性性早熟、家族性不完全假两性畸形 II 型、完全或不完全性睾丸女性化、男性不育综合征、男性分泌促雄性激素的肿瘤和先天性肾上腺皮质增生症。女性多囊卵巢综合征、卵巢男性化肿瘤（睾丸母细胞瘤、门细胞瘤）、妊娠期的绒毛膜上皮疾病、部分肾上腺皮质肿瘤、皮质醇增多症、原发性多毛症、应用促性腺激素及口避孕药等。

（2）睾酮减低男性原发性和继发性性腺功能不全。原发性性腺功能不全病变在睾丸，睾酮降低，伴有 LH 和 FsH 增高。继发性性腺功能不全，下丘脑或垂体病变导致促性腺激素分泌缺乏，伴有 LH 和 FsH 降低，影响睾丸功能。隐睾症、睾丸炎症或外伤时减低。

七、雌三醇（E3）

雌三醇在非孕期是雌二醇的代谢产物，其值很低。在妊娠期中、晚期，90%雌三醇由胎儿肾上腺、肝以及胎盘合成，血清雌三醇的含量随着妊娠期进展而不断增加，妊娠 41~42 周达到高峰规定 E3 对了解胎盘的功能有重要意义。

[参考值]妊娠 26~28 周 142.27~253.31nmol/L。

妊娠 28~32 周 256.78~294.95nmol/L。

妊娠 32~36 周 322.71~475.39nmol/L。

妊娠 36~38 周 579.49~822.39nmol/L。

妊娠 38~40 周 614.19~881.38nmol/L。

妊娠 >40 周 669.71~1041nmol/L。

[临床解读]

1.E3 下降

连续监测孕妇血清 E3，可用于高危妊娠的监护，如果雌三醇含量持续下降，提示胎盘功能严重不良，可能为胎儿宫内生长迟缓、过期妊娠、先兆子痫、胎儿肾上腺发育不全、胎儿先天畸形、葡萄胎、宫内死胎等。

2.E3 增高

可见于多胎妊娠、巨大儿、糖尿病合并妊娠及胎儿先天性肾上腺皮质功能亢进症等。

八、血清人绒毛膜促性腺激素（HcG）

人绒毛膜促性腺激素（HCG）为胎盘分泌的一种糖蛋白激素。成熟女性因受精的卵子移动到子宫腔着床后，形成胚胎，在发育成长为胎儿过程中，胎盘滋养层细胞可产生大至的人绒毛膜促性腺激素，可通过孕妇血液循环到尿中。孕后 35 ~ 50d 尿中 HCG 可升至大于 2500μ/L，测尿 HCG 可诊断早期妊娠。

[参考值]化学发光法：< 5IU/L。

孕妇 HCG（IU/L）。

妊娠 0.2 ~ 1 周 5 ~ 50IU/L。

妊娠 1 ~ 2 周 50 ~ 500IU/L。

妊娠 2 ~ 3 用 100 ~ 5000IU/L。

妊娠 3 ~ 4 周 500 ~ 10000IU/L。

妊娠 4 ~ 5 周 1000 ~ 50000IU/L。

妊娠 5 ~ 6 局 10000 ~ 100000IU/L。

妊娠 6 ~ 8 周 15000 ~ 200000IU/L。

妊娠 8 ~ 12 周 10000 ~ 100000IU/L。

[临床解读]

（1）诊断早期妊娠一般情况下，正常人 β-HCG 测定值 < 5IU/L，如果 > 5IU/L 就可以考虑受孕可能，如果 > 10IU/L 基本可以确定妊娠。妊娠后 35 ~ 50dHCG 可 > 2500IU/L。多胎妊娠者的 HcG 常多于一胎妊娠者。

（2）98% 宫外孕为输卵管妊娠，HCG 阳性，但上升速度较正常妊娠缓慢，B 超未找到宫内孕囊者应考虑宫外孕。

（3）流产诊断与治疗，不完全流产如子宫内尚有胎盘组织残存，HCG 检查仍可呈阳性；完全流产或死胎时 HCG 由阳性转阴性，因此，可作为保胎或吸宫治疗的参考依据。

（4）先兆流产，如 HcG 仍维持高水平多不会发生难免流产。如 HCG 逐渐下降，则有流产的或死胎的可能。在保胎治疗中，如 HCG 仍继续下降说明保胎无效，如 HcG 不断上升，说明保胎成功。

（5）产后 9d 或人工流产术后 25d，血清 HCG 应恢复正常，否则考虑有异常情况存在。

（6）滋养细胞肿瘤诊断与治疗监测；①葡萄胎、恶性葡萄胎、绒毛膜上皮癌及睾丸畸胎瘤等患者 HCC 显著升高。②滋养层细胞肿瘤患者术后 3 周后 HCG 应 < 50IU/L，8 ~ 12 周呈阴性；如 HcG 不下降或不转阴，提示可能有残留病变，这类病例常易复发，故需定期检查。

（7）内分泌疾病中如脑垂体疾病，甲状腺功能亢进，妇科疾病如卵巢囊肿、子宫癌等 HCG 也可增高。

近年来发现恶性肿瘤如畸胎瘤、胰腺癌、胃癌、肝癌、乳腺癌、肺癌、睾丸肿瘤，如精原细胞癌、畸形及异位 HCG 瘤等血中 HcG 也可升高，因此，将 HCG 作为肿瘤标志物之一。但必须结合临床情况及其他检查结果综合分析判断。

第六节 肿瘤标志物的实验室检查

肿瘤标志物是反映肿瘤存在的一类化学类物质。是恶性肿瘤发生和增殖过程中，肿瘤细胞基因表达而合成分泌的，或由机体对肿瘤反应而异常产生或升高的，反映肿瘤存在和生长的一类物质，存在于病人的血液、体液、细胞或组织中，可用生物化学，免疫学及分子生物学等方法测定，肿瘤标志物主要包括以下几类：①癌胚蛋白，如甲胎蛋白（AFP）、癌胚抗原（CEA）；②肿瘤相关抗原，如 CA19-9、CA125；③酶，如乳酸脱氢酶（LDH）、神经元特异性烯醇化酶（NSE）、前列腺酸性磷酸酶（PAP）；④特殊血浆蛋白，如 $\beta 2$-巨球蛋白、本周蛋白；⑤激素，如降钙素、绒毛膜促性腺激素（HCG）、促肾上腺皮质激素（ACTH）。此外，原癌基因、抑癌基因及其产物也逐渐被广泛用作肿瘤标志物。有的肿瘤标志物不存在于正常成人组织而仅见于胚胎组织，有的在肿瘤组织中的含量大大超过正常组织，其存在或量变可提示肿瘤的性质，借以了解肿瘤的发生、细胞分化和细胞功能，以帮助肿瘤的诊断、分类、预后判断和治疗指导。理论上，肿瘤标志物可以发现亚临床期的肿瘤，但肿瘤在未突破基膜、侵犯黏膜之前（原位癌），其抗原尚未进入血液循环，即便有少量逸入血中，现有方法的检测敏感性也无法将其检测出来。另一方面，真正肿瘤特异的标志物极少，因此即使是肿瘤标志物检测为阳性，也无法断定是肿瘤所致。例如前列腺特异性抗原（PSA），虽然具有较高的器官特异性，但仍不具有肿瘤特异性，许多良性前列腺疾病也可导致 PSA 升高。因此，现有标志物在敏感性和特异性方面都无法充分满足肿瘤早期诊断要求。

国内外指南已明确的肿瘤标志物临床价值包括以下 3 方面。

（1）辅助诊断 "辅助"即不具有决定性作用。由于前述提到的检测手段灵敏性、肿瘤发展的生物学特性等原因，肿瘤标志物检测结果存在假阳性和假阴性的问题，即便是目前国际上公认的可用于肿瘤早期筛查的 AFP、CEA、CA125、PSA 这四个标志物，其对早期肿瘤的检出率也不到 30%。

（2）疗效监测 一般情况下，恶性肿瘤治疗后，患者肿瘤标志物浓度变化与疗效之间有一定相关性。如果肿瘤标志物浓度下降到参考区间，提示肿瘤治疗有效；如果浓度下降但仍保持在参考区间以上，提示有肿瘤残留和/或肿瘤转移。

（3）预后随访 对于已接受肿瘤切除术及其他治疗的患者，出院后定期监测肿瘤标志物水平，可以了解肿瘤是否复发。如果肿瘤标志物浓度下降到参考区间一段时间后又重新升高，提示肿瘤复发或转移。

其中，学术界普遍认为，肿瘤标志物的主要临床意义在于疗效监测和预后随访。因此，不提倡对无症状人群进行肿瘤标志物筛查。但对特定肿瘤的高危人群或高发地区，选择有针对性的标志物进行筛查和动态观察，是可行也是有效的。如对慢性乙肝和丙肝患者，定期检测 AFP 筛查肝癌，在鼻咽癌高发区可通过 EB 病毒衣壳抗原（VCA）/IgA 检测筛查鼻咽癌。

此外，在临床应用过程中，由于肿瘤标志物在恶性肿瘤发生的不同阶段，其检测敏感性有所不同，因此要结合影像学检查综合分析。

受现有肿瘤标志物生物学特性限制，单独检测一种肿瘤标志物诊断肿瘤，存在阳性率不高、特异性不强等问题。目前，临床多采用标志物联合检测，以提高检测灵敏性及特异性。联合检测的指标必须经科学分析和筛选。常用的联合检测推荐方案见表12。

表 12 肿瘤标志物联合检测推荐方案

肿瘤类型	肿瘤标志物
肝癌	AFP+CEA+AFU
结直肠癌	CEA+CA19-9+CA50
胰腺癌	CA242+CEA+CA19-9+CA50
胃癌	CEA+CA19-9+CA724
食管癌	CEA+SCC+CYFRA21-1
肺癌	SCC+CYFRA21-1+NSE+ProGRP
乳腺癌	CEA+CA125+CA15-3
卵巢癌	CEA+CA125+AFP+β-HCG+CA724
宫颈癌	CEA+CA125+SCC+CA724
子宫内膜癌	CEA+SCC+β-HCG+SF
肾癌	CEA+β2-MG
前列腺癌	fPSA/tPSA+PAP
鼻咽癌	CEA+EBV+SCC

癌症是全球疾病致死的重要元凶之一。据统计，全球新癌症患者每 10 万中就有 173 人，在中国每 10 万人中有 110 人。专家指出：在所有的肿瘤中有 1/3 的肿瘤可以预防，1/3 的肿瘤可以治愈，1/3 的肿瘤可以延长生命。目前，发达国家癌症的诊断与治疗多在早期，并且把一些肿瘤标志物作为某些人的必检项目（如 PSA 等）。所以，肿瘤标志物（TM）的检测意义重大。肿瘤筛查就是从无症状人群中寻找可疑者。肿瘤标志物检测是肿瘤初筛的有效方法。常用于高危人群筛查。

AFP：筛查原发性肝癌。

PSA：50 岁以上男性筛查前列腺癌。

高危型 HPV：筛查宫颈癌。

CA125+超声：50 岁以上妇女筛查卵巢癌。

一、血清甲胎蛋白（AFP）

甲胎蛋白主要在胎儿肝脏和卵黄囊合成，在胎儿 13 周 AFP 占血浆蛋白总量的 1/3。在妊娠 30 周达最高峰，以后逐渐下降，出生时血浆中浓度约 40μg/L，在周岁时接近成人水平（低于 30μg/L）。当肝细胞或生殖腺胚胎组织发生癌变时，可产生大量甲胎蛋白。

[参考值]化学发光法：血清<25μg/L。

[临床解读]

（1）原发性肝癌血清 AFP 增高，其阳性率可达 67.8%~74.4%。在排除其他妊娠、活动性肝病、生殖腺胚胎瘤等，可以诊断肝癌。血清 AFP 检查诊断肝癌的标准为：①AFP>500μg/L 持续 4 周以上；②AFP>200μg/L 持续 8 周以上；③AFP 由低浓度逐渐升高不降。但 20%~30% 的原发性肝癌 AFP 本升高。AFP 在肝癌出现症状之前的 8 个月就已经升高。故肝硬化、慢性肝炎患者、家族中有肝癌患者的人应半年检测 1 次 AFP。

（2）AFP 动态变化与病情有一定关系，手术切除后 2 个月 AFP 应降至正常，不降低或降而复升提示手术效果欠佳或复发，同时又可做放疗、化疗效果和评价。

（3）急慢性肝炎、肝炎后肝硬化、药物诱导性肝病者也有 10%～50% 的患者有一过性低水平升高（50～200μg/L）。AFP 含量高峰多在 ALT 的升高阶段，二者下降也一致，其 AFP 升高是由肝细胞再生引起，如果 AFP 升高而 ALT 正常或由高降低，则应多考虑原发性肝癌。

（4）生殖腺胚胎性肿瘤患者血清中 AFP 浓度可见升高，睾丸、卵巢内胚窦瘤、恶性畸胎瘤以及其他消化道肿瘤 AFP 可以升高。

（5）AFP 可用于胎儿产前监测。妇女妊娠 3 个月后，血清 AFP 浓度开始升高，7～8 个月时达到高峰，一般在 400μg/L 以下，分娩后 3 周恢复正常。在神经管缺损、脊柱裂、无脑儿等时，AFP 可由开放的神经管进入羊水而导致其在羊水中含量显著升高，AFP 可经羊水部分进入母体血循环。85% 脊柱裂及无脑儿的母体血液 AFP 异常增高。

二、血清 α-L 岩藻糖苷酶（AFU）

α-L 岩藻糖苷酶（AFU）的化学本质是一种糖蛋白、溶解体酸性水解酶。血清中 AFU 的分子量为 270～390，广泛存在于人体各种组织细胞溶酶体和体液中。胎盘、胎儿组织、脑、肺、肝、肾以及血清、唾液中均含有 AFU，其主要生理功能是参与含岩藻基的各种糖脂、糖蛋白、黏多糖等大分子物质的分解代谢。

[参考值]5～40μg/L。

[临床解读]

（1）AFU 在原发性肝癌阳性率达 81.2%，与 AFP 联合检查，阳性率达 93.1% 以上，是原发性肝癌的标志物之一。

（2）动态观察 AFU 可用于肝癌疗效观察和术后监测，术后降低，复发时又增高。

（3）AFU 在转移性肝癌、肺癌、乳腺癌、卵巢癌、子宫癌也可增高。在肝硬化、慢性肝炎轻度增高。

（4）AFU 用于岩藻糖苷蓄积病的诊断：遗传性岩藻糖苷酶缺乏症 AFU 降低，患儿多于 5～6 岁前死亡。

三、血清癌胚抗原（CEA）

[参考值]化学发光法：血清 <5μg/L。

[临床解读]

（1）癌胚抗原是一种广谱的肿瘤标志物。其血清浓度与多种肿瘤，特别是消化道肿瘤相关，cEA > 20μg/L 常提示有恶性肿瘤。CEA 在恶性肿瘤中的阳性率依次为结/直肠癌 70%，胃癌 60%，胰腺癌 55%，肺癌 50%，乳腺癌 40%，卵巢癌 30%，子宫癌 30%。

（2）动态测定期胚抗原可用于病情监视、疗效判断等。

（3）另外，慢性结肠炎、胰腺炎、结肠息肉、直肠息肉、萎缩性胃炎、肝硬化、溃疡性结肠炎、肠梗阻、胆道梗阻、胆囊炎、肝脓肿，以及吸烟者和老年人。某些良性疾病患者中 25% 的人血清 CEA 可暂时性升高。

四、血清癌抗原 242（CA242）

血清癌抗原 242（CA242）是一种唾液酸化的鞘糖脂类抗原，几乎总是和 CA50 一起表达，但两者受不同的单克隆抗体识别，在临床上均被用于恶性消化道肿瘤尤其胰腺癌和结直肠癌的诊断。

[参考值]化学发光法：血清＜20IU/ml。

[临床解读]癌抗原242增高见于68%～79%的胰腺癌患者、55%～85%的结肠癌患者、44%的胃癌患者，也见于5%～33%的非恶性肿瘤患者。此外，卵巢癌、子宫癌和肺癌阳性率较CA50高。

五、血清癌抗原50（cA50）

[参考值]化学发光法：血清＜＜20IU/ml。

[临床解读]癌抗原50（CA50）是一种非特异性的广谱肿瘤标志物，与cAl9-9有一定的交叉抗原性，主要用于胰腺癌、结肠/直肠癌、胃癌的辅助诊断，其中胰腺癌患者增高最明显。

（1）cA50增高见于80%的胰腺癌患者、80%的胆道（胆囊）癌、73%的原发性肝癌、50%的卵巢癌、20%的结肠/直肠癌、乳腺癌、子宫癌等恶性肿瘤。

（2）动态观察CA50对肿瘤疗效及预后判断、复发监测颇有价值。

（3）溃疡性结肠炎、肝硬化、黑色素瘤、淋巴瘤、自身免疫性疾病等cA50也增高。

六、血清糖类抗原19-9（CA19-9）

[参考值]化学发光法：血清＜37IU/ml。

[临床解读]

（1）CAl9-9是胰腺癌的首选肿瘤标志物，胰腺癌早期，特异性为95%，敏感性可达80%～90%，有5%～10%的胰腺癌患者不升高。可用于胰腺癌的早期诊断。

（2）cAl9-9在胆囊癌、胆管癌阳性率85%左右，结肠癌、胃癌40%，直肠癌30%～50%。但无早期诊断价值，对早期患者的敏感应仅有30%。

（3）动态观察cAl9-9对肿瘤疗效及预后判断、复发监测有重要价值。术后检测CAl9～9对肿瘤复发的判断比影像检查早3～9个月。

（4）另外，急性胰腺炎、胆囊炎、胆汁淤滞性胆管炎、肝硬化和肝炎等疾病CA19-9也有不同程度的升高。

（5）cAl9-9结合cEA检测，对胃癌的诊断符合率可达85%。

七、血清癌抗原72-4（CA72-4）

cA72-4是一种由cc49和B72.3两株单抗识别的黏蛋白样的高分子量糖蛋白。是卵巢癌和胃肠道肿瘤的标志物诊断胃癌的特异性优于cAl9-9和€EA。

[参考值]化学发光法：血清＜6.0μg/L。

[临床解读]

（1）升高见于67%的卵巢癌患者、50%的结肠癌、47%的直肠癌、45%的胃癌、42%的胰腺癌、41%的乳腺癌。

（2）cA72-4与CAl25联合检测，可提高卵巢癌的检出率。

（3）cA72-4与cEA联合检测，可以提高诊断胃癌的敏感性和特异性。

（4）正常人和良性胃肠道疾病cA72-4的阳性率分别为3.5%和6.7%。

八、血清鳞状上皮细胞癌抗原（scc）

鳞状上皮细胞癌抗原存在于鳞状细胞癌的胞质中，是一种较好的鳞癌肿瘤标志物，最早用于诊断鳞癌。宫颈癌、肺癌、头颈部癌时，血清鳞状上皮细胞癌抗原增高，其浓度随病情加重而增高。

[参考值]化学发光法：血清 < 2.5ng/ml。

[临床解读]

（1）SCC 增高见于 83% 的子宫颈癌患者、25% ~ 75% 的肺鳞状上皮细胞癌、30% 的 I 期食管癌、89% 的 III 期食管癌患者。

（2）血清 Scc 与宫颈癌分期、肿瘤体积、治疗后效果、肿瘤复发和病情进展有关。美国国家生化学会推荐 SCC 用于宫颈癌疗效、复发、转移及评价预后。

（3）部分银屑病、天疱疮、肝硬化、肺炎、肝炎、乳腺良性疾病、结核病等 SCC 也升高。

九、血清神经元特异性烯醇化酶（NSE）

神经元特异性烯醇化酶（NsE）是小细胞肺癌（SCLC）和神经母细胞瘤的肿瘤标志物。此酶在正常人脑组织中含量最高，起源于神经内分泌细胞的肿瘤组织也合异常表达。研究发现 SCLC 也是一种能分泌 NsE 的神经内分泌性质肿瘤。肺癌和神经母细胞瘤的肿瘤标志物，可用于鉴别诊断、病情监测、疗效评价和复发预报。

[参考值]化学发光法：血清 < 10ng/ml。

[临床解读]

（1）神经元特异性烯醇化酶（NsE）是小细胞肺癌（SCLC）最敏感、最特异的肿瘤标志物，敏感性为 83% ~ 92%，特异性为 32.9%。

（2）NsE 是神经母细胞瘤的标志物，灵敏度 90% 以上，有效治疗后降低，复发后又增高。

（3）神经内分泌细胞肿瘤（如嗜铬细胞瘤、胰岛细胞瘤、黑色瘤）等 NsE 也增高。

（4）NSE 还可用于神经母细胞瘤和肾母细胞瘤的鉴别诊断，神经母细胞瘤神经元 NsE 异常增高而肾母细胞瘤增高不明显。

（5）正常红细胞中存在 NSE，标本溶血可使结果增高。

十、血清角质蛋白 19 片段（CY21-1）

[参考值]化学发光法；血清 < 7.0μg/L。

[临床解读]

（1）角质蛋白 19 片段存在于肺癌、食管痛等上皮起源的肿瘤细胞的细胞质中。肺癌患者阳性率为 70%，其中鳞癌约为 80%，腺癌约为 60%，小细胞肺癌为 45% 左右。目前被认为是检测肺鳞癌的首选指标，对肺癌患者临床分期有一定参考价值。

（2）角质蛋白 19 片段也是肺鳞癌生存及复发的一种独立预后因素。因此角质蛋白 19 片段检测对非小细胞肺癌患者的诊断、病情监视和疗效判断有较高的临床应用价值。

（3）此外，角质蛋白 19 片段增高还可见于宫颈癌、乳腺癌、膀胱癌、胆管癌、胰腺癌等肿瘤；亦可见于少数肺气肿、支气管炎、消化性溃疡、肝良性疾病等。

（4）肾衰患者角质蛋白 19 片段 33%增高，可能是为单层上皮，含有角质蛋白 19 片段之故。

十一、血清癌抗原 125（cAl25）

癌抗原 CAl25 是很重要的卵巢癌相关抗原，存在于上皮性卵巢癌组织和患者的血液中。主要用于辅助诊断恶性浆液性卵巢癌、卵巢上皮癌，同时也是疗效考核、判断有无复发的良好指标。

[参考值]化学发光法：血清 < 35μ/ml。

[临床解读]

（1）cAl25 增高见于恶性浆液性卵巢癌、卵巢上皮癌，早期诊断和复发诊断的敏感性可达 50%～90%。尤其对观察治疗效果和判断复发较为敏感。在临床确诊前几个月便可呈现 cAl25 增高）。尤其卵巢癌转移患者的血清 CA125 更明显高于正常值。

（2）CA125 可用于鉴别卵巢包块，特别适用于绝经后妇女。

（3）宫颈癌、乳腺癌、胰腺癌胃癌、胆道癌、肝癌、肺癌等 CA125 也可增高

（4）3%～6%的良性卵巢瘤、子宫肌瘤患者 cAl25 有时也会明显增高，一般不超过 10IU/ml，妊娠前 3 个月内也有癌抗原 125 增高的可能。

（5）子宫内膜异位症 cAl25 明显增高，但很少超过 200IU/ml。

（6）肝硬化失代偿期 cAl25 明显增高。

十二、血清癌抗原 15-3（CAl5-3）

[参考值]化学发光法：血清 < < 30μ/ml。

[临床解读]

（1）cAl5-3 是乳腺癌的辅助诊断指标，30%～50%的乳腺癌患者 cAl5-3 明显增高，但在早期乳腺癌患者阳性率只有 20%～30%，因此，不能用于早期筛查和早期诊断。

（2）CAl5-3 主要用于乳腺癌的术后随访、治疗监测和预后判断、肿瘤复发、转移的指标。

（3）卵巢癌、子宫癌、肝癌、结肠癌、胰腺癌、肺癌、支气管癌 cAl5-3 也有不同程度的升高。

（4）乳腺、卵巢、肝、肺等非恶性肿瘤 cAl5-3 阳性率一般低于 10%。

十三、血清前列腺特异性抗原（PsA）

前列腺特异性抗原（PSA）在正常人血清中含量极微。前列腺癌患者，正常腺管结构遭到破坏，可见血中 PSA 升高。

[参考值]化学发光法：总 PSA（T-PSA）< 4μg/L，游离 PSA（F-PSA）< 0.8μg/L，F-PSA/T-PSA > 0.25。国内报道 50～55 岁为 T-PSA4.4μg/L，60～69 岁为 6.8μg/L，> 70 岁为 7.7μg/L。

[临床解读]

（1）60%～90%前列腺癌患者 T-PsA 明显增高术后 90%的患者丁 PSA 明显降低。

（2）前列腺癌根治性切除术后 2～3 周血清 PsA 应降至很低的水平，术后 T-PsA 无明显减低或降低后再次升高，提示肿瘤转移或复发。前列腺癌复发时血清 PSA 升高常发生于临床肿瘤复发征象出现半年以前。

（3）前列腺肥大、前列腺炎等良性疾患，约有 14%患者 T-PSA 轻度增高（4μg/L～10μg/L），此时应鉴别。

（4）T-PSA 为 4～10μg/L 时，F-PSA/T-PSA 比值对诊断更有价值，若 F-PsA/T-PsA 比值＜0.19 提示前列腺癌。

（5）血清 PSA 升高还见于剧烈的直肠指检、前列腺外伤、前列腺活检后。

十四、前列腺酸性磷酸酶（PAP）

前列腺酸性磷酸酶（PAP）系由成熟的前列腺上皮细胞合成及分泌的糖蛋白，经前列腺管道进入指囊，由尿道排出。前列腺癌时，癌细胞产生的前列腺酸性磷酸酶由于无导管或腺体导管内癌细胞破坏，故直接被吸收入血循环，而导致血清前列腺酸性磷酸酶升高。

[参考值]＜2.0μg/L。

[临床解读]

（1）前列腺癌，血清 PAP 明显增高，增高程度与癌瘤发展一致。

（2）前列腺酸性磷酸酶可用作前列腺癌的诊断、治疗效果及预后评估及转移性骨肿瘤鉴别诊断。前列腺癌骨转移者 80%PAP 升高。

（3）前列腺增生、前列腺炎患者 PAP 也可升高，此时应结合临床判断及随访观察。

（4）前列腺直肠指检可引起血清 PAP 升高，因此，宜于检查前或检查后 2 周采血测定。标本切忌溶血，否则亦可使测定结果增高。

十五、EB 病毒抗体测定（EBV）

[参考值]阴性。

[临床解读]

EB 病毒（EBV）为脱氧核糖核酸病毒，EB 病毒感染厉的宿主细胞可引起增生性感染和非增生性感染。机体感染后，就会产生 EBV 壳抗原的对应抗体 IgA，即 EBVCA-IgA 抗体。检测血清中 EBVCA-IgA，对鼻咽癌诊断有较大价值。EB 病毒抗体升高见于鼻咽癌、文气管肺癌、甲状腺癌、慢性鼻咽部炎症。

十六、血清胃泌素释放肽前体（Pro-GRP）

Pro-CRP 是正常人脑、胃和神经纤维以及胎儿肺的神经内分泌组织存在的一种肽。在成人 Pro-GRP 仅存在于神经组织和小部分肽的神经内分泌细胞中，且水平较低。小细胞肺癌（SCLC）细胞大量异常产生 Pro-GRP。Pro-GRF 比神经元特异烯醇化酶（NsE）更为特异、敏感的小细胞肺癌肿瘤标志物，更适宜用于小细胞肺癌的早期诊断。

[参考值]化学发光法：20～50ng/L。

[临床解读]

（1）Pro-GRP 诊断小细胞肺癌灵敏度 67%，特异性最高。Pro-GRP 与 NsE 联合测定灵敏度可提高到 75%。Pro-GRP＞200ng/L，诊断小细胞肺癌的可靠性＞99%。原发性肺癌 Pro-GRP＞l00ng/L，无论病理分类如何，说明至少存在含有小细胞成分的混合组织类型的癌症。Pro-GRP＜100ng/L，可排除小细胞肺癌。

（2）Pro-GRP 在监测病情、反映肿瘤负荷和疗效方面具有重要意义。广泛期小细胞肺癌（ED-SCLC）Pro-GRP 水平显著高于局限期小细胞肺癌（LD-SCLC），有远处转移者显著高于无远处转移者；而患者治疗前后其水平变化表明，水平下降提示病情好转，而且下降愈明显疗效越好。Pro-GRP 可作为提示早期复发和预后的独立指标，SCLC复发时，94％患者Pro-GRP再次升高，较临床症状出现提前35d。

（3）良性乳腺疾病、良性肺病以及自身免疫性疾病偶尔会轻度增高，可达80ng/L。良性消化道疾病、泌尿系疾病和细菌感染性疾病（伴有明确的CRP增高并未治疗）可增高，最高可达150ng/L。

（4）慢性肾衰竭患者中有96％血清Pro-GRP超过临界值，最高可达350ng/L。因此，在临床应用Pro-GRP作为小细胞肺癌的诊断和判断疗效和复发时，应考虑肾衰竭对Pro-GRP测定值的影响。

十七、血清铁蛋白（SF）测定

铁蛋白是铁贮存于人体的主要形式之一，铁蛋白对体内铁的转运、贮存以及铁代谢调节具有重要作用在给身体组织供氧上，铁质扮演着很重要的角色。铁质不足的缺铁性贫血是因为血液中的民蛋白减少，而白血病及再生障碍性贫血则铁蛋白增加。主要分布于肝、脾、骨髓等处，具有结合铁和贮备铁能力，以维持体内铁的供应和血红蛋白的相对稳定。铁蛋白是检查体内铁缺乏的最灵敏的指标。也是恶性肿瘤的标志物之一。铁蛋白在肝细胞癌、胰腺癌、肺癌、肾癌和卵巢癌等许多癌症都会显示升高。因此，铁蛋白升高时，并不一定知道是哪里出问题，只是警告可能有癌症。

[参考值]化学发光法：男：23.9～336.2μg/L。

女：11～306μg/L。

[临床解读]

（1）用于缺铁性贫血的诊断和鉴别诊断。

（2）急慢性白血病、恶性淋巴瘤等恶性血液系统疾病，血清铁蛋白水平升高；急性白血病铁蛋白水平与外用血及骨髓中原始幼稚细胞数量显著相关，随病情缓解而下降，完全缓解时可降至正常水平。但铁蛋白水平在正常人和恶性血液性疾病间有交叉，可测定铁蛋白和血清铁比值加以区别。

（3）国内报道肝癌患者铁蛋白阳性率高达90％。原发性肝癌患者76％增高，近年来发现肝癌还含有一种酸性的异铁蛋白，称为癌胚异铁蛋白，可能有助于早期诊断。铁蛋白与AFP联合测定其检出率可提高到95.6汽。在伴有肝硬化的高危病人中此项指标有较好的应用价值。

（4）胃癌、直肠癌、食管癌、鼻咽癌、乳腺癌等无癌转移，铁蛋白不升高或很少升高。若转移至骨髓、肝、脾和淋巴结后，铁蛋白值显著增高，动态观察此项指标对判断有无转移、病程和预后有一定临床意义。

第七节 肝纤维化的免疫学检查

各种不同病因的慢性肝脏疾病，如得不到及时诊断与治疗，可逐渐发展为肝纤维化。而病毒性肝炎是我国最常见的疾病之一，尽管早期发现的各种病毒性肝炎多可治愈，但由于许多病毒性肝炎早期症状不明显，常常失去早期治疗的机会，因而转为慢性肝炎。慢性肝炎如还没有得到及时合理的治疗，就有可能进一步发展为肝纤维化，再加上近年来慢性酒精性肝病及脂肪肝发病率不断增高，以及血吸虫性肝病，因此，肝纤维化就成为我国的常见病、多发病。防治肝纤维化并阻止其进一步发展，已成为迫切的医疗任务。

一、血清层黏蛋白（LN）

[参考值]25～130ng/ml（酶联免疫吸附法）。

[临床解读]

血清层黏蛋白含量与组织纤维化程度平行，与纤维增生性门脉高压密切相关。层黏蛋白可反映肝纤维化患者的进展与严重程度。血清 LN 检测对评价慢阻肺、肺心病继发肺间质纤维化和肺组织损伤及预后估计有参考价值；恶性肿瘤患者血清明显著高于正常人及良性炎症患者；血清 LN 水平也可作为乙醇中毒的生化标志。

二、透明质酸（HA）

[参考值]20～120ng/ml（酶联免疫吸附法）。

[临床解读]

透明质酸是由蛋白质与糖胺多糖共价结合而成的一类蛋白多糖，是细胞外基质（ECM）中蛋白多糖的主要成分。正常机体由间质细胞合成，当肝脏出现病理损伤时，正常结构和功能受到影响，导致透明质酸合成增加和透明质酸分解去路受阻，进而出现血中透明质酸含量升高，透明质酸随着肝病的发展而逐渐增加，同时又随着病情的好转而下降，因此可作为反映肝功能改变情况，评估肝纤维化发展趋势的一个灵敏指标。

三、Ⅲ前胶原氨基末端肽

[参考值]3～12ng/ml（酶联免疫法）。

[临床解读]

前胶原转化为胶原时，被分解下来的前胶原肽可在体内存在一定时间，血清中的Ⅲ前胶原氨基末端肽可作为判定肝纤维化的指标。Ⅲ前胶原氨基末端肽与肝纤维化形成的活动密切相关。持续Ⅲ前胶原氨基末端肽升高的慢性活动性肝炎，提示病情可能会恶化并向肝硬化发展，而Ⅲ前胶原氨基末端肽不仅在肝纤维化早期诊断上有价值，在慢性肝病的预后判断上也有意义。

四、Ⅳ型胶原

[参考值]30～140ng/ml。（酶联免疫法）

[临床解读]

Ⅳ型胶原与形成纤维的其他类型胶原（如Ⅰ型、Ⅲ型胶原）不同，是由分子交联形成的一种网状结构，是构成基底膜的主要胶原成分。正常肝脏的肝窦周围无完整的基底膜结构。肝纤维化时 Disse 氏腔内形成基底膜，此时肝组织及血清中Ⅳ型胶原含量亦相应增加，且Ⅳ型胶原含量与肝纤维化呈正相关。因此，测定血清中Ⅳ型胶原含量是早期诊断肝纤维化及动态掌握纤维化进程的一个重要指标。

第八节 自身免疫性肝病化验检查

自身免疫性肝病包括自身免疫性肝炎、原发性胆汁性肝硬化和原发性硬化性胆管炎以及这三种疾病中任何两者之间的重叠综合征，常同时合并肝外免疫性疾病。

自身免疫性肝炎是肝脏的一种特殊炎性反应，以血清存在自身抗体、高球蛋白血症及汇管区碎屑样坏死为特征肝脏炎症性病变。该病以女性多见，女男之比为 4：1。任何年龄都可发病，同时合并肝外免疫性疾病。免疫抑制药治疗有效。自身免疫性肝炎的预后与炎症活动严重程度及宿主遗传因素有关，重症患者不经治疗 10 年后死亡率为 90%。

自身免疫性肝炎分三型：

（1）1 型（经典自身免疫性肝炎）：特征为 SMA 和 ANA 阳性，部分有抗平滑肌抗体（抗肌动蛋白），SMA 可能是小儿患者的唯一标志。70% 为 40 岁以下女性，多数患者对糖皮质激素及免疫抑制药治疗效果好。

（2）2 型：特征为抗 LKMl 和/或抗–LClI 阳性，儿童多见，可快速进展为肝硬化，复发率高，对糖皮质激素治疗效果较差。

（3）3 型：特征为抗肝脏可溶性抗原抗体（抗–SLA 和抗 LP）阳性。多数患者对糖皮质激素及免疫抑制药治疗效果好。

原发性胆汁性肝硬化是一种原因未明的慢性进行性胆汁淤积性肝病。其病理改变主要以肝内细小胆管的慢性非化脓性破坏、汇管区炎症、慢性胆汁淤积、肝纤维化为特征，最终发展为肝硬化和肝衰竭。多见于中年女性，男女比例 1∶10。

一、血清抗肝特异性脂蛋白抗体（抗 LSP 抗体）

[参考值] 阴性。

[临床解读]

抗 LSP 抗体阳性主要见于自身免疫性肝炎、病毒性肝炎、慢性迁延性肝炎和肝硬化患者，且与该类患者肝功能的损伤程度呈平行关系。自身免疫性肝炎活动期阳性率 50% ~ 100%，急性病毒性肝炎阳性率 11% ~ 93%，慢性病毒性乙型肝炎阳性率 28% ~ 93%，慢性病毒性丙型肝炎阳性率 0% ~ 10%，隐匿性肝硬化 20% ~ 38%，原发性胆汁性肝硬化阳性率 33% ~ 51%，酒精性肝病阳性率 0% ~ 36%，其他肝病阳性率 0% ~ 17%。非肝性自身免疫病阳性率 0% ~ 18%。

二、血清抗肝细脑膜抗原抗体（抗 LMA 抗体）

[参考值] 阴性。

[临床解读]

（1）1 型自身免疫性肝炎活动期阳性率 83%，乙肝病毒性慢性活动性肝病阳性率 11%，对于鉴别自身免疫性慢性活动性肝炎与乙肝病毒引起的慢性活动性肝炎有重要价值。

（2）隐匿性肝硬化阳性率 0% ~ 61%、原发性胆汁性肝硬化阳性率 0% ~ 42%、酒精性肝病阳性率 0% ~ 27%，其他肝病阳性率 0 ~ 4%、非肝病自身免疫病阳性率 0% ~ 4%。

三、血清抗核抗体（ANA）测定

ANA 是指抗各种细胞核成分的自身抗体的总称。在某些因素如细菌、病毒、药物等作用下，细胞核内某些成分的性质发生改变，激发机体免疫系统产生抗不同核成分的抗体。ANA 主要存在于血清中，也可存在于其他体液如关节液、胸水和尿液中。

ANA 检测虽然灵敏度高，但特异性不强，在大多数自身免疫性疾病中均可阳性，老年人也可有低滴度的 ANA，多用作过筛试验。

[参考值]阴性。

[临床解读]

（1）1型自身免疫性肝炎时 ANA 阳性。目前将抗核抗体和抗平滑肌抗体（SMA）作为 I 型自身免疫性肝炎的标志性抗体，但有 20%～30% 的 I 型患者上述抗体阴性。

（2）系统性红斑狼疮、混合性结缔组织病、硬皮病、类风湿关节炎、干燥综合征、药物性狼疮等 ANA 阳性。

四、血清抗平滑肌抗体（SMA）测定

抗平滑肌抗体（ASMA）是一种抗肌动蛋白抗体。自身免疫性肝炎患者 97% 高滴度（>1∶160）阳性。偶见于感染性疾病（病毒、原虫、支原体）、系统性自身免疫性疾病（SLE、RA、SS、SSc 等）、炎性肠病、白塞病、心肌炎、急性肝炎等。

[参考值]阴性。

[临床解读]

（1）SMA 是 1 型自身免疫性肝炎的血清学标志抗体。阳性检出率可达 90%。高滴度的 SMA（>1∶1000）对诊断自身免疫性肝炎的特异性可达 100%。在自身免疫性肝炎患者，SMA 主要为 IgG 型。

（2）在原发性胆汁性肝硬化与自身免疫性肝炎重叠时，SMA 常以 IgG 和 IgM 型同时出现。

（3）在肝外性胆汁淤积、药物诱发性肝病、急性病毒性肝炎及肝癌患者中，SMA 的阳性检出率极低，该抗体的检测有助于自身免疫性肝炎、原发性胆汁性肝硬化的诊断及与其他肝脏疾病的鉴别诊断。

五、血清抗肝/肾微粒体抗体（抗 LKM-1 抗体）

1973 年 Rizzetto 首次用间接免疫荧光技术在一些慢性肝炎患者中发现抗肝/肾微粒体抗体（抗-LKM），这些抗体能与肝细胞质，近端肾小管起反应，而原发性胆汁性肝硬化的抗线粒体抗体可使远端肾小管着染，随后鉴定出 LKM 抗体有 3 种亚型：LKM-1 是 II 型自身免疫性肝炎的血清学标志；LKM-2 只出现于由替尼酸引起的药物诱导性肝炎当中，因此 LKM-1 必须与 LKM-2 区别开来；LKM-3 主要出现于一些慢性丁型肝炎患者。

[参考值]阴性。

[临床解读]

（1）抗 LKM-1 抗体阳性是 2 型自身免疫肝病（AIH-II）的标志抗体。LKM-1 抗体阳性率可达 90%，多为青年女性，它的特征常常是急性发作和多发炎症，有高免疫球蛋白血症，病情较重，其 82% 的患者转化为肝硬化。

（2）在慢性丙型肝炎患者血清中，抗 LKM-1 抗体阳性检出率为 2%～10%。

六、血清抗肝细胞胞质抗原 I 型（LC-1）抗体

[参考值]阴性。

[临床解读]

抗 LC-1 抗体为 2 型自身免疫性肝炎的特异但抗体，阳性率为 56%～72%。多见于 20 岁以下的患者，40 岁以上患者少见。抗 LC-1 抗体水平与 2 型自身免疫性肝炎患者的疾病活动性密切相关，常与抗 LKM-1

抗体向时存在，但特异性优于抗 LKM-1 抗体。

七、血清抗可溶性肝抗原抗体/抗肝胰抗原抗体（抗 SLA/LP 抗体）测定

[参考值]阴性。

[临床解读]

抗 SLA/LP 抗体是 3 型自身免疫性肝炎的特异指标，且抗 SLA/LP 抗体阳性的患者其他指标（ANA、SMA 和抗 LKM-1 抗体）多为阴性。其阳性率约 30%，特异性几乎又 100%。如果出现相应的临床症状，此抗体阳性基本上可诊断为 3 型自身免疫性肝炎。

八、血清抗线粒体 M2 抗体测定

[参考值]阴性。

[临床解读]

抗线粒体抗体是一种无器官特异性也无种属特异性的自身抗体。现在已知有 M1~M9 共 9 种成分。其中 M2 是原发性胆汁性肝硬化（PBC）患者血清中 AMA 的主要靶抗原。

（1）高滴度的 M2 抗体是原发性胆汁性肝硬化的标志，对 PBC 特异性为 97%，敏感性为 95%~98%。但它与 PBC 的病期、疾病严重程度、治疗效果与预后均无明确关系。

（2）除 PBC 外，抗 M2 也见于慢性活动性肝炎、HBsAg 阴性的肝病（阳性率 30%）。进行性系统性硬化症阳性率 7%~25%，但滴度较低。

九、血清抗可溶性酸性核蛋白抗体（抗 Sp100 抗体）

[参考值]阴性。

[临床解读]

（1）抗 Sp100 抗体对 PBC 患者具有较高的灵敏件和特异性，在 PBC 中的阳性率为 31%，抗 Sp100 抗体在抗线粒体 M2 抗体阴性的 PBC 患者中的阳性率有 48%抗 Sp100 对于抗线粒体 M2 抗体阴性的 PBC 患者的诊断具有重要意义。

（2）在其他自身免疫性肝病患者中均为阴性。

十、血清抗核膜糖蛋白 210 抗体（抗 gp210 抗体）

[参考值]阴性。

[临床解读]抗 gp2l0 抗体是 PBC 高度特异性抗体。诊断 PBC 的敏感性为 41%，特异性为 99%。抗 gp210 抗体可以同抗线粒体 M2 抗体同时出现，也可存在于抗线粒体 M2 抗体阴性的 PBC 患者中（20%~47%）；阳性提示患者预后不良（主要表现在肝衰竭），抗 gp2l0 抗体也可作为 PBC 患者的预后指标。

第九节 类风湿性关节炎相关项目检验结果

类风湿性关节炎是以关节炎和关节周围组织非化脓性炎症为主的慢性全身性自身免疫性疾病。可供选

择的检验项目很多，这里介绍 2 个最常用的项目，类风湿因子和抗链球菌溶血素 0；还有一个常用项目是血沉，已在前面介绍。

一、类风湿因子（RF）

[参考值]

免疫比浊法：0～30IU/ml（不同试剂参考值有所不同）。

胶乳凝集试验，＜20IU//ml。

[临床解读]

（1）有 70%～90% 的类风湿性关节炎患者 RF 阳性，RF 是美国风湿病学会类风湿性关节炎诊断标准之一；但 RF 阴性不能排除类风湿性关节炎的诊断。

（2）除类风湿性关节炎之外，RF 增多可见于干燥综合征、进行性全身性硬化、亚急性细菌性心内膜炎、慢性间质性肺纤维化、矽肺、传染性单核细胞增多症、系统性红斑狼疮、混合性结缔组织病、皮肌炎、硬皮病、肝硬化、慢性活动性肝炎。

（3）健康人群中约有 5% 的人 RF 阳性，70 岁以上老年人阳性率可达 10%～25%，但其意义还不太明确。

（4）也有认为，RF 阳性常早于临床症状好多年就出现，且这些人患类风湿性关节炎的风险比 RF 阴性的人要高 5～40 倍。

二、抗链球菌溶血素 0（ASO）

[参考值]

免疫比浊法：0～125kIU/L（不同试剂参考值有所不同）。

胶乳凝集试验：0～250IU。

[临床解读]

（1）感染 A 族溶血性链球菌后，通常在 1～2 周后 ASO 升高，3～4 周达到高峰，2 个月后逐渐恢复正常。某些对链球菌溶血素 O 过敏或有鼻窦炎者，ASO 可持续几个月不降。

（2）ASO 还受年龄、链球菌流行情况、季节和地理位置等因素的影响。

（3）ASO 升高最多见于 A 族溶血性链球菌感染引起的疾病，如扁桃体炎、感染性心内膜炎、链球菌感染后。

第八章 优生优育相关检查

优生优育是全社会的共同愿望，孕前优生优育病原微生物筛查的主要内容有风疹病毒、巨细胞病毒、单纯疱疹病毒、弓形虫、B19 微小病毒、解脲支原体等。这些检查的目的主要是为了预防胎儿宫内感染，防止发生流产、死胎、畸形及一些先天性缺陷。

传统的优生四项检查（TORCH 试验），其中 T 指弓形虫，R 指风疹病毒，C 指巨细胞病毒，H 指单纯疱疹病毒，孕妇若被其中任何一种感染后，自身症状轻微，甚至无症状，但可垂直传播给胎儿，造成宫内感染，使胚胎和胎儿呈现严重的症状和体征，甚至导致流产、死胎，即使出生后幸存，也可出现畸形等严重先天缺陷。

一、弓形虫抗体及 PCR 测定

弓形虫感染是一种人畜共患疾病，猫与其他动物是传染源。后天感染轻型者常无症状，重型者可引起各种症状如高热、肌肉或关节疼痛、淋巴结肿大等，但感染大多是亚临床症状的。妊娠期妇女感染弓形体会引起流产、早产、胎儿宫内死亡，但并不常见。大多数患儿随后才逐渐表现出感染症状，加低出生体重、肝脾肿大、黄疸和贫血、颅内钙化灶、智力落后、脑积水或小头畸形、神经发育障碍，几乎所有感染的新生儿最终都会发展为脉络膜视网膜炎。妊娠最初 3 个月感染的孕妇应考虑终止妊娠。

[参考值]IgM 阴性，IgG 阴性，弓形虫 PCR 阴性。

[临床解读]

（1）弓形体 IgM 阳性提示近期感染，IgG 阳性表示既往感染。

（2）由于 IgM 抗体不能通过胎盘，新生儿体内查到弓形体 IgM 提示先天性感染。

（3）PcR 技术具有快捷、灵敏度高、特异性高等优点。标本可用血细胞、活检组织、羊水、脑脊液等。采血用 EDTA 抗凝管，不能用肝素抗凝。

二、巨细胞病毒抗体及 PCR 测定

巨细胞病毒是一种普遍存在的 DNA 疱疹病毒，大多数感染没有症状，约 15% 的成人以发热、咽炎、淋巴结炎和多发性关节炎为特征，出现传染性单核细胞增多症、肝损害。病毒可通过飞沫和接触唾液、尿液等水平传播，也可由母胎垂直传播。是围生期感染最常见的原因，同时也是一种性传播疾病。妊娠期间感染会导致患儿包括低出生体重、小头畸形、颅骨钙化、视网膜脉络膜炎、智力和运动发育迟缓、感觉神经缺乏、肝脾肿大、黄疸、溶血性贫血和血小板减少性紫癜等综合征。妊娠最初 3 个月感染的孕妇应结合临床考虑终止妊娠。

[参考值]抗体 IgG 阴性，抗体 IgM 阴性，PCR 阴性。

[临床解读]

（1）IgM 阳性提示近期感染，IgG 阳性表示既往感染。IgG 抗体滴度在患者急性期和恢复期双份血清中有 4 倍以上升高，那么无论 IgM 抗体是否为阳性，都是巨细胞病毒近期感染的指标。

（2）PCR 技术检测巨细胞病毒具有快捷、灵敏度高、特异性高等优点。

三、风疹病毒抗体及风疹病毒 PcR 测定

风疹病毒在非孕期的感染并不严重，成人及儿童感染风疹病毒会引起皮疹，淋巴结肿大症状。有 2/3 的风疹是隐性感染，也就是说，虽然已经感染了风疹病毒，但孕妇没有任何症状，而胎儿却已受到了严重的损害。孕期感染可引起胎儿严重的先天性畸形，致残率可达 80%。如在妊娠后 1~8 周内感染，自然流产率达 20%，第 12 周几乎肯定可以导致胎儿感染并出现严重后遗症。先天性心脏病（动脉导管未闭、间隔缺损和肺动脉狭窄）、眼睛损伤（白内障、青光眼、小眼和其他畸形）、神经性耳聋、智力障碍、胎儿生长受限、血小板减少症和贫血、肝炎、肝脾肿大和黄疸、慢性弥漫性器质性肺炎、骨质改变、染色体异常等，称为先天性风疹综合征。因此，在怀孕前及妊娠过程中（特别是妊娠前 3 个月）应定期检测风疹病毒。妊娠最初 3 个月感染的孕妇应结合临床考虑终止妊娠。

[参考值]抗体 IgG 阴性，抗体 IgM 阴性，PCR 阴性。

[临床解读]

（1）IgM 抗体阳性提示有近期感染，一般在风疹病毒感染 2 周后出现 IgM 抗体，IgG 抗体滴度在患者急性期和恢复期双份血清中有 4 倍以上升高，此时无论 IgM 抗体是否为阳性，都是风疹病毒近期感染的指标。风疹病毒 IgG 阳性提示既往感染和疫苗接种，认为有终身的免疫力。

（2）风疹病毒 PCR 测定有快捷、灵敏度高、特异性高等优点。

（3）风疹是已知的最具致畸性的疾病之一，建议准备怀孕的妇女提前进行风疹疫苗接种，风疹疫苗应在怀孕前 3 个月接种。此外，怀孕前还应按种流感疫苗、乙肝疫苗等。

四、单纯疱疹病毒（HSV）抗体及 PCR 测定

单纯疱疹病毒分为 I 型和 II 型，I 型多引起非生殖道的感染，但成人 I 型感染中约 1/3 可累及生殖道，II 型主要是通过性传播。感染部位会出现丘疹、红斑，伴有痒感、麻木逐渐变成疼痛，随后可融合成小泡。妊娠妇女感染单纯疱疹病毒后，其病毒可经胎盘传播或生殖道上行性传播，引起胎儿宫内感染，诱发流产、早产、死胎、畸形，如小头、小眼、脉络视网膜炎、脑钙化、血小板减少，心脏、肢体异常，皮肤疱疹等。妊娠最初 3 个月感染的孕妇应结合临床考虑终止妊娠。

[参考值]抗体 IgG 阴性，抗体 IgM 阴性，PCR 阴性。

[临床解读]

（1）IgM 抗体阳性提示近期有单纯疱疹病毒感染或复发感染。如果 IgG 抗体滴度在患者急性期和恢复期双份血清中有 4 倍以上升高，无论 IgM 抗体是否为阳性，都是单纯疱疹病毒近期感染的指标。脐血 IgM 抗体阳性提示宫内感染。

（2）单纯疱疹病毒 PcR 测定有快捷、灵敏度高、特异性高等优点。

（3）孕妇受到单纯疱疹病毒感染时，为预防胎儿和新生儿经阴道分娩时感染单纯疱疹病毒，无论产妇是原发性还是复发性生殖系统感染单纯疱疹病毒，均应刮宫产取出胎儿。

五、B19 微小病毒抗体及 PCR 测定

微小病毒 B19 感染是人类常见的一种传染性疾病，育龄妇女感染率为 1.5%。病毒可引起传染性红斑，但大多数妇女感染无症状。由于 B19 病毒可自由地通过胎盘屏障，进入羊膜腔引起官内感染。围生期感染

微小病毒 B19，可引起胎儿明显贫血、高度水肿，容易引起流产和死胎。妊娠最初 3 个月感染的孕妇应结合临床考虑终止妊娠。

[参考值]抗体 IgG 阴性，抗体 IgM 阴性，PCR 阴性。

[临床解读]

（1）在 B19 病毒急性感染症状出现后 3d 内，90% 即可检出 B19-IgM 抗体，直至病后 2～3 个月。血清 B19-IgG 抗体于感染后第 2 周开始检出，持续数年甚至终生。

（2）B19 病毒 PCR 测定有快捷、灵敏度高、特异性高等优点。

六、解脲支原体（UU）培养及 PCR

解脲支原体，又称解脲脲原体，是人类泌尿生殖道常见共生微生物，为条件致病病原体。成人主要是通过性接触传播，引起非淋菌性尿道炎、子宫内膜炎、输卵管炎、盆腔炎、不孕、异位妊娠（宫外孕）、流产、死胎、胎膜早破、早产等。在男性可引起尿道炎、前列腺炎、附睾炎、男性不育、直肠炎等炎症。

[参考值]培养阴性，荧光 PCR 定量；< 500 拷贝。

[临床解读]

（1）解脲支原体培养阳性可确诊，而且同时可做药物敏感试验，但需时间长，阳性率低。

（2）荧光定量 PcR 具有快速、灵敏、特异、简便的优点，可用于解脲支原体诊断及治疗监测。

（3）结果阳性确诊患者，其性伴侣也应检查，并同时治疗。

（4）对不孕不育者，男女双方都应检查解脲支原体。

（5）治疗支原体感染首选大环内酯类抗生素。如琥乙红霉素（利君沙）、罗红霉素、克拉霉素、阿奇霉素以及四环素类如多西环素等。

[标本采集]男性患者检测前 2h 内不排尿，用男用无菌棉拭子插入尿道约 2cm 处旋转数次，静止 30s 后取出放入无菌试管中送检。女性患者清除阴道及子宫颈分泌物后，用无菌拭子插入宫颈管 2～3cm 旋转数次，静止 30s 后取出。将采集分泌物的棉拭子放入无菌试管中送检。也可用前列腺液、精液、尿液检测。

第九章 临床实验室管理

第一节 临床实验室质量管理

实验室管理包括质量管理与安全管理。质量管理的目的是保证检验的质量、提高检验者能力水平。安全管理的目的是保证实验室从业人员的自身安全、保证验室来访者的安全、保证环境的安全。实验室管理符合国家法律法规的要求，符合行业规范的要求，符合实验室认可的要求。加强实验室检验质量管理，应建立完的实验室管理体系，包括建立质量体系文件，做好检验全过程的质量控制，以此保证检验的客观公正、准确互认，保证检验在疾病诊断、治疗、疗效观察及预后判断中的重要作用。

一、医学实验室质量与能力认可相关知识

（1）医学实验室或临床实验室以提供人类疾病诊断、管理、预防和治疗或健康评估的相关信息为目的，对来自人体的材料进行生物学、微生物学、免疫学、化学、血液免疫学、血液学、生物物理学、细胞学、病理学、遗传学或其他检验的实验室，该类实验室也可提供涵盖其各方面活动的咨询服务，包括对检验结果的解释和进一步适当检查的建议。那些只是收集或制备标本的机构，以及标本邮寄或分发中心、尽管可能属于某个更大的实验室网络或实验室系统的一部分，也不能够被当作医学或临床实验室。根据CNAS-CL02《医学实验室质量和能力认可准则》（ISO15189；2012）的这个关于临床实验室的定义，我们认为我国各级医院（卫生机构）的检验科就是ISO15189所说的医学实验室或临床实验室，所以，我国各级医疗机构的检验科就应该以ISO15189为质量管理的标准。

（2）内部质量控制和外部质量评价是质量管理体系的重要组成部分。内质量控制是验证检验结果达到预期的质量标准。通过内部质量控制对失控原因分并纠正。外部质量评价包括国家卫生部临床检验中心、美国病理学家学会（CAP）、省临床检验中心组织的能力验证/实验室间质量评价或比对活动等。在确实没有能力验证/A外部质量评价计划可供利用时，检验科可自行与其他实验室比对。

（3）文件指信息及其承载媒体，检验科所管理的文件包括质量体系件、相关法律法规、相关技术操作规程规范、上级及各单位来往文件、内部行政业务文件、教材、有关技术资料等。文件的载体可以有多种形式，包括纸质版、电子版、胶片版、模型、卡片、张贴品、信函等，文件的表达方式也可有多种形式如文字、影像、图表、数据等。文件分为受控文件与非受控文件两类。所谓"受控"是指管理受控，尤其是其修改受到控制，即一旦文件需要修改或作废就要将所有已发出去的文件收回，经修改后再发给有关人员使用或停止发放宣布作废。而非受控文件则一旦发出就无须收回。受控文件与非受控文件用标识加以区分。

（4）受委托实验室受委托实验室是指接受样品进行补充检验或确认检验程序和报告的外部实验室，包括对相关学科提供二次意见的会诊者。受委托实验室通常需要有较高的能力和水平，有完善的质量管理体系，较权威的地位，有高级专业技术人员和丰富的经验，需要委托其进行检验程序确认时应具备使用参考测量方法的能力。会诊者应是本专业资深的专家，有较高的学历或声誉。

（5）咨询服务咨询是通过交流、讨论、商议等方式为客户提供建议和指导，提出解决问题的方案或

计划。医学检验咨询服务包括检验项目的选择、重复检验的频次和时机、所需样品的类型、检验方法、结果解释等。

（6）不符合项不符合是指未能满足质量体系要素的某项条款或不满足与用户协定的具体要求。不符合按性质可分为体系性不符合、实施性不符合、效果性不符合。按程度可分为严重不符合、一般不符合。不符合的来源可能出现在检验科工作过程的任何方面及工作的结果中。检验科可以通过各种质量活动或监督检查活动如监督、审核、评审、用户意见调查、投诉、内部质量控制、外部质量评价、方法确认、期间核查、设备校准等发现不符合。

（7）预防措施预防措施是为消除潜在的不符合或其他不期望情况的原因所采取的措施。检验科通过以下活动识别潜在不符合的来源和所需的改进：①定期评审操作程序，以发现程序中不合理、不充分、不适宜的情况，预见到可能会发生的问题；②在内部质量控制或外部质量评价活动中，对不理想的数据或发展趋势进行分析，预测可能出现的不合格结果；③从客户意见调查中，发掘客户潜在的要求；④从各种审核和评审（包括内审、外审、管理评审、人员能力评审、生物参考区间评审、检验周期评审等）中，发现不足之处。

（8）内部审核是指为获得审核证据并对其进行客观的评价，以确定满足审核准则的程度所进行的系统的、独立的并形成文件的过程。内部审核有时称为第一方审核，用于内部目的，由组织自己或以组织的名义进行，可作为组织自我合格声明的基础。内审目的是为了证实体系运作持续符合质量管理体系的要求。内审本质上是一种符合性检查，一是检查质量体系文件与认可准则条文之间的符合性；二是检查过程或活动与文件规定之间的符合性；三是检查过程结果的有效性，即该过程是否达到了预期的效果。

（9）管理评审是为确定主题事项达到规定目标的适宜性、充分性和有效性所进行的活动。管理评审是指由检验科最高管理者，就检验科质量方针和目标，对质量管理体系的现状和适应性进行的正式评审。管理评审的基本目的是为了评价质量管理体系本身的适宜性、充分性和有效性，而非对质量管理体系运行的符合性情况进行检查。管理评审的结果可能导致对质量管理体系的调整或改动。

二、全面质量管理的理念

纵观检验医学的发展，核心问题就是质量管理，是检验科之本，没有检验结果的高质量就谈不上学术的高水平，发不出准确的报告，检验科就没有存在的必要。ISO15189 的核心就是加强实验室的全面质量管理。所谓全面质量管理就是按系统论的原理建立一个体系，使在实验的全过程中所有影响实验结果的要素和环节都处于受控状态，保证每个环节的协调和统一，确保实验结果始终可靠。实验过程包括哪些环节呢？文件中明确指出：医学实验室的服务是对患者医疗保健的基础，因而应满足所有患者及负责患者医疗保健的临床人员之需求。这些服务包括受理申请、患者准备、患者识别、样品采集、运送、保存、临床样品的处理和检验及结果的确认、解释、报告并提出建议。此外，还应考虑医学实验室工作的安全性和伦理学问题。为了便于管理，文件将这一过程分为分析前质量管理、分析中质量管理和分析后质量管理。

三、分析前质量管理

（1）临床医师合理选择实验项目是使检验结果发挥临床价值的前提。不同的疾病有其不同的病因，同一种疾病的不同阶段亦有不同的病理生理表现。所谓特异性诊断实验就是检测由不同病因引起，或在不同病理过程中出现的标志物的实验方法。因此，临床医师需对实验的方法学原理、临床诊断意义及干扰实验的生理、病理和药理等因素有较深入的了解。这是检验师需要与临床医师沟通的首要问题。例如诊断心肌梗死时有肌红蛋白、肌钙蛋白和磷酸肌酸激酶三项实验,但实际上这三项实验在不同病程中所得结果是不同的。肌红蛋白多在发病后 6~12h 呈阳性,而肌钙蛋白和磷酸肌酸激酶分别在发病后 12~32h 和 20~70h 阳性率最高。如果临床医师在不了解实验窗口期的情况下选择实验,不但给患者造成不必要的负担,还会做出错误判断。与临床医师沟通的第二个问题是提供每项检验结果的参考值、临界值和危及生命值,及如何准确判断分析化验结果。目前国内多数实验室开展了许多新项目,但无自己实验室的参考值。大部分为临床提供的参考值是试剂生产厂家制定的,再溯源这些值是来自国外白种人或黑种人的,而非中国人的。众所周知,参考值是判断实验结果有无诊断意义的标准,不同检测系统,不同人种,甚至不同地域的参考值都是不同的。另外,多种血液学和生化指标都有性别差异。例如男性的肌肉组织比例较高,所以与肌肉组织有关的指标都比女性高;而女性比男性高的常见指标有:高密度脂蛋白-胆固醇、铜和网织红细胞等。因此实验室参考值的建立及合理应用也是与临床医师交流的主要内容。与临床医师沟通的第三个问题是需要医师认真、完整地填写检验申请单,特别是患者存在有可能干扰检查结果的服药史、特殊的病理变化、与检验有关的既往史,以及留取标本和送检标本的时间等。所谓患者准备就是规范采集标本前患者的一切行为。采集检验标本之前,患者的生活起居、饮食状况、生理状态、病理变化以及治疗措施等对标本的质量均至关重要。例如,一顿标准餐后,三酰甘油可升高 50%,天门冬氨酸氨基转移酶可升高 20%,胆红素、无机磷、钙、钠和胆固醇可升高 5% 左右。运动使人体处于与静止时不同的状态。举一个极端的例子,比较马拉松运动员跑完马拉松全程 45min 后的血样与比赛前一天的血样相比会发现,钾、钠、钙、碱性磷酸酶、白蛋白、糖、无机磷、尿酸、尿素、胆红素、天门冬氨酸氨基转移酶均升高 1 倍以上,ATP 肌酸磷酸激酶升高 4 倍以上。因此,为了避免检验结果出现误差,应将避免剧烈活动、禁食 12h 后采血作为常规采血标准。刺激物和成瘾性药物可通过各种复杂机制对人体产生多种影响,因此,医师应嘱咐病人采血前 4h 内勿喝茶或咖啡,勿吸烟、饮酒。还应尽量了解病人对刺激物(烟、酒、茶或咖啡)和成瘾性药物的接触史,供评价检验结果时参考。

(2)标本采集过程是保证标本质量的关键环节,对标本质量的影响因素包括采集时间、采血姿势、止血带的使用、采集与收集标本的容器、标本量及抗凝剂或防腐剂的应用等。

采集标本的时间与检验结果的阳性率密切相关。许多激素在全天 24h 内的分泌量是不同的。促肾上腺皮质激素(ACTH)分泌峰值期在 6~10 时,低值期在 0~4 时,波动幅度为 150%~200%。用于血培养的标本应在估计寒战或体温高峰到来之前采集,因为细菌进入血流与寒战发作通常间隔 1h。但无论何时采集,血培养应该在使用抗生素之前进行。一次静脉推入 2g 维生素 C 后 6h 内,或口服维生素 C 100mg/片 9 片(1 日 3 次,每次 3 片)后第二天清晨尿内排出的维生素 C 均可使尿潜血、糖、酮体和亚硝酸盐出现假阴性反应。这些现象表明合理选择采集标本的时间非常重要。

对于某些检验指标来说,卧位采血与坐、立位采血结果是有区别的。坐、立位与卧位相比,静脉渗透压增加,一部分体液从心血管系统转移到组织间质中。正常人直立位时血浆总量比卧位时减少 12% 左右。静脉压的改变又进一步导致血管活性物质的释放,直立位时,醛固酮、肾上腺素、血管紧张素和去甲肾上腺素都有 7%~70% 的升高。

止血带的使用也会改变静脉压,从而引起与体位改变类似的检验指标变化。文献表明,使用止血带 1 分钟以内,血样中各检验指标(包括凝血因子 V)没有明显改变。当患者浅表静脉不明显时,医护人员往往鼓励患者反复握拳以使静脉暴露更明显。比起静态采血,这种运动会使某些物质的阈值上升。止血带压力过大或加压时间过长,可使血管内皮细胞释放组织型纤溶酶原激活剂(t-PA),致纤溶活性增强或加速血小板的激活并使血小板因子-4(PF4)分泌增加。因此,采血时,应尽量统一采血姿势,尽量在使用止血带 1 分钟内采血,看到回血马上松开止血带,当需要重复使用止血带时,应改用对侧上臂。

为了保证生物安全,所有采集标本的容器均应加塞密闭,由于玻璃管壁带有负电荷,其表面的细小不整处可吸附血细胞并造成细胞溶解或由于细胞布朗运动的撞击造成溶血,因此注射器和容器管壁一定要光滑或使用塑料制品。收集血液的试管上部空间称为"无效腔"。有研究证明,"无效腔"中的惰性气体及血液与"无效腔"管壁的接触摩擦均可使血小板激活,后者可释放出 PF4,其可中和试管内血液中的肝素,致使活化部分凝血活酶时间(APTT)检测结果缩短。因此,在选择 APTT 监测肝素用药时或监测血小板功能(如 PF4、P 选择素、纤维蛋白原受体)时,要选择特殊试管以减少"无效腔"的空间。

避免标本溶血是保证标本质量的重要环节。采血时的一些不良习惯和劣质采血器具均易造成溶血,如将血从注射器中推到试管中,血细胞会因受外力而溶血;采血时定位或进针不准,针尖在静脉中探来探去均会造成血肿和溶血。混匀含添加剂的试管时用力过猛,或运输时动作过大,均可导致溶血;从已有血肿的静脉采血,血样可能含有已溶血的细胞;如果相对试管中的添加剂来说采血量不足,由于渗透压的改变会发生溶血;穿刺处消毒所用酒精未干即开始采血、注射器和针头连接不紧、采血时有空气进入或产生泡沫等均会导致溶血。实验室发现显性溶血标本后,应区分是病理性溶血(血管内溶血)还是技术性溶血(由于操作技术或采血器具造成的体外溶血),结合临床情况和/或对触珠蛋白等敏感标记物的检测。如果排除了体内溶血,应弃置并记录溶血标本,并建议重新采血。如果不可能重新采血,应在检验报告中注明"标本发生溶血",以及溶血对此项检验可能产生的影响。当肉眼未见溶血,但乳酸脱氢酶、血红素、转氨酶或血钾等值异常增高时,应警惕是否发生了非显性溶血。

某些实验项目对采血量的要求很严格,特别是进行凝血因子检查时。需抗凝的血样中,血液比例过高时,由于抗凝剂相对不足,血浆中出现微血凝块的可能性增加。微血凝块可能阻塞检测仪器,影响一些检验指标。标本中血液比例过低,抗凝剂相对过剩会对很多检验造成严重影响。对于血液凝固实验来说,当血液和 0.129M 或 0.105M 枸橼酸钠的比例由 9:1 降至 7:1 时,APTT 试验结果就会显著延长;降至 4.5:1 时,PT 试验结果就会有显著改变。这里特别要指出的所谓 9:1 是指 9 份红细胞比积正常的血液中的血浆对 1 份抗凝剂。因此,当红细胞比积过高(大于 70%)或过低(小于 20%)时,要调整抗凝剂的浓度,否则就会产生错误的结果。

重视标本的运输和储存采血完成后,应尽量减少运输和储存时间,尽快处理并检测,时间耽搁得越少,检验结果的可靠性就越高。因为标本储存时,血细胞的各种代谢活动均直接影响标本的质量。如凝血因子Ⅷ和凝血因子Ⅴ都极不稳定,随着保存时间的延长和环境温度的升高,它们的促凝血活性逐渐消失。因此,检测凝血因子Ⅷ活性时,应在采血后 2h 内完成。如不能及时检测,应放在-80℃冰箱中保存。采血后血培养瓶或采血管应立刻送到临床微生物实验室,短期内置于室温不影响细菌检出,无须冷藏。如果血培养瓶在送往实验室之前不得已需放置一段时间,应置于 35~37℃温箱中。

四、分析中质量控制

(一)人员管理

临床实验室工作的人员必须具有相应的资格,应定期接收培训和能力评估,合格后方可上岗。

（二）设施与环境条件

实验室应实施安全风险评估，如果设置了不同的控制区域，应制定针对性的防护措施及相应的警示；用以保存临床样品和试剂的设施应设置目标温度和允许范围并记录，应有温度失控时的处理措施，并记录；应依据所用分析设备和实验过程对环境温湿度的要求，制定温湿度控制标准并记录；可配置不间断电源（UPS）和/或双路电源以保证关键设备（如需要控制温度和连续监测的分析仪、培养箱、冰箱等）的正常工作。

（三）实验室设备与材料

实验室应按国家法规要求对强检设备进行检定；应进行外部校准的设备，如果符合检测目的和要求，可按制造商校准程序进行；应至少对分析设备的加样系统、检测系统和温控系统进行校准，使用配套分析系统时，可使用制造商的溯源性文件，并制定适宜的正确度验证计划；使用非配套分析系统时，实验室应采用有证参考物质、正确度控制品等进行正确度验证或与经确认的参考方法（参考实验室）进行结果比对以证明实验室检验结果的正确度。保证仪器的正常运转，做好设备的保养。

试剂和耗材管理由管理员验收确认合格后接收并做好接收及使用记录，并妥善保管，避免污染和损坏。一次领取试剂数量不可过多，保证不接收和使用过期试剂。检验人员使用试剂室应记录使用效期和启用日期。剧毒、易燃、易爆等试剂的存放和保管须遵守医院的有关规定。

（四）室内质量控制

室内质量控制指由实验室工作人员采用的一系列统计学的方法和步骤，连续的评价实验室工作的可靠程度，以确定检验报告是否发出，并排除质量控制环节中导致不满意因素的一项工作。室内质量控制旨在控制本室常规工作的精密度，并检测其正确度的改变，提高常规检测工作批内、批间标本结果的一致性。室内质量控制的建立。控制物、控制图和控制规则是进行室内质控的基本要素。

1.控制物

控制物又称控制品或质技物，IFCC对控制物的定义为的标本或溶液，不能用作校难。说明控制物的性能指标，包括基质效应、稳定性、均匀性、定值和非定值、分析物的水平。

2.质控品的使用

将全液体低、中、高3个水平的质控品取出放置室温平衡20m比摇匀后按未知血清标本进行测定，每个工作日开始检测常规样品之前至少测定一次，将测定的质控品数值分别传输到LIS系统的质控软件内。

3.质控图的制作

分别测定高、中、低3个浓度的质控品20次，计算平均值、SD值、CV值、±2SD、±3SD，绘制质控图。

4.失控的判断

采用westgard多规则控制方法。

1_{2s}"警告"规则：1个质控结果超过均值±2s，仅用作"警告"质控数据，由随机或系统误差引起。

1_{3s}失控规则：提示有一水平质控值超出±3s，提示随机误差或系统误差增大造成的该规则主要对随机误差敏感。

22s 失控规则；该规则对系统误差敏感，有 2 种表现：A.同一个水平的质控品连续 2 次控制值同方向超出 + 2s 或 – 2s 限位；B.在 1 批检测中，2 个水平的质控值同方向超出 + 2s 或 – 2S 限值。

R4s 失控规则：提示随机误差增大造成的失控。A.同一个水平的质控品连续 2 次质控值一正一负 sD 值相距超过 4sD 的情况。B.在同 1 批检测中，2 个水平质控值一正一负 SD 值相距超过 4sD 的情况（如一个水平质控品的控制值超出 + 2s 限值，另一个水平控制品超出 – 2S 限值图。

5.失控处理

在进行室内质控时若发现失控，应填写失控报告单，简单、迅速回顾整个操作过程，分析、查找最可能发生误差的因素。如未发现明显差错可按以下步骤进一步查找原因：①立即重测同一质控品，如重测结果仍不在允许范围则可以进行下一步操作；②新开一瓶质控品重测失控项目，如果结果仍不在允许范围则进行下一步；③检查失控项目的试剂，更换新试剂后重做质控，如果结果仍不在允许范围则进行下一步；④进行仪器维护重测失控项目，如果结果仍不在允许范围则进行下一步，⑤检查校准相关记录并重新校准，重测失控项目；⑥请专家帮助。如果前 5 步都未能得到在控结果，可能是仪器或试剂的原因，只有和仪器或试剂厂家联系请求他们的技术支援。

6.失控复查结果分析

（1）如果查出是质控品的问题，可发报告，但要查出原因并纠正。

（2）如果查出是校准品的问题，用新的校准品读数重新计算全部结果后可发出报告出原因并纠正，制定防范措施。

（3）如果一个批次的校准品有问题，不可发报告，更换校准品，再复查。

（4）前测定中有系统误差，复测时仍未纠正，不可发报告，应全面查找原因。

（5）试剂要求；所用试剂必须在有效期内，并按照试剂说明书要求存放。

（6）仪器维护：仪器定期由厂家进行维护保养和校准。

测量误差及允许总误差。测量误差简称误差，指测得的量值减去参考量值。测量误差包含随机误差和系统误差 2 个分量。所谓室内质控实际就是检出、分析、改善误差的过程。

1.随机测量误差

随机测量误差简称随机误差，指在重复测量中按不可预见方式变化的测量误差的分量。

随机测量误差的特点：大小和方向不固定，也无法测量和校正。

随机测量误差的性质：随着测量次数的增加，正负误差可以相互抵消，误差的算术平均值将逐渐趋向于零。

随机误差产生的原因：随机误差是由能够影响测量结果的许多不可控制或未加控制的因素所引起的，如测量过程中的温度、湿度、气压等外部环境条件的变化；或测量仪器的电流、电压的小幅度波动；或测量人员操作和判断上的微小差异等。因此，随机误差可以看作是大量随机因素造成的误差的叠加。

减小随机误差的方法：虽不能完全消除随机误差，但可通过严格控制测量条件，严格执行操作规程和加强测量人员的技能培训等方法减小随机误差，还可以利用其具有抵偿性的特点，增加测量次数减小随机误差。

2.系统测量误差

系统测量误差简称系统误差，指在重复测量中保持恒定不变或按可预见方式变化的测量误差的分量。

系统误差的特点：测量结果向同一方向偏离，其数值按一定规律变化，具有重复性、单向性。

系统误差产生的原因：①方法误差；②试剂误差；③仪器误差；④操作误差。

减少系统误差的方法有：①通过方法学评价及量值溯源途径，选择溯源性好，精密度和正确度高的测量方法，②通过对仪器的校准和比对，减少仪器误差；③通过试剂盒评价选择性能好的试剂，或通过空白试验减小试剂误差；④通过方法比较试验或回收试验，找出系统误差的性质与数值，在测量结果中进行修正。

3.总误差

在测量中每个样本的测量结果都会有误差，这个误差包括各种类型的随机误差和系统误差，因此测量结果与参考量值的差异是系统误差和随机误差的总和，即总误差。

（五）室间质量评价

室间质量评价是多家实验室分析同一标本并由外部独立机构收集和反馈实验室上报的结果以此评价实验室操作的过程。通过实验空间的比对判定实验室的校准、检测能力及监控其持续能力。

1.室间质量评价的作用

室间质量评价或简称室间质评（EQA）是利用实验室间的比对来确定实验室能力的活动，实际上它是指为确保实验室维持较高的检测水平而对其能力进行考核、监督和确认的一种验证活动。参加EQA计划，可为评价实验室所出具的数据是否可靠和有效提供客观的证据，它的主要作用：①识别实验室间的差异，评价实验室是否具有胜任其所从事的检测工作的能力，由组织EQA的权威机构等进行；②作为实验室的外部措施，来补充实验室的内部质量控制程序；③是对权威机构进行的实验室现场检查的补充；④实验室质量的客观证据，空间质量评价结果可以作为实验室质量稳定与否的客观证据，增加患者和临床医师对实验室能力的信任度，而这种信任度对实验室的生存与发展而言，是非常重要的；⑤支持实验室认可，是实验室认可中不可缺少的一项重要内容。

室间质量评价的作用室间质量评价（EQA）是为确定实验室能力而进行的活动，是指按照预先规定的条件，由两个或多个实验室对相同或类似被测物品进行检测的组织、实施和评价。

进行EQA的目的可归纳为以下7点：①确定实验室进行测量的能力，以及对实验室质量进行持续监控的能力；②识别实验室存在的问题，并制定相应的补救措施。这些措施可能涉及诸如个别人员的行为或仪器的校准等；③确定新的测量方法的有效性和可比性，并对这些方法进行相应的监控；④增加实验室用户的信心；⑤识别实验空间的差异；⑥确定某种检阅方法的性能特征；⑦实验室质量保证的外部监督工具。

2.对参加EQA的实验室的要求

①有明确的职责以确保参加空间质量评价活动；②有参加该活动的文件化程序；③执行该程序并提供证明参加活动的记录，以及有效利用EQA结果，必要时应提供出现不满意结果时所采取的纠正活动的证明资料，④参加者通常能使用他们所用的方法，该方法应与日常使用的方法程序一致；⑤保密及防止欺骗的结果。

室间质量评价结果参加室间质量评价提高临床检验质量，空间质量评价的纠正活动在EQA活动中出现不满意结果（离群值）的实验室，应依照EQA纠正活动的要求进行整改。不论何时，实验室应尽快寻找和分析出现不满意结果的原因，开展有效的整改活动，并将详细的整改报告以书面形式保存。有效的整改活动包括对质量体系相关要素的控制、技术能力的分析以及进行相关的试验和有效地利用反馈信息等。

五、分析后质量控制

曾有调查显示，由分析后期产生的误差占临床检验总误差的 18.5% ~ 47%。可以说分析后质量控制，是实验室检验全程质量管理的最后一道关口。其内容包括：结果确认、规范报告、授权发布、临床解释、传送报告以及保存检验样品。这一阶段的质量保证工作有 3 个方面：①检验结果的审核和发出；②检验样本的保存和标本的处理；③咨询服务，即检验结果准确的解释及其在临床诊治的合理应用过程。

（1）注意标本质量问题。应检查标本采集、保存、送检情况，注意标本有无溶血、乳糜血，还应考虑药物影响。如可能有这些情况存在，应暂停药或排除这些原因后再进行复查。又如活化部分凝血活酶时间（APTT）、凝血酶原时间（PT）等凝血试验，室温条件下取血至检测完成的时间不能超过 4h。在某些特殊情况下，样本不符合要求而又进行了检测，在结果确认时必须加以说明。

（2）注意有无干扰检验结果的因素。输液后立即采血检查血糖及 K、Na、Cl 等电解质；注射维生素 C 同时取标本检查血糖、乳酸脱氢酶（LDH）、尿糖、尿红细胞（潜血）；服用阿司匹林 5d 内测血小板集聚功能；输入大剂量抗生素的同时采血培养等现象,显然都是不恰当的。

（3）注意对比申请单上医生填写的临床资料与检验结果,分析是否符合患者的既往史和医生的初步诊断。例如患者是 14 岁女性，申请单诊断是"贫血原因待查"，但血红蛋白为 190g/L。这样的矛盾结果必须复查。

（4）注意相关联检验参数的检验结果之间有无临床资料不能解释的现象。在日常工作经常可以见到：外观是"柏油便"，但单克隆潜血试验结果阴性；乙肝"两对半"检查出现表面抗原阴性，而 e 抗原阳性的矛盾结果，这很可能是抗原与抗体的"前滞"反应，标本稀释后即可得到真实的结果。

（5）注意有质控意义参数的表现。如"尿 11 项"检查中的维生素 C（Vic）结果的质控意义要远大于临床诊断价值。因为尿 10 项化学成分检查中，有 5 项受尿标本所含的 Vic 的干扰。因此，签发报告时先要查看 Vic 的含量，如果超出方法学允许的浓度，必须改用其他方法检测。特别是用仪器进行白细胞分类时，每个标本在发出报告前必须核实仪器结果是否符合"镜检筛选标准"，不符者必须涂片镜检。

（6）要注意分析仪器运转是否正常，质控在可接受范围内，如发现系统误差或漂移，及时修正并验证检测系统恢复正常后，再行检测,发出报告。

检验结果审核与发出。检验结果是临床医师开展诊疗活动的重要参考依据，检验报告就是这些信息的传递载体，必须重视这一环节的质量保证。无论是发送报告单，还是通过网络系统发送检验结果给临床医生，发出的检验报告必须保证完整、准确、及时。

（1）严格的报告单签发、审核制度。

（2）应建立明晰异常结果、危重疑难患者的复核或复查制度。

检验科应规定哪些情况下的检测结果须与以前的检测结果进行比较，观察当前检测的结果及其变化是否符合规律，可否解释，必要时可与临床医生联系。

（3）建立危急值紧急报告制度。

实验室应规定危急值的报告制度，其中含结果的复核、结果报告的方式（电话报告、病房来取，通过实验室信息系统（LIS）报告，向主管医生发手机短信等）及规定结果报告时间。

（4）特殊项目的检验报告及一些关系重大的检验报告。

如抗人类免疫缺陷病毒（HIV）抗体阳性的报告单、诊断为白血病及恶性肿瘤的报告单、发现罕见病原体的报告单等，需检验科主任或由科主任授权的人员，复核无误并签名后尽早把结果发给临床。医院应建立这方面的规章制度，患者取报告单应有相应的凭据，一方面可以避免拿错报告单，另一方面可以保护患者的隐私。同时加强医护人员责任心，防止检验报告单的丢失或发错科室。

（5）建立检验报告单发送签收制度。

（6）检验数据管理。

第二节 临床实验室生物安全管理

生物安全管理是临床实验室工作的重要组成部分。为确保实验室工作人员不受实验对象中生物性、化学性、物理性等危险因子的伤害，确保实验室内外环境不受污染，使全体员工了解生物安全法律、法规，增强生物安全意识，保证相关工作人员掌握开展工作必需的生物安全知识和技术，临床实验室应加强生物安全管理。

一、生物安全相关基本概念

1.生物安全

生物安全是指避免危险生物因子造成实验室人员暴露，向实验室外扩散并导致危害的综合措施。

2.实验室生物安全

实验室生物安全指应当保证实验室生物安全条件和状态的允许水平，避免实验室人员、来访人员、社区及环境受到不可接受的损害，符合相应的法律法规、标准等对实验室保证生物安全责任的要求。

3.实验室生物安全防护

实验室生物安全防护实验室工作人员所处理的实验对象含有致病的微生物及其毒素时，通过实验室建筑设计、使用个体防护设施、严格遵从标准化的工作及操作程序等方面采取综合措施，确保实验室工作人员不被实验对象感染，保证周围环境不受其污染。

4.实验室生物安全保障

实验室生物安全保障是指单位和个人为防止病原体或毒素丢失、被窃、滥用、转移或有意释放而采取的安全措施。

5.生物因子

生物因子是可能引起感染、过敏或中毒的所有微小生物体，包括基因修饰的、细胞培养的和寄生于人体的一切微生物及其他相关的生物活性物质。

6.生物恐怖

生物恐怖是使用致病性微生物或毒素等作为侵袭手段，通过一定途径散布危险因子，造成疾病的暴发、流行，导致人体功能障碍和死亡。

7.气溶胶

气溶胶是指悬浮于气体介质中的粒子，直径为 $0.001 \sim 100 \mu m$ 的固态或液态微小粒子形成的相对稳定的分散体系。

二、我国相关法律法规

（1）中华人民共和国国家标准《实验室生物安全通用要求》（GB19489—2008）、《医学实验室安全要求》（GB19781—2005/IS015190）、《生物安全实验室建设技术规范》（GB50346—3004）。

（2）中华人民共和国卫生行业标准《微生物和生物医学实验室生物安全通用准则》《人间传染的病原微生物名录》《可感染人类的高致病性病原微生物菌（毒）种或样本运输管理规定》。

（3）国家环境保护总局《病原微生物实验室生物主全环境管理办法》。

（4）中国合格评定国家认可委员会《CNAS—Cl05实验室生物安全认可推则》。

三、临床实验室主要危害源

（1）生物危害源主要由病原微生物引起的包括细菌、病毒、真菌及寄生虫或其毒素因子等实验室相关感染的原因，如被锐器刺伤、吸入气溶胶、被动物咬伤或抓伤、感染性材料处理不当等造成的危害。

（2）化学危害源主要指在临床实验室的操作过程中所使用的危险性化学品引起的危害，包括易燃性化学品、易爆性化学品、腐蚀性化学品、强酸性化学品、有毒性化学品、有害性化学品，主要通过吸入、接触、食入、针刺及破损皮肤等方式侵入。

（3）物理危害源临床实验室中物理危害源主要包括放射性核素的辐射源照射、电磁场噪声等危害。

四、病原微生物危害等级划分与生物安全实验室的分级

（一）病原微生物危害等级

（1）一类能够引起人类或者动物非常严重疾病的微生物，以及我国尚未发现或者已经宣布消灭的微生物。

（2）二类能够引起人类或者动物严重庆病，比较容易直接或者间接在人与人、动物与人、动物与动物间传播的微生物。

（3）三类能够引起人类或者动物疾病，但一般情况下对人、动物或者环境不构成严重危害，传播风险有限，实验室感染后很少引起严重疾病，并且具备有效治疗和预防措施的微生物。

（4）四类在通常情况下不会引起人类或者动物疾病的微生物。

（二）实验室生物安全水平

1.一级生物安全水平（BSL-1）实验室

一级生物安全水平（BSL-1）实验室为最低级别，依据标准实验室程序，可以进行开放操作，针对的微生物危害极少，对成人不会造成感染，如棒状杆菌等，也包括一些可能对幼儿、老年人或免疫缺陷患者造成感染的条件致病菌。

（1）实验室的门应有可视窗并可锁闭，门锁及门的开启方向应不妨碍室内人员逃生。

（2）应有防止节肢动物和啮齿动物进入的措施。

（3）应设洗手池，宜设置在靠近实验室的出口处。

（4）在实验室门口处应设存衣或挂衣装置，需将个人服装与实验室工作服分开放置。

（5）实验室的墙壁、天花板和地面应易清洁、不渗水、耐化学品和消毒剂的腐蚀，地面应平整、防滑，不应铺设地毯。

（6）实验室台柜和座椅等应稳固，边角应圆滑。

（7）实验室台柜等和其摆放应便于清洁，实验台面应防水、耐腐蚀、耐热和坚固

（8）实验室应有足够的空间和台柜等摆放实验室设备和物品。

（9）应根据工作性质和流程合理摆放实验室设备、台柜、物品等，避免相互干扰并应不妨碍逃生和急救。

（10）实验室可以利用自然通风，如果采用机械通风，应避免交叉污染。

（11）如果有可开启的窗户，应安装防蚊虫纱窗。

（12）实验室内应避免不必要的反光和强光。

（13）若操作刺激或腐蚀性物质，应在30m内设洗眼设施，必要时应设紧急喷淋装置。

（14）若操作有毒、刺激性、放射性挥发物质，应在风险评估的基础上，配备适当的负压排风柜。

（15）若使用高毒性、放射性等物质，应配备相应的安全设施、设备和个体防护装备，应符合国家、地方的相关规定和要求。

（16）若使用高压气体和可燃气体,应有安全措施，应符合国家、地方的相关规定和要求。

（17）应设应急照明装置。

（18）应有足够的电力供应。

（19）应有足够的固定电源插座，避免多台设备使用共同的电源插座，保证有可靠的接地系统，并在关键节点安装漏电保护装置或监测报警装置。

（20）供水和排水管道系统应不渗漏，下水应有防回流设计。

（21）应配备适用的应急器材，如消防器材、意外事故处理器材、急救器材等。

（22）应配备适用的通信设备。

（23）必要时，应配备适当的消毒设备。

2.二级生物安全水平（BSL-2）实验室

二级生物安全水平（BSL-2）实验室一般用于具有中等危险性、能引起人类不同程度感染的病原体，如沙门菌属、HBV等，这些病原微生物可能通过不慎吞食及皮肤、黏膜破损而发生感染。当具备一级屏障设施、如穿戴面罩、隔离衣和手套等防护下，可以在开放的实验台上进行标准化的操作。实验室应具备密封的安全柜和密封的离心管，以防止泄漏和气溶胶产生。

（1）适用时，应符合本标准BSL-1的要求。

（2）实验室主入口的门、放置生物安全柜实验间的门应可自动关闭。

（3）实验室工作区域外应有存放大量的备用物品的条件。

（4）应在实验室工作区配备洗眼装置。

（5）应在实验室或其所在的建筑内配备高压蒸汽灭菌器或其他适当的消毒设备，所配备的消毒设备应以风险评估为依据。

（6）应在操作经空气传播致病性生物材料的实验间内配备生物安全柜。

（7）生物安全柜的安装和使用应遵循制造商的建议，如果生物安全柜的排风在室内循环，室内应具备通风换气的条件；如果使用需要管道排风的生物安全柜，应通过独立于建筑物公共通风系统的管道排出。

（8）应有可靠的电力供应，重要设备如培养箱、生物安全柜、冰箱等应配置备用电源。

3.三级生物安全水平（BSL-3）实验室

三级生物安全水平（BSL-3）实验室用于有明显危害、可以通过空气传播的病原微生物，如结核分枝杆菌、伯氏立克次体等。BSL-3除对一级和二级安全设施有严格要求外，还包括对实验室设计的特殊规定，需具备合适的空气净化系统。凡符合BSL-3的微生物均需在生物安全柜内操作。

（1）平面布局：①实验室应明确区分辅助工作区和防护区；②防护区中直接从事高风险操作的工作间为核心工作间，人员应通过缓冲间进入核心工作间；③适用于操作非经空气传播致病性生物因子的实验室辅助工作区，应至少包括个人衣物更换间和监控室；防护区应至少包括防护服更换间、缓冲间及核心工作间，核心工作间的缓冲间可兼作防护服更换间；④适用于可有效利用安全隔离装置（如生物安全柜）操作常规量经空气传播致病性生物因子的实验室辅助工作区应至少包括个人衣物更换间、淋浴间和监控室；防护区应至少包括防护服更换间、缓冲间及核心工作间；⑤适用于可有效利用安全隔离装置（如生物安全柜）操作常规量经空气传播致病性生物因子的实验室核心工作间应尽可能设置在整个实验室的中心部位，不宜直接与其他公共区域相邻；⑥如果安装传递窗，其结构承压力及密闭性应符合所在区域的要求，并具备对传递窗内物品进行消毒的条件，必要时，应设置具备送排风或自净化功能的传递窗，排风应经HEPA过滤器过滤后诽出。

（2）围护结构：①内围护结构及外围护结构（外围墙体）应符合国家对建筑的抗震要求和防火要求；②天花板、地板、墙间的交角应易清洁和消毒；③实验室防护区内围护结构的所有缝隙和贯穿处的接缝都应可靠密封；④实验室防护区内围护结构的内表面应光滑、耐腐蚀、防水，易于清洁和消毒；⑤实验室防护区内的地面应防渗漏、完整、光洁、防滑、耐腐蚀、不起尘，铺设的面材料应连续铺设到墙立面距地15cm处；⑥实验室内所有的门应可自动关闭，需要时，应设观察窗；门的开启方向不可妨碍逃生；⑦实验室内所有窗户应为密闭窗，玻璃应耐撞击、防破碎；⑧实验室及设备间的高度应满足设备的安装要求，应有维修和清洁空间；⑨在通风空调系统正常运行状态下，采用烟雾测试等目视方法检查实验室防护区内围护结构的严密性时，所有缝隙应无可见泄漏。

（3）通风空调系统：①应安装独立的实验室送排风系统，应确保在实验室运行时气流由低风险区向高风险区流动，同时确保实验室空气只能通过HEPA过滤器过滤后经专用的排风管道排出；②实验室防护区房间内送风口和排风口的布置应符合定向气流的原则，利于减少房间内的涡流和气流死角；送排风应不影响其他设备（如Ⅱ级生物安全柜）的正常功能；③不应再利用由实验室防护区排出的空气；④生物安全柜排风管道的安装应遵循制造商的建议，可以将生物安全柜排出的经HEPA过滤器过滤的空气排入实验室的系统排风管道；⑤实验室的送风应经过HEFA过滤器过滤，宜同时安装初效和中效过滤器；⑥实验室的外部排风口应设置在主导风的下风向（相对于送风口），与送风口的直线距离应>12m，应至少高出实验室所在建筑的顶部2m，应有防雨、防鼠、防虫设计，但不应影响气体向上空排放；⑦HEPA过滤器的安装位置应尽可能靠近送风管道在实验室内的送风口端和排风管道在实验室内的排风口端；⑧应可以在原位对排风HEPA过滤器进行消毒和检漏；⑨如在实验室防护区外使用高放过滤器单元，其结构应牢固，应能承受2500Pa的压力，其整体密封性应达到持续维持其腔室内部空气压力为1000Pa，温度在设计温度范围内并保持稳定，每分钟泄漏的空气<0.1%；⑩应在实验室防护区送风和排风管道的关键节点安装生物型密闭阀，必要时，可完全关闭；⑪在生物型密闭阀前与实验室相通的送风管道和排风管道应牢固、易消毒、耐腐蚀、抗老化；密封性应达到持续维持管道内空气压力500Pa，温度在设计温度范围内并保持稳定，管道内每分钟泄漏的空气<0.2%，宜使用不锈钢管道；⑫排风机应一备一用。应尽能减少排风机后排风管道正压段的长度，该段管道不应穿过其他房间；⑬不应在实验室防护区内安装分体空调。

（4）供水与供气系统：①应在实验室防护区内的实验间靠近出口处设置非手动洗手设施，如果实验室不具备供水条件，则应设非手动手消毒装置；②应在实验室的给水与市政给水系统之间没隔离装置；③进出实验室的液体和气体管道系统应牢固、不渗漏、防锈、耐压、耐温（冷或热）、耐腐蚀；应有足够的空间清洁、维护和维修实验室内暴露的管道，应在关键节点安装截止阀、防回流装置或 HEPA 过滤器等；④如果有供气（液）罐等，应放在易更换和维护的位置，安装牢固，不应将不相容的气体或液体放在一起；⑤如果有真空装置，应防止真空装置的内部污染，不应将真空装置安装在实验场所之外。

（5）污物处理及消毒系统：①应在实验室防护区内设置不排蒸汽的高压蒸汽灭菌器，宜安装专用的双扉高压灭菌器，其主体应安装在易维护的位置，与围护结构的连接之处应可靠密封；②适用时，应在实验室防护区内消毒不能高压灭菌的物品；③高压蒸汽灭菌器的安装位置不应影响生物安全柜等安全隔离装置的气流；④如果设置传递物品的渡槽，应使用强度符合要求的耐腐蚀性材料，并方便更换消毒液；⑤淋浴间或设置化学消毒淋浴的缓冲间的地面液体收集系统应有防液体回流的装置；⑥实验室防护区内如果有下水系统，应与建筑物的下水系统完全隔离；下水应直接通向本实验室专用的消毒系统；⑦所有下水管道应有足够的倾斜度和排量，确保管道内不存水；管道的关键节点应按需要安装防回流装置、存水弯（深度应适用于空气压差的变化）或密闭阀门等；下水系统应符合相应的耐压、耐热、耐化学腐蚀的要求，安装牢固，无泄漏，便于维护、清洁和检查；⑧应使用可靠的方式消毒处理污水（包括污物），排放之前应进行检测，以确保达到排放要求；⑨应在风险评估的基础上，适当处理实验室辅助区的下水，排放之前应进行检测，以确保排放到市政管网之前达到排放要求；⑩可以在实验室内安装紫外线消毒灯或其他适用的消毒装置；⑪应具备对实验室防护区及在 HEPA 过滤器前与实验室相通的送排风管道进行整体消毒的条件；⑫应在实验室防护区内的关键部位配备便携的局部消毒装置（如消毒喷雾器等），并备有足够的适用消毒剂。

（6）电力供应系统：①电力供应应满足实验室的所有用电要求，并应有冗余；②生物安全柜、送风机和排风机、照明、自控系统、监视和报警系统应配备不间断备用电源，电力供应应至少维持 30min；③应在安全的位置设置专用配电箱。

（7）照明系统：①实验室核心工作间的照度应不低于 3501x，其他区域的照度应不低于 2001x，宜采用吸顶式防水洁净照明灯；②应避免过强的光线和光反射；③应设不少于 30min 的应急照明系统。

（8）自控、监视与报警系统：①进入实验室的门应有门禁系统，应保证只有获得授权的人员才能进入实验室；②需要时，应可立即解除实验室门的互锁，应在互锁门的附近设置紧急手动解除互锁开关；③核心工作间和缓冲间的入口处应有指示核心工作间工作状态的装置（如文字显示或指示灯），必要时，应同时设置限制进入核心工作间的连锁机制，④适用时，应先启动生物安全柜等安全隔离装置，再启动实验室排风，后启动实验室送风；关停时，应先关闭生物安全柜等安全隔离装置和排风管密闭阀，再关实验室送风及密闭阀，后关实验室排风及密闭阀；⑤当排风系统出现故障时，应有机制避免实验室出现正压和影响定向气流；⑥当送风系统出现故障时，应有机制避免实验室内的负压影响生物安全柜等安全隔离装置的正常功能、影响实验室人员的安全及围护结构的安全；⑦应通过对可能造成实验室压力波动的设备和装置实行连锁控制等措施，确保生物安全柜、负压排风柜（罩）等局部排风设备与实验空送排风系统之间的压力关系和必要的稳定性，应在启动、运行和关停过程中保持有序的压力梯度；⑧应设压力传感器连续监测送排风系统 HEPA 过滤器的阻力，需要时，及时更换；⑨应在有负压控制要求的房间入口的显著位置，安装显示房间负压状况的压力显示装置和控制区间提示；⑩中央控制系统应可以实时显示、记录和存储实验室防护区内有控制要求的参数、关键设施设备的运行状态；应能显示、记录和存储故障的现象、发生时间和持续时间；应可以随时查看历史记录；⑪中央控制系统的采样间隔应不超过 1min，各参数应易于区分和识别；⑫中央控制系统应能对所有故障和控制指标进行报警，报警应区分一般报警和紧急报警；⑬紧急报警应为声光同时报警、应可以向实验室内外人员同时发出紧急警报；应在实验室核心工作间内设置紧急报警按钮；⑭应在实验室的关控部位设置监视器，需要时，可实时监视并录制实验室活动情况和实验室周围情况。监视设备应有足够的分辨率，影像存储介质应有足够的数据存储容量。

（9）实验室通信系统：①实验室防护区内应设置向外部传输资料和数据的传真机或其他电子设备；②监控室和实验室内应安装语音通信系统，如果安装对讲系统，宜采用向内通话受控、向外通话非受控的选择性通话方式；③通信系统的复杂性应与实验室的规模和复杂程度相适应。

（10）参数要求：①适用于可有效利用安全隔离装置（如生物安全柜）操作常规量经空气传播致病性生物因子的实验室的内围护结构应能承受 500Pa 的压力；②适用于操作通常认为非经空气传播致病性生物因子的实验室的核心工作间的气压（负压）与室外大气压的压差值应 < 30Pa，适用于可有效利用安全隔离装置（如生物安全柜）操作常规量经空气传播致病性生物因子的实验室的核心工作间的气压（负压）与室外大气压的压差值应 > 40Pa；③实验室防护区各房间的最小换气次数应 > 12 次/h；④实验室的温度应控制在 18 ~ 26℃；⑤正常情况下，实验室的相对湿度应在 30% ~ 60%，消毒状态下，实验室的相对湿度应能满足消毒的技术要求；⑥在安全柜开启情况下，核心工作间的噪声应不大于 68dB（A）；⑦实验室防护区的静态洁净度应不低于 8 级水平。

4.四级生物安全水平（BSL-4）实验室

四级生物安全水平（BSL-4）实验室应建造在独立的建筑物内或建筑物中独立的完全隔离区域内。

（1）适用时，应符合本标准 BSL-3 实验室的要求。

（2）应有严格限制进入实验室的门禁措施，应记录进入人员的个人资料、进出时间、授权活动区域等信息，对与实验空运行相关的关键区域也应有严格和可靠的安保措施，避免非授权人进入。

（3）实验室的防护区应包括淋浴间、内防护服更换间、通道或工作准备间、可进行化学消毒的外防护服更换间、核心工作间。利用具有生命支持供气系统的正压服型实验室，外防护服更换间应为气锁式，具备对专用防护服或传递物品的表面进行清洁和消毒的条件，具备使用生命支持供气系统的条件。

（4）进入防护区的门和进入外防护服更换间的门应为密封型安全门。

（5）实验室防护区的围护结构应尽量远离建筑外墙，实验室的核心工作间应尽可能设置在防护区的中部。

（6）应在实验室的核心工作间内配备专用的高压蒸汽灭菌器；如果配备双扉高压灭菌器，其主体所在房间的室内气压应为负压，并应设在实验室防护区内易更换和维护的位置。

（7）如果安装传递窗，其结构承压力及密闭性应符合所在区域的要求，需要时，应配备气锁式并具备消毒条件的传递窗。

（8）实验室防护区内的围护结构应能耐受 1000Pa 的压力，气密性应达到在关闭房间所有门、送排风口及其他通路的条件下，受测房间的温度在设计温度范围内并保持稳定，如果房间内的空气压力上升到 500Pa，20min 内自然衰减的压力 < 250Pa。

（9）利用具有生命支持供气系统的正压服型实验室，应同时配备紧急支援气罐，紧急支援气罐的供气时间每人应不少于 120min。

（10）生命支持供气系统应有自动启动的不间断备用电源供应，供电时间应不少于 120min。

（11）生命保障系统提供的呼吸气体的压力、流量、含氧量、温度、湿度、有害物质的含量等应符合职业安全的要求。

（12）生命保障系统应具备必要的报警装置。

（13）实验室防护区内所有区域的室内气压应为负压，实验室核心工作间的气压（负压）与室外大气压的压差值应 > 60Pa。

（14）不利用具有生命支持供气系统的正压服的实验室，应在Ⅲ级生物安全柜或相当的安全隔离装置内操作致病性生物因子。

（15）实验室的排风应连续经过 2 个 HEPA 过滤器处理后排放。

（16）实验室防护区内所有需要运出实验室的物品或其包装的表面应经过可靠消毒。

（17）外防护服更换间内的化学消毒装置应在无电力供应的情况下仍可以使用，消毒剂储存器的容量应满足所有情况下对消毒剂使用量的需求。

五、临床实验室生物安全防护

（一）实验室主要的安全设备

1.生物安全柜

（1）概念：生物安全柜（BSCs）是处理危险性微生物时所用的箱型空气净化安全装置，是在操作具有感染性的实验材料时，为保护操作者本人、实验室内外环境以及实验材料，使其避免在操作过程中可能产生的感染性气溶胶和溅出物而设计的一种实验室安全防护设备。

（2）分类：①Ⅰ级，设计简单，目前仍广泛使用，保护操作者和环境，不保护操作对象；②Ⅱ级，保护操作者和操作对象，操作危险度 2 级和 3 级微生物；穿正压防护服可处理危险度 4 级微生物；③Ⅲ级，对操作者防护最好，操作危险度 4 级微生物，适用于 3 级和 4 级生物安全水平实验室。

（3）使用要求：需要注意以下内容，如摆放位置、操作、物品摆放、操作和维修紫外线灯、明火、溢出、清洁和消毒、清除污染、个体防护装备、警报器、检测等。

2.通风柜

通风柜是可以有效遏制毒性、刺激性或者易燃材料的安全设备，在实验操作时往往会产生各种有害气体、臭气、湿气及易燃、易爆、腐蚀性物质，为了保护使用者的安全，防止实验中的污染物质向实验室扩散，在污染源附近要使用排风设备，尤其是当实验过程中出现操作失误，蒸汽和灰尘从使用器皿中大量泄出时，通风柜可起到后备安全保障作用。

3.洗眼器

洗眼器是实验室安全和劳动保护必备的设备，是接触酸、碱、有机物等有毒、腐蚀性物质场合必备的应急、保护设施。洗眼器的类型很多，如复合式洗眼器、立式洗眼器、壁挂式洗眼器、便携式洗眼器、台式洗眼器，每周应测试洗眼器与水供应连接的装置以确保其功能的正常并冲掉积水。

4.紧急喷淋装置

一般安装在使用苛性碱和腐蚀性化学品附近的地方，定期测试喷淋装置以保证其功能正常，其次数依据实验室的复杂程度和规模而定，尽可能提供舒适的水温，地面排水通常设在紧急喷淋装置附近。

5.消毒设施及用品

临床实验室生物安全防护常采用的消毒方式，如化学消毒、高压灭菌、焚烧，可在具体工作中根据实际情况来选择不同的消毒方式。

6.紫外灯

紫外线是一种电磁波，波长为10～400nm，适当波长的紫外线能够破坏微生物机体细胞中的DNA（脱氧核糖核酸）或RNA（核糖核酸）的分子结构，造成生长性细胞死亡和/或再生性细胞死亡，达到杀菌消毒的效果，可以杀灭各种微生物，包括细菌繁殖体、芽孢、分枝杆菌、病毒、真菌、立克次体和支原体等。

（二）个体防护装备

1.概念

防止临床实验室内人员个体受到生物性、化学性或物理性等危险因子伤害。

2.防护装

各眼镜（安全镜、护目镜）、洗眼装置及应急喷淋装置、口罩、防护面罩、防护帽、一次性防护面具、正压面罩、手套（乳胶手套、聚氯乙烯手套、丁腈手套）、防护衣（实验服、隔离衣、连体衣、围裙及正压防护服）、鞋及鞋套、听力保护器（防噪声耳罩）等。

（三）个体防护原则

在风险评估基础上，根据实验室生物安全不同级别，结合具体岗位情况选择个人防护装备，进行适当的个体防护，贯穿检验前、检验中、检验后全过程。

1.检验前过程

（1）采血过程中的防护：穿工作服，戴手套、工作帽和口罩。严格执行无菌技术操作规程，静脉采血应一人一针、一巾、一带，微量采血应一人一针、一管、一片，对每位患者操作前手消毒（如皮肤消毒凝胶）。用后针头放锐器盒中，用后棉签放医疗垃圾袋中。碘酒密闭保存，每周更换2次，容器每周灭菌2次，安尔碘开启后3d内用完，常用无菌敷料罐每天更换并灭菌。避免职业暴露。

（2）院内、院外运送过程中的防护：院内通过人工运输、气动传输或楼层专用电梯送标本，需要双层包装运送盒。院外运送注意容器密封、无菌，材料要做到"两耐""三防"，各项标识清楚。

（3）标本处理过程中的防护：离心应防止/避免吸入感染性颗粒。感染性颗粒出自离心机使用时，并可在空气中传播。离心感染性材料时，使用戴帽离心管和可密闭的离心桶，离心结束后20mm打开离心机盖。

2.检验中过程的防护

（1）眼防护：在易发生潜在眼损伤的临床实验室工作时应采取佩戴安全镜和护目镜等防护措施。眼防护装备类型选用取决于外界危害因子对眼危害程度。特殊情况下仅佩戴安全眼镜是不够的。如腐蚀性液体喷溅或细小颗粒飞溅，用铬酸类溶液洗涤玻璃器皿、碾磨物品，使用玻璃器皿进行具有破损危害的实验操作。此时，有必要保护整个面部和喉部，应佩戴面罩。洗眼装置及应急喷淋装置：当腐蚀性或生物危害液体喷溅至工作人员眼时，需使用洗眼装置，用大量缓流清水冲洗眼表面。当存在身体污染时，用应急喷淋装置淋洗污染部位，若为化学物品溅出污染，应用大量急水冲洗。

（2）头面部防护：必要时需要戴口罩、防护面罩及防护帽等防护用品。

（3）呼吸防护：呼吸防护可免受有害粉尘、气体、烟雾和微生物的吸入性损伤，当不能安全有效地将气溶胶限定在一定范围内应使用呼吸防护装备。

（4）手部防护：手套种类有乳胶手套、聚氯乙烯手套、丁酯手套等，其作用为防止生物危险、化学品、辐射污染、冷热、产品污染、刺伤、擦伤和动物抓咬伤。手部防护适用范围为接触感染材料、污染的表面成设备，接触患者黏膜或皮肤进行血管穿刺时，使用规范是使用前检查手套是否褪色、漏损或有裂缝；戴好后应完全遮住手及腕部；发生感染性材料溅溢时，宜戴两副手套。在撕破、损坏或怀疑内部受污染时要更换；工作完成或中止后摘掉并安全处置；避免触摸面部；尽量不触摸其他物品；不得放手套离开实验室区域。

（5）躯体防护：防护服包括实验服、隔离衣、连体衣、围裙及正压防护服，在实验室中工作人员应穿防护服。隔离衣和连体衣〔BSL-2实验室〕适于微生物室标本接种、进行结核或真菌操作等，当可能发生危险物质喷溅到工作人员身上时，应在实验服或隔离衣外再穿上塑料高颈的围裙。

（6）足部防护：当实验室中存在物理、化学和生物危险因子时，穿合适的鞋、鞋套可防止足部受伤，推荐使用皮制或合成材料的不渗液体鞋类，禁止在实验室中穿露趾鞋。

（7）听力防护：耳塞和耳罩可避免实验室噪声污染引起听力损伤，依照实验室环境监测及个人听力检查报告选择听力防护用具，注意各式听力防护用具对应的衰减度表。应正确佩戴，定期清洁消毒。

（8）易燃易爆品的储存和使用量：保存日常量的易燃易爆品，如乙醇（酒精）、过氧化氢等，用易识别的形式标记。注意：使用时严禁明火，配备消防栓。

（9）内务管理中的个体防护：在实验室工作时，必须穿着合适的工作服或防护服。工作人员在进行可能接触到血液、体液和其他具有潜在感染性的材料或感染性动物及其他有害物质的操作时，应戴上一次性手套；手套用完后置于污染垃圾袋中，随后必须洗手；在处理完感染性实验材料及其他有害物质后，以及在离开实验室工作区域前，都必须洗手。为了防止眼或面部受到喷溅物的污染、碰撞或人工紫外线辐射的伤害，必须戴合适的安全眼镜、面罩（面具）或他防护设备。严禁穿着实验室防护服离开实验室工作区域，不得在实验室内穿露足趾的鞋，禁止在实验室工作区域进食、饮水、吸烟、化妆和处理隐形眼镜；禁止在实验室工作区域储存食品和饮料。实验室内用过的防护服不得和日常服装放在同一柜内，个人物品、服装和化妆品不应存放在有规定禁放的和可能发生污染的区域内，必要时，实验室人员应接受免疫接种以预防其可能被所接触的生物因子感染，并应按实验室有关规定保存免疫记录。

3.检验后过程的处理

检验后应对实验室仪器、设备、台面、争气进行消毒。

六、实验室意外情况应对

1.容器破碎

应当立即使用布或纸巾覆盖受感染性物质污染或受感染性物质溢洒的破碎物品，倒上消毒剂并使其作用适当时间，清理、擦拭污染区域。

2.离心管发生破裂感染性物质的溢出

正在运行时发生破裂，应关闭机器电源。机器停止后发现破裂，应立即盖上盖子，并密闭（30min）。随后的所有操作都应戴结实的手套，用镊子清理玻璃碎片，并将其消毒。离心机内腔应使用适当浓度的同种消毒剂擦拭，并再次擦拭，然后用水冲洗并干燥。

3.潜在感染性物质溢出

立即用布或纸巾覆盖，由外围向中心倾倒消毒剂，作用一定时间（约30min），清除污染物品（用镊子清理玻璃碎片），再用消毒剂擦拭，所有操作戴手套，污染的文件（包括记录）复制后丢入废弃物容器。

4.化学品外溢溅出

人体上的处理：溅入皮肤立即用纱布擦拭并用大量清水冲洗（强酸/强碱除外）；溅入眼立即用流水冲洗15min；溅入衣服应迅速脱下；必要时就医诊治。实验室的处理：警告周围人员，严重时关闭火源、热源并迅速撤离；立即查询化学品技术说明书的详细处理方法；对泄漏品进行封闭处理；工作人员穿上化学品防护设备对溢出或泄漏化学品立即进行处理，防止扩散；少量无机酸或碱可通过中和试剂中和；大量时用水冲洗（强酸除外）。

其他意外的处理：对中毒或昏倒的工作人员立即进行援救，并立即护送急救科救治；食入化学品时应依据化学品技术说明书的指导进行急救，并立即运往急救科救治；非腐蚀化学品立即催吐并给予水或牛奶，降低毒物被吸收；腐蚀性化学品不可催吐以免二次灼伤；强酸、强碱不可给水，给予少量牛奶、生蛋白以减缓吸收；工作人员昏迷时，不可给水或催吐，保暖并维持呼吸道畅通；严重者进行人工呼吸，及时向实验室主任及保卫科报告。

5.针刺和其他利器（涂片、玻璃器皿等）损伤

最容易发生针刺损伤的情况是双手回套针帽，没有正确收集、处理利器。①挤压：自然出血后在伤口旁端轻轻挤压，尽可能挤出损伤处的血液。②清洗：用肥皂液和流动水清洗。如果是黏膜，用大量生理盐水冲洗。③消毒：冲洗后，用75%乙醇或0.5%碘伏进行消毒。④包扎：局部包扎伤口。

6.职业暴露

（1）定义：有可能引起医护人员被乙型肝炎病毒、丙型肝炎病毒、艾滋病病毒等感染的情况。艾滋病病毒职业暴露指医务工作者、实验室工作人员及有关监管人员在从事HIV/AIDS诊断、治疗、护理、预防、检验、管理工作过程中，暴露于含HIV的血液、体液和实验室培养液，即暴露于含有HIV的液体等引起的危害。

（2）职业暴露的途径：经皮肤损伤（针刺损伤或其他利器损伤）；破损的皮肤接触感染者或患者血液、组织、体液；感染者或患者的血液、组织液飞溅到眼、鼻、口。

（3）发生暴露后的急救措施：①发生血源性病原体暴露后的急救措施。让伤口自然流血。在伤口旁端轻轻挤压，尽可能挤出损伤处的血液，不要摩擦伤口，禁止进行伤口的局部挤压。立即用肥皂液和流动水进行冲洗。受伤部位的伤口冲洗后，应当用消毒液，如75%乙醇或者0.5%碘伏进行消毒，并包扎伤口；被暴露的黏膜，应当反复用生理盐水冲洗干净。②血液或体液飞溅到未受损皮肤的急救措施。用肥皂液和流动水清洗污染的皮肤；不要摩擦皮肤。③口部暴露后的急救措施。立即吐出液体；反复用水或生理盐水彻底清洗口腔；不要用肥皂液或消毒剂。④眼部暴露的急救措施。立即用水或生理盐水冲洗眼部。应坐在椅子上，倾斜颈部，并让其他人用水或生理盐水轻轻地冲洗眼部，轻轻地拉起、放下眼睑，确保清洗充分。如果佩戴隐形眼镜，清洗眼部时不要摘掉，隐形眼镜可以作为一个保护屏障，清洗完毕摘掉隐形眼镜，不要用肥皂液或消毒剂清洗眼部。

（4）防止职业暴露应注意的事项；①使用利器注意事项。应尽量避免在实验室使用针头、刀片、玻璃器皿等利器，以防刺伤。如果必须使用，在处理或清洗时应采取措施防止刺伤或划伤，并应对用过的物品进行消毒。应使用安全针具采血，如双向真空针，以降低直接接触血液和刺伤的危险性。应将用过的锐器直接放入耐穿、防渗漏的利器盒，用过的针头应直接放入坚固的容器内，消毒后废弃。禁止将使用后的一次性针头重新套上针头套。禁止用手直接接触使用过的针头、刀片等利器。②感染性材料和废弃物的处理方法。一次性注射器应放在一次性容器内焚烧，如有需要可先高压灭菌。当盛放锐器的一次性容器达到容量的 3/4 时做焚烧处理，绝对不能丢弃于垃圾场。其他有潜在感染性材料在丢弃前应放置在防渗漏的容器中高压灭菌，灭菌后焚烧。

（5）职业暴露后预防：①HBv。在发生暴露后注射疫苗，建议根据 HBv 检测结果注射乙肝疫苗或乙肝病毒免疫球蛋白。②HCv。职业暴露后没有针对丙型肝炎病毒的疫苗，应做丙型肝炎病毒检测，并在暴露后 4～6 周和 4～6 个月重复检测。③HIv。发生暴露后应立即检测 HIv 抗体，并于暴露后 4 周、8 周、12 周、6 个月做定期检测。职业暴露后是否用药，需要由专家组进行评估，根据暴露级别和暴露源病毒载量的水平估计 HIv 感染的危险，确定是否进行预防性用药及采取何种预防方案。

（6）职业暴露后的 4 个原则：及时处理、报告原则、保密原则、知情同意。

七、风险评估

（一）环境的危害

对生物源危害根据病原微生物的传染性、感染后对个体或者群体的危害程度，将病原微生物分为 4 类。其中第一类、第二类病原微生物统称为高致病性病原微生物。实验室实验活动可能涉及的致病性生物因子主要来源于医院门诊及住院患者的血液和其他种类样品，种类有细菌、病毒、真菌、衣原体、支原体、立克次体及螺旋体等。科室目前实验活动涉及的致病性生物因子为第三类病原微生物（危险程度为 II 级）或第四类病原微生物（危险程度为 I 级）。

在实验室内做试验、研究等操作时，实验人员需要处理大量的病原微生物，很容易引起污染。根据生物污染的对象可分为空气污染、水污染、人体污染、物体表面污染等污染种类。

（1）对空气的污染；根据污染空间，可分为实验室内环境空气污染、实验室外环境空气污染。许多操作产生的气溶胶，是悬浮于气体介质中的粒径为 0.001～100Pm 的固态或液态微小粒子形成的相对稳定的分散体系。当气溶胶不能安全有效的限定在一定范围内，可导致实验室内空气污染。下述操作可能产生气溶胶，如使用涡旋振荡器、用力拍干反应板、超声波处理、试液开封、开启冰箱和离心机及舍弃离心后的上清波时，另外，从动物体内采血、清洗注射器、调整液量也可产生。

（2）对水的污染：实验中会产生大量污水，有大量的有机悬浮物和固体残渣，还不同程度的含有多种细菌、病毒和寄生虫虫卵。这种污水不经处理直接排入江河、池塘或直接灌溉，可污染环境和水源。人们接触或食用污染水时，可使人致病或引起传染病的流行。

（3）对人体的感染：人是实验室污染最容易侵袭的对象。其污染途径包括接触污染物或吸入病原微生物气溶胶。原因有以下几种：①实验室事故引起的污染，通过器械、破碎且污染的玻璃器皿、针头刺破伤而发生；②实验室病原微生物引起的感染；③气溶胶引起的感染，通过吸入被污染的气溶胶而感染，④其他加工作区与生活区相混，下班或餐前不洗手而感染。

（4）对物体表面的污染：实验人员的皮肤、鞋底、感染性物溢出或溅出后处理不当可造成墙壁、地面、台面、仪器等物体表面的污染。

（二）化学源危害

化学源危害主要指临床实验室的操作过程中所使用的危险性化学品引起的危害，包括易燃、易爆、易腐蚀、有毒、有害化学品等。在临床实验中对危险化学品的存放、处理、应用、处置应符合化学实验室行为标准，并有明显标识。

（三）物理源危害性

物理源危害性主要来自紫外线、噪声等，应提供适用的个人防护装备。

（四）电气危害

应建立安全用电档案记录。可移动的设备应接地或采用更先进的方法防止触电，全部塑封无法接地的仪器例外。新设备在使用前应进行同样的检查。电路中配置断路器和漏电保护器。断路器用来保护线路不发生电流超负荷从而避免火灾。漏电保护器用于保护人员避免触电。实验室所有电器均接地，采用三相插头。实验室电器设备和线路符合国家电气安全标准和规范。实验室装有足够的插座，分布合理，减少在插座上接其他多用插座和避免拖拉过多的电线。空气中存在一定量的易燃气体或蒸汽可能形成可爆性混合物的环境时，应使用指定的防爆电器设备。

（五）自然灾害危害及应急预案

因气象和地质等条件变化而引起的地震、地陷、狂风、暴雨、洪水、炎热、雪灾等自然灾害，以及由此诱发的医院内各种次生及衍生性灾害。应急处置预案：在医院应急部门指导下，配合相关行政部门开展工作；根据事件性质和等级安排任务；现场指挥和组织抗灾；信息报送的内容方式及请求上级或有关部门援助的事项；灾情对正常工作活动影响的评估和补救措施；灾后恢复工作和生活秩序；对事件处理不及时、瞒报、谎报等相关人员的责任追究。

（六）火灾危害

注意易燃易爆物、明火、加热器件和电火花（电灯开关、电动机、摩擦和静电）等危险火灾隐患，人人会用灭火器。发生火灾时应立即向科主任及院内消防部门汇报，必要时拨打消防报警电话119。

第三节 临床实验室信息管理

临床检验信息系统（LIS）是指以临床检验科学的管理模式为基础，借助现代通信技术、网络技术和计算机技术，对临床检验各种信息进行高效管理，从而从整体上提高检验综合效能的复杂的人机系统。通过计算机网络将实验室的各种分析仪器连接起来，完成了以支持检验科室日常检测、为患者提供服务、提供管理决策为目标的信息收集、处理、存储、传播的协同工作的集合。

LIS系统通过检测数据的自动处理、传送、存储实现与医院信息系统（HIS）资源共享。HIS是以支持医院日常医疗、服务、经营为目的综合管理，它由多个功能模块如病案管理、门诊收费、入院登记、药品管理等组成，LIS是其中重要的模块。应用LIS提高了医院检验服务质量，大大提高了检验工作效率，减少了人为差错，为医生的诊断与治疗提供优质的数据依据，大大提高了医院医疗质量。可以说 LIS 是现代管理学、临床医学、检验医学、信息学、机械及通信技术等多学科交叉的体现。

一、临床检验信息系统的组成

临床检验信息系统（LIS）由硬件部分、操作系统、数据库管理系统、应用软件、LIS 网络组成。

1.硬件部分

硬件部分主要为计算机、服务器、工作站、打印机、条码打印机、扫描仪以及连接网络的检验设备等。

2.操作系统

操作系统是用户和计算机的接口，同时亦是连接硬件和应用软件之间的桥梁，服务器操作系统常采用WindowsServer、Netware、Unix、Linux 系统。

3.数据库管理系统

数据库管理系统负责数据库文件建立、查询、修改等操作，其性能直接决定了整个 LIS 的数据访问能力。Oracle 是功能强大的关系型数据库，对存储容量、传输速度、数据安全等性能有很好的保证。

4.应用软件

应用软件 LIS 与 H1S 中的其他子系统结合在一起，提供多种服务和功能。还有一些附属模块包括分析界面、标本读取、结果报告和管理报告以及实验室的运行管理模块等。

5.LIS 网络

LIS 采用 C/S（client/server，客户机/服务器）结构的应用模式，将医院内各种检验检测仪器通过局域网络的网线或其他接线口与工作站链接，实现仪器控制和数据采集自动化；建立全检验科室的计算机局域网络，将局域网络接入 HIS，实现 LIS 信息资源的交换和共享。

二、临床检验信息系统的主要功能

临床检验信息系统（LIS）在功能上可划分为 3 个层次，即业务信息处理、实验室管理和分析决策支持。实验室业务信息处理功能是最基本的，主要针对实验室、检验科的日常工作。由于实验室的工作过程和性质不同，LIS 又可以分为标本接收系统、标本检测系统、微生物检测系统、报告管理系统和查询系统等，同时应包含相应的质量监控系统，对技术或逻辑错误、历史结果等进行自动判断；第二层是实验室管理，主要针对实验室内部各方面的管理工作，通过对原始数据的汇总，提供反映各方面运行状况的报表；第三层次是分析决策支持，对领导提供决策信息和智能诊断功能等。

三、临床检验信息系统的功能分工

检验工作站临床检验信息系统（LIS）最大的应用模块，是检验技师的主要工作平台。负责日常数据处理工作，包括标本数据接收、数据处理、报告审核、报告发布、报告查询等日常功能。

医生工作站主要用于对患者检验项目的申请，思考检验信息的浏览、历史数据、检验报告打印等功能，医师可在第一时间得到患者的检验结果，方便诊断与治疗。

护士工作站具有标本接收、条码打印、回执生成、标本分发、报告单查询和打印等功能。

试剂管理子系统具有试剂入库、试剂出库、试剂报损、采购订单、库存报警、出入库查询、统计等功能。

管理工作站主要用于员工工作监察、工作量统计分析、费用趋势分析等。

四、条码技术的应用

条形码（barcode）又称条码。它是由一组宽度不同、反射率不同的条和空，按照一定的编码规则排列的、用以表达一组数字或字母符号信息的图形标识待。LIS系统中利用条形码来代替实验室内涉及手工操作的标本处理步骤，利用它的唯一性，从标本的采集、接收、存储、核对与处理、分析检测以至报告查询打印等，条形码的应用极大地方便了医师和患者获取相关的信息。

五、临床检验信息系统的数据加工流程

临床检验信息（LIS）是以患者标本为中心，以检验结果的准确性、及时性为目的的管理服务模式，在不断完善检验前、检验中和检验后过程的基础上进一步优化检验过程。

1.标本采集

由医师工作站开具检验申请单后，在护士站打印检验条形码标签，根据项目要求选取相应容器贴上标签，护士用贴有条形码的容器进行标本采集并通过条形码进行采样时间记录。

2.标本送检

标本传送两种方式：一是由护工传送，二是通过气动物流通道传送。住院患者的标本在送往检验科前需进行标本扫码确认送检时间，门诊标本则直接送往检验科。

3. 标本接收

前处理组人员对送检的标本进行扫码接收确认、核查，对不合格的标本及时退单并通知临床，并对标本进行检验前处理，然后根据所做项目不同送往各专业组。

4.标本检测

检验人员将前处理组送来的标本进行检测。对于已实现双向通讯的仪器可将标本直接上机，机器会通过自带的扫描设备读取标本的检验项目信息并按信息指令仪器予以相应信息检测；单向通讯和手工操作的项目则通过检验人员的二次扫码从HIs系统中获取有关患者等信息，然后标本进行检测，数据过电缆实时传送入LIS与HIS，与患者其他信息组合成患者信息。

5.标本审核

当检验人员确认检验结果无误后进行标本审核并发布检验报告，在报告中使用了电子签名技术。这样医师在工作站可方便地查询到患者检验结果，并打印检验报告。

六、单、双向通信的数据传输

LIS系统的数据通信包括系统工作站与服务器及各工作站间的数据共享外，主要涉及计算机与外部设备也就是与各种检验仪器设备之间的信息交换。临床实验室的各种自动化分析仪都是用配有标猴的通信接口（大多是RS-232C串行口）进行数据传输，有的仪器通过网口与计算机相连接，完成数据通信。

单向通信时主要是工作站接收仪器发送出来的检测数据，双向通信时实验室信息系统除接收数据外还要向实验仪器设备发送测试指令，自动完成条码的检测项目，传输检验结果，相对于单向通信技术有飞跃

的发展。

七、流水线上的自动化管理

实验室自动化（TLA），指将临床实验室中有关的甚至互不相关的自动化仪器用轨道连接起来，并且与控制软件和数据管理软件以及 LIS 有机地结合起来，形成一个类似工业生产流水线的自动化系统，覆盖从标本接收到报告发出以及标本储存的整个检验过程。待测标本在轨道上经离心等处理后被传送到指定的仪器上进行检测，从而实现大规模的全检验过程的自动化分析。

八、临床检验信息系统与医院信息系统的无缝连接

临床检验信息系统（LIS）与 HIS 的全面无缝连接，真正实现信息资源共享，提高工作效率和实验室的自动化程度。如果 LIS 和 HIS 不能实现无缝连接，就会无法调用各模块所需的数据，不能实现统一管理。

九、临床检验信息系统实现的技术指标

（1）支持刷卡、条码识别、手工输入 ID 号等多种模式。

（2）设置了用户管理制度，检验人员严格按照医院的工号操作，设定密码，且在操作者离开电脑数分钟后电脑自动锁屏，防止其他人操作和更改。

（3）系统设置严格的授权制度，按照工作岗位和职能设定权限。

（4）系统设计跟踪功能，对任何做了改动都可详细记载，并可恢复到原始数据。

（5）系统有历史比较、自动审核、TAT 超时查询及和预警功能，保证准确及发放。

（6）可以在外网远程查询和打印报告单，支持刷卡自助打印功能。

（7）危急值报告可自动传送至医生工作站和护士工作站。

（8）提供数据回顾功能及统计分析功能。

（9）科室发布了计算机常规操作制度，并有应对突发事件的预防措施，保障数据安全。

（10）提供多达数十种格式报告单模式。

（11）系统自动根据检验项目计算收费，杜绝漏项问题及漏费问题。

（12）实验室质控数据实现自动传输。

十、临床检验信息系统实现的管理目标

（1）方便医师检验申请摒弃了旧的绑定模式，检验项目既可单选也可复选，方便快捷。

（2）登录系统安全性高操作人员输入用户名，身份验证，权限因岗位而限，保证了数据不被随意改动。

（3）标本签收条码化条码扫描器的使用实现了标本号的快速识别、避免人为差错。

（4）标本检测电子化该系统实现了与多种检验仪器的双向通信。

（5）数据传送网络化标本上机后在规定时间内出结果，结果经核准，通过网络自动传送给医师，以便随时调阅；同时调用收费接口，自动计费，杜绝了错收和漏收现象。

（6）结果查询快捷、方便、完善化通过患者的姓名、住院号、条码号等关键词在数据库中搜索，同时按项目的随意组合查询相应的报告。

（7）TAT 管理科学化目前检验科的标本均记有标本采集时间、送检时间接收时间及报告时间，标本所处的状态动态查询，严防报告延时。

（8）数据管理长效化检验数据至少保存 3 年，供临床医师、病案室、患者随时查询。

临床检验信息系统作为优化检验科室管理的模式应用在检验工作中，它以科学合理的检验过程为基础、以无纸化办公模式为载体、以实验室的自动化模式进行科学的管理，提高了检验工作效率，为检验科室由经验管理向科学管理的迈进提供了帮助。

第十章 现代检验的新进展

一、从"医学检验"到"检验医学"观念的变化

"医学检验"转变为"检验医学",不仅仅是简单的名词颠倒,而且是检验学科建设的理念和内涵发生了明显的变化。现代化仪器的应用和标准化进程,特别是临床医学与基础医学的密切结合,使检验科的工作任务在保证实验质量的基础上更应结合临床。ISO15189《医学实验室质量和能力的专用要求》规定"检验科要对检验结果确认、解释、出具报告并提出建议,医学实验室服务还应包括对患者的咨询服务"等。这个转变使检验科的工作定位和观念发生了变化。基础医学的发展,以及与临床医学的密切结合,要求实验室的工作应不断地与临床医护人员进行交流和信息沟通,把有限的实验数据变为高效的诊断信息,更多地、更直接地参与临床的诊断和治疗。近年来,先进的实验技术与仪器在国内逐步普及,不仅提高了实验结果的精确性和准确性,而且还为临床提供了许多新的指标,如何将这些方法的原理、临床意义介绍给医护人员,使之能合理地选择实验、正确地分析试验结果并用于诊断利治疗变得具有重要意义。

恰当的标本收集与运送以保证分析前质量控制,如何从临床获得患者资料、病情变化、治疗方案,保证分析后的质量评估,并对临床的诊治工作提出建议已成为检验医学的重要内容。不难看出,检验科的知识结构、人员构架、学科发展方向也应有相应的变化和调整。这些要求检验人员具有扎实的基本理论与基本技术,同时,还应该具有更多的临床知识,成为"临床型检验人才"。近年来,大批高学历人才加入检验队伍,成为骨干力量,甚至成为学科带头人,他们在学科建设中发挥了重要的作用,使检验科与临床科室的联系更加密切,循证检验医学的发展越来越深入。

二、检验医学专业医师化发展方向与对策最新研究进展

随着基础医学、临床医学、生物医学和信息技术的飞速发展,我国的临床检验医学发生了翻天覆地的变化,正进入一个全新的高速发展时期。先进实验技术和现代化仪器的广泛应用,使检验医学在临床诊治疾病中发挥着越来越重要的作用。检验医学已逐步成为我国临床医学中不可缺少的一部分。面对临床医学全科医师的建立和发展壮大,促使检验医学专业人员在全面掌握检验与临床医学基础知识方面不断努力,以便加强检验医学与临床各专业的合作,促进其共同发展。

1.检验医学医师化发展的必要性

医学步入现代化发展的快车道,检验医学也要紧跟医院整体发展的趋势,不断加强与临床各专业的联系。检验医学作为实验和临床之间的桥梁,检验人才培养仅局限在检验技术方面是远远不够的,必须有临床型和科研型人才的介入,检验医学才能迅速发展。目前,我国除以往设立检验技师系列外,中国医师协会检验医师分会于2003年10月刚刚成立,检验医师岗位职责尚未普及实施,同时,各地、各单位情况不同,检验医师的作用也不尽相同。笔者认为,检验医师除完成必要的检验任务以外,还担负着为临床注释疑问并参加查房、病例讨论和会诊,协助临床医师正确选择检验项目,同时选择最合理、最经济的检验项目组合。除此之外,检验医师要审核检验各专业的室内质量控制,以确保检验结果的准确无误,不断更新检验项目满足临床需要,最大限度地避免检验与临床脱节。相比之下,检验技师则侧重于各项实验的具体

操作过程，做好各项室内质量控制，确保检验结果及时提供给临床医师。

2.检验新技术应用和设备更新使检验医学更贴近临床

近几年，检验仪器逐步实现了自动化、半自动化或微机化。如全自动生化分析仪、全自动细菌鉴定和药敏实验系统，以及全自动酶标仪、电化学发光测定仪等。以血常规分析为例，传统的血常规检查，采集末梢血后将血液稀释用显微镜计数红、白细胞和血小板，使用沙利氏法测定血红蛋白并手工制片、染色、显微镜计数分类白细胞等。进入 20 世纪 90 年代，全自动血常规分析仪在全国各级综合性医院广泛应用，一方面大大减轻了劳动强度，另一方面，更加全面的 23 项检验结果为临床医师诊断和鉴别诊断疾病提供了极具价值的参考数据；同时，全自动血常规分析仪的应用，对检验人员提出了新的要求，只有全面了解 23 项检验项目的内容、正常值和临床意义，才能准确无误地发出检验报告单。由此说明，现代化检验仪器的应用，使医学检验更贴近临床，并要求检验人员了解临床诊断疾病的方法和急需的检验项目，加强与临床沟通与协作，只有这样，检验专业才能与临床同步快速发展。

3.检验人员素质提高为检验专业医师化发展奠定了基础

20 世纪 80 年代以来，全国医学院相继建立检验医学系，截至目前，大批本科毕业的检验医学人员充实到检验队伍中，他们已经成为检验队伍中的一支生力军。全国地市级以上医院的检验人员 80% 以上达到了大专以上学历，尽管部分居于成人业余学习后取得，但总体上讲，他们的基础理论水平都有显著提高。由此可见，设立检验医师系列的重要性，检验医师系列的管理应同临床执业医师一样，取得执业医师资格证书后方可从事相关工作。检验医师与检验技师工作侧重点的不同，将有助于检验专业室内、室间质量控制；有助于检验科研工作的开展；有助于临床与检验的通力合作。在检验医师化方面，不妨借鉴国外的经验，比如日本，将临床检验归属于病理学范畴，制定严格的培训制度，检验医师要首先取得医师资格证书，然后继续培训 3 年，结业后再见习 1 年，方确定为检验医师。

4.医学院校检验医学专业设置应进一步规范化

医学院校检验医学专业设置要进一步规范化，专家对我国检验医学专业现状、存在的不足及对策提出了意见，笔者认为，检验医学专业本科应该重点培养检验医师系列人才，偏重于临床实验基础、计算机应用及如何开展科研，这样有利于今后检验医学专业科研和加强检验与临床的沟通，而检验中等专业应重点培养学生实验操作技术、自动化和微机化实验设备的应用方面的知识。只有从根本上解决检验医学专业人员的综合素质低、学历低、临床基础知识欠缺、科研意识不强的问题，才能实现检验医学专业与临床及其他专业同步快速发展。

三、检验医学的发展

随着科学技术，特别是生物科学技术的迅速发反，更多、更新的技术广泛应用于临床医学和检验医学，检验医学将有可能提供更多、更新的检验项目。从正面效应来看，生物技术的发展将有效地帮助人类战胜疾病，为人类的健康长寿带来希望，同时也会出现一些负面放应：医疗技术的发展给社会带来沉重的经济负担，例如到 20 世纪 90 年代美国的医疗费用已占到国内生产总值（GDP）的 15%，并且仍以每年 2.4% 的速度增加，美国专家指出如果仍以这一速度增加，到 2020 年美国全年所创造的财富都将消耗在医疗上，但这显然是不可能的。这种状态在发达国家普遍存在，只是美国更为突出、尖锐，不得不进行医疗改革。政府采取各种手段，甚至直接行政干预，加强对医疗的管理。这些改革和管理，说到底都是围绕着抑制消费进行的，也就是要"合理利用资源。减少医疗消费"。美国防临床化学联合会（AACC）预言。在这种政策下，有可能出现 6 个方面的变化：

（1）医院实验室出现集约化，将一些不十分紧张和少做的实验项目集中到一些大的实验室进行，大的实验室有可能进一步形成网络和集团。

（2）大力削减工作人员，发达国家成本中比例最大的是人员费用。

（3）政府和患者都会施加更大的压力，要求医疗界能提供更有效，但廉价的服务。

（4）减少不必要的实验，对现有项目进行筛选，删去一些不必要的、重复或价值不大的项目。例如美国 CPTcode 及时收录一些对临床有用的项目，医疗保险往往以此作为付费依据。另外，通过 FDA 对新增加项目和新技术进行严格审查，一些虽是新项目、新技术但尚不可靠，或者临床价值不大，则不让其应用或推广，或者只让进行科研，不能向患者收费。

（5）进行全实验室自动化（TLA），这是减少人工、提高效率最有效的办法。在这种实验室里要求工作人员有全面的检验技术操作、仪器维修和维护能力，以及有一定的管理和计算机能力。

（6）进一步加强标准化工作，将制定更多的标准文件、技术操作规范，使检验科能做出较一致的检验结果。从技术上说，分子诊断中和芯片技术将是 21 世纪中最具影响的发展方向之一。

四、检验医学在我国的发展

（一）检验技术的发展

如生化检验中的酶促速率法分析技术、临床检验中的干化学试纸条法检测、免疫检验中的放射免疫、酶免疫及化学发光、微生物检验中的全自动鉴定技术和最近发展起来的以聚合酶链反应为代表的分子生物学新技术等。这些技术的建立与普及使检测方法的灵敏度不断提高，特异性越来越好，检测结果也更加准确、可靠。

（二）检验设备的更新

检验设备的迅速发展是近几年医学检验领域很惹人注目的成就：目前，生化、临床检验、免疫学和微生物学检验学中部分项目已实现了全自动化或半自动化：这些先进检验设备的应用，使检测结果避免了人为因素的干扰，结果判断更加客观、科学，反馈给临床的信息越来越迅速，结果回报时间越来越短。

（三）检验管理的逐步完善

目前各医院的检验科室大都分为生化、临床检验、免疫、微生物、血液等几个相对独立的机构，各学科也已经初步形成了较为完善的技术体系，并能相互协作，这样就使各项检验工作都得到了较为深入的发展。同时，在某些检验项目（如生化检验及免疫检验的部分检测项目）已形成了比较合理的质量控制管理制体系，室内及室间质评都有了一定的发展，因此也保证了检测结果的准确性和可比性。

（四）检验人员的素质得到提高

目前的医学检验工作人员大多具有中专、大专等技术学历：从 20 世纪 80 年代起，一些医科大学又相继建立了医学检验专业，所培养出的医学检验大学生已在部分大、中医院开始发挥作们。因此，医学检验工作人员的整体素质得到了普遍提高。

（五）重新认识医学检验在现代医学中的地位和作用

医学检验技术的进步和设备的更新换代，对许多疾病的诊断、治疗监测和预后评估都起着越来越重要的作用：以病毒性肝炎等病毒感染性疾病为例，目前对其诊断反疗效观察主要以实验室结果为依据，如果没有准确可靠的实验室检测结果，对这些疾病的诊治也就很难实现。检验科室在各医院中的地位逐步提高。临床检验科在很长一段时间内一直被看作是医院的"辅助科室"，只对临床部门起"辅助"作用。目前看来，检验科室已经成为各医院很重要的一个部门。衡量一个医院整体水平的高低，其中很重要的一方面就是这个医院的检验部门可以检查多少项目、检测的水平如何，以及所应用的技术手段是否先进。另外，随着检测技术的不断发展、检测项目的逐步增多，检验科室在各医院总收入中所占的比例也越来越大。因此，检验科室已不再仅仅是各医院的"辅助科室"，这一学科及其相关部门在现代医学中的地位和作用已经越来越受到重视。

五、即时检验的应用及临床前景

即时检验（POCT），是指在传统、核心或中心实验室以外进行的一切检验。POCT 从英文字面意思来理解，是在接受治疗者现场进行的保健检验，国外还有不少相关的名词，如（床边检验）、（检验科外的检验）、（非定点、辅助、变更点检测）等，虽然名称繁多，但都没能全面而正确地表述这一技术的内涵。在我国至今尚无规范的中文名词，目前通常称之为"即时检验"。

发展这一技术的初衷是省去复杂的标本预处理程序，在采样现场即刻进行分析，快速得到检验结果，所以它的特点不仅是快、现场分析，而且包括可由未接受过临床检验专业训练的工作人员或者病人自我进行临床化学检测。事实上，随着免疫反应和分子生物技术的引进。POCT 的使用更为便捷，检测和应用的范围更广，从最初检测血糖、妊娠，扩展到检测血凝状态、心肌损伤、心功能不全、酸碱平衡、感染性疾病和治疗药物浓度；使用的场所，从事故现场、家庭，延伸到了病房、门诊、急诊、监护室、手术室，甚至海关、社区保健站、私人诊所；应用的领域已从临床扩展到食品卫生、环境保护、禁毒、法医。因此，POCT 是包含着许多高新分析技术的一门学科，是医学检验中一个新的分支。

医院一些处理危重病人的部门，如各科监护病房（ICU/CCU）、手术室和急诊都迫切希望能够在最短的时间内取得检验结果，这样有利于对病人采取及时、明确的治疗和处理。而传统、核心或中心实验室由于操作流程烦琐、周转时间长，往往满足不了临床的要求，这一直是临床实物室和临床科室之间很难解决的矛盾。

随着老龄化社会的到来，患慢性疾病（如糖尿病、冠心病、慢性肾病和慢性肝病等）的人愈来愈多。他们不仅希望得到医师的系统诊治，还需要积极进行自我观察和干预，迫切要求有适合病人、更为简单、更易掌握的 POCT 技术和仪器。

然而传统、核心或中心试验室中，有经过长期训练的专业检验人员，他们熟悉质量控制和质量保证，在专业实验室的质量管理体系中能较好地保证检验结果的质量；而 POCT 是在为很好建立质量管理体系的非临床试验场所，由未经过检验专业训练的医务人员，甚至有病人进行检验。如何保证 POCT 检验结果的质量就成为一个争论点，也是急需解决的问题，并由此产生了一系列 POCT 的管理问题，在严格的 POCT 管理体系的保证下，POCT 有其不可替代的优势。

1.对临床医师

POCT 能缩短报告的周转时间，医师在病人旁能很快就能得到检验报告，有助于及时对病人做出诊断，及时采取有效治疗和处理措施。

2.对医院管理层

如 POCT 管理得当，可以缩短为重病人在重症病房和急诊室的停留时间，提高病床周转率和治愈率等，有效提高医院管理效应。

3.对检验质量

由于采完标本就能及时检验，明显减少分析前的环节，不会将标本弄错；直接面对病人，及时了解病情，有利于对检验结果做出正确的判断和解释。

4.对病人

他们可能是最大的受益者，正确地进行 POCT 必然促进建立"以病人为中心"的体系，可以采用少创伤的末梢（手指、耳垂）采血，减少抽血量；有可能缩短病人住院时间，节省住院费用。

（一）常用于及时检验的技术

1.免疫测定

胶体金免疫标记技术：高敏 C 反应蛋白、心肌肌钙蛋白及一些病毒，如乙型肝炎病毒和丙型肝炎病毒，艾滋病病毒抗体等。

免疫荧光技术：通过检测板条上激光激发的荧光，可同时定量检测以 pg/ml 为单位的检测板条上单或多个标志物。

2.干化学技术

单层试纸技术：血糖检测试纸、尿糖检测试纸、血氨检测试纸等。

多层涂膜技术：如目前使用的干化学分析系统可用于大多数血液化学成分（蛋白质、糖类、脂类、酶、电解质、尿素氮）及一些血药浓度的测定。

3.生物传感技术

可以对生物体液中的标志物进行超微量的分析，成为检验医学的最佳框架，例如电解质的检测。

4.生物芯片技术

目前通过基因多态性芯片对不同个体药物代谢能力进行粉刺，可以对肿瘤、高血压、糖尿病、传染性疾病进行筛查和监测。

5.红外和远红外分光光度技术

常用于制作经皮监测仪器，用于检测血液血红蛋白、胆红素、葡萄糖等多种成分，无须抽血，可避免抽血可能引起的交叉感染和血液标本的污染，降低每次检验的成本，缩短时间。

（二）临床前景

诊断和辅助技术的进步、对疾病的认识以及治疗水平的提高是 POCT 逐渐受人关注的主要原因（财政方面的压力是次要因素）。这些进步使一些疾病能够接近根治，使另外一些疾病病人得到及早的诊断和更好的治疗，某些疾病经过一定演变后仅发生于特定年龄层的人群。此外，社会的改变会导致先前未知疾病的产生，也可使病人获得痊愈的机会上升。

降低诊断测试的准备时间有临床上的、操作上的和经济上的原因。比如，快速反馈概念的存在就意味着病人处于生命垂危状态，但同样也存在对病人快速和有效的治疗方法。

对 POCT 的研究最困难的是要确定这些检测结果对治疗是有用的。如糖尿病时，现场取得 HbAlc 检测结果要比等待几天后的结果对治疗有益处得多。要说明这种益处可能很难，虽然在直觉上可用直接证据或"用实验说话"说明其对指导病人的治疗是有效的。但要提出"更好的治疗措施"还比较困难，这一点对 POCT 的未来是很重要的，因为这正好符合由医生和其他护理人员提供专业知识（和实验证据）来帮助病人的观念。

六、检验医学在临床中医学应用中的研究进展

中医有自己独特的理论体系，在充分发挥自己传统优势的同时，并不妨碍运用现代检验技术充实和完善自己。中医完全可以在辨证论治的基础上，对中医四诊资料和临床检验技术来感知认识对象，弥补中医的局限，这不仅关系到中医的发展，还关系到中医学在国际上的传播和为全人类服务，也只有这样才能使中医学发扬光大。

近半个世纪以来，中医一直在借助检验技术来充实自己。现代检验技术是对中医临床医生四诊的补充和延伸。

检验在临床诊断中起着重要的作用。但是，关于中医能不能利用检验报告作为诊断依据，一直是有争议的问题。有的中医师认为，中医诊断疾病最基本的方法是望闻问切四诊法，辨证论治是中医治疗的精髓，而检验是西医的技术，如果报检验报告单作为诊断的依据，做出诊断的就不是中医对疾病的认识。一些患者也认为，看中医的目的就是不需要做这样、那样的检验，可以少花钱。

检验结果可以帮助中医师分析病因，这是毫无疑问的。在许多情况下，仅凭中医的望闻问切并不能全面认识疾病的本质，这种传统的诊断思维方式和方法，虽然体现了中医宏观性和整体性的特点，具有一定的优势，但其获得的信息往往存在着较大的模糊性，同时带很强的主观性和不确定性，不能完全解释疾病现象和本质之间的关系。借助现代检验技术，可以更客观、全面地反映病理变化，防止或纠正单纯通过医生由外揣内，对疾病本质认识的主观臆测或片面性，迅速诊断病因。如临床特征为腰痛，常见于肾结石、肾盂肾炎、脊柱疾病等，仅凭中医的四诊法则难以区分。又如贫血，临床主要表现为心慌、气短、面色苍白等，中医称为"血虚"，而贫血与再生障碍性贫血，仅凭四诊法使无法具体区分的。但是如果结合检验技术就可以更加明确病因，提高诊疗疾病的准确性。

具体分析起来，检验技术的运用，至少在印证患者病情的异常改变及治疗后功能的改善方面发挥了作用。如肝功能、肾功能的理化检验指标，可直接或间接地说明该系统的理论改变，可为中医临床治疗提供十分必要的参考。

检验技术的应用，可以为中医诊断提供更多的病情资料信息，可以为中医走向现代发挥作用。首先，中医认识人体不可能永远停留在机体整体这个层次，中医也应当深入到机体的内部，把观察的层次深入到脏腑、组织。在这样的深入过程中，检验可以为中医提供相应层次机体活动的有关信息。其次，中医诊所没有定性定量的界定，是中医发着走向世界的障碍，检验技术的应用正好帮其克服了这个困难。中医诊断既要立足于整体观念和辨证论治的特点，又要借助现代化检验手段采集丰富的微观资料，以加强辨证论治的依据，丰富辨证论治的内容，完善和规范诊断。

七、检验及临床医学关注的新领域——"亚健康"研究进展

伴随着生物医学模式向生物–心理–社会医学模式的转变，自20世纪90年代起，国内医学界乃至公众开始重视一个新的生物医学领域，并逐渐形成一个新的学科——亚健康。传统医学一般将机体分为疾病状态和健康状态，并未充分关注心理、环境及社会因素对机体的影响。我们的中医理论中早在数千年前就曾提出过"未病学"的概念，即机体处在一种潜在的疾病状态或疾病易感状态。《黄帝内经》中曾记载："圣人不治以病治未病，夫病已成而后药之，乱已成而后治之，譬犹渴而穿井，斗而铸兵，不亦晚乎？"，说明我国传统医学对亚健康问题早有认识，并强调了疾病科学预防的重要性。其实在日常生活中，我们常常会感觉自己疲乏无力、消化不良、头昏失眠等等感受；心理上有时会出现情绪低落、反应迟钝、恐惧不安或焦虑烦躁等情况。此时尚不足以出现临床上认为的疾病，如果到医院检查，传统方法一般也不会发现异常。但此时机体的基因表达、生理代谢、神经内分泌、氧化和抗氧化平衡及免疫系统已经出现不平衡和紊乱，机体的这种状态被称为"亚健康"状态。

随着生物医学科学的不断发展和人类基因组计划广泛开展，许多研究证明，由于各种社会、心理应激因素所致的亚健康状态可导致机体一系列的生物学改变，检验医学作为临床医学的侦察兵，如果能够利用基础医学科学的发展和现代分析技术，积极地介入这一新的医学领域，将会极大的促进本学科的发展。

1.亚健康时可能出现基因表达异常

各种因素的刺激，可使正常组织细胞表达异常，在应激状态时，热休克蛋白的表达就是很好的例证，表明机体为了对应不良刺激，可产生相应的保护性反应，具有防止细胞凋亡及提高机体耐受力的功效。纤溶酶原激活物抑制剂（PAI-1）是纤溶过程的主要抑制因子，动物实验证明，当限制动物的活动，使动物处于应激状态时，PAI-1表达提高，导致血栓形成。这些研究说明当机体受到各种不良因素刺激时，可不同程度地导致基因表达异常，因此应用各种分子生物学分析手段，可对应激所致的生物学改变进行客观评价。

2.亚健康状态时免疫功能可出现改变

机体的免疫系统是极易受各种应激因素影响的，所导致的亚健康状态一般表现为易感冒、易发生各种慢性炎症和溃疡等。Bonneau等利用小鼠制动应激模型研究发现应激后小鼠对单纯疱疹病毒的易感性明显提高，这说明机体在不良刺激时可出现免疫功能低下。而另一项研究则指出，亲情、爱抚及食物等良好的因素可有效提高机体的免疫力，此项研究即可解释为什么当我们患病、发热时，希望得到亲人的关怀，而家人的悉心照顾可邮箱促进疾病的痊愈；同时也提示过多的摄入食物，不仅会出现肥胖，还增加了患者自身免疫性疾病的概率。因此，Minowada等的研究指出，应用应激蛋白提高机体的免疫力可能是疫苗治疗后的又一新的提高免疫力的方法。目前已有多种评价免疫功能方法，特别是流式细胞仪和生物芯片计数的广泛应用时T细胞、B细胞功能分析和多种细胞因子的测定更方便快捷，使眼健康时机体免疫功能的改变的科学评估成为可能。

3.亚健康与神经内分泌功能的改变

各种不良因素刺激导致的机体亚健康状态，必然会引起下丘脑–垂体–肾上腺素轴的功能改变。Blake等用动物试验证明，制动应激反应可导致肾上腺皮质激素依赖合成HSP70，作为机体的生理反应可在一定程度上保护机体免受损伤，且此有道反应随着年龄的增加而降低。另一项研究指出，抑郁症可使神经细胞的生长发育受到影响，表现为神经细胞树突减少，影像学测定显示大脑重塑，体积缩小；当应用抗抑郁药

物后可纠正上述变化。因此亚健康状态时机体神经内分泌的改变可以通过影像学和激素测定进行评估。

4.应激因素对心血管系统的影响

一般认为，吸烟、高血脂、高血压等是心血管疾病的主要诱因，近年来对精神、心理因素的影响逐渐关注，相关研究证明，利用正电子发射断层扫描方法可有效显示大脑对精神刺激的反应，比较健康人群和心血管疾病患者发现，疾病组对精神刺激的敏感性明显增加。另一项对 30 例心血管疾病患者的比较的研究发现，精神刺激可诱发短暂的左心室功能障碍，提示可以此评估疾病的危险程度。提示应激因素所致的精神、心理改变，对疾病的转归也有重要影响，应该引起重视。

5.亚健康与肿瘤的发生发展

由于环境、精神等不良刺激导致的机体的亚健康状态可逐渐演变为各种恶性肿瘤，已是不争的事实，关键是如何发现并预防这些潜在的危险，以达到肿瘤细胞逆转的目的。活性氧是最常见的致基因突变因素，可通过碱基氧化修饰调节基因的表达，抑癌基因 p53 可通过选择性识别氧化损伤 DNA 而修复基因的氧化损伤。Benhar 等的研究指出，应激因素可激活 Jun 氨基端激酶通路和促细胞分裂蛋白激酶通路，提高肿瘤细胞对抗癌药物的敏感性。而抑癌基因 p53 发生突变后，其表达的全长突变型 p53 蛋白也可通过结合作用使转录调控蛋白 Daxx 丧失凋亡抑制作用，进而促进癌变。这些研究结果说明，应激即可促进恶性肿瘤的发生、发展，又可辅助癌症的治疗，通过科学的分析应激损伤及相应的生物学改变，可有效防止应激所致不利因素，并有效利用应激因素防治疾病。

总之，人体在生存过程中，受社会、心理及环境的影响，不可避免地会出现不同程度的应激状态，如精神紧张、疲劳过度、心理压力及环境污染等，这些因素虽然不足以马上导致疾病，但不同程度地改变了机体的正常代谢过程，使机体处于健康和疾病的过渡阶段，即"亚健康"状态。如果检验医学积极介入这一新兴领域的研究，利用现代生物学科学最新发现和各种生物监测技术对机体的"亚健康"状态进行科学评估，对不正常的代谢过程进行适当干预，使其恢复正常，即可使人类免受疾病的威胁。

八、临床实验室全自动化发展临床应用优势及面临的问题

我国从 20 世纪 80 年代初开始引进全自动化分析仪等一系列先进的临床检验仪器设备，极大地促进了我国检验医学专业的发展。随着发光免疫技术的不断发展及免疫自动分析仪器的不断推出，整体上提高了检验专业技术的自动化程度，血液学检验也经历了相类似的自动化进程，所以，目前检验专业在全国范围内总体上均有了较高自动化水平和应用能力。随着临床实验室自动化的不断发展，国内临床实验室的信息系统（LIS）的建设也有了一定的基础和水平，为我国进一步建设与发展临床实验室全自动化（TLA）奠定了扎实的基础。

1.TLA 的基本结构与主要特点

TLA 的基本结构主要包括标本前处理单元、标本传送系统、分析单元、标本储存单元、支持软件系统（包括 LIS）和计算机硬件组成，理想的 LA 将具有如下的主要特点：①开放性：完全开放的系统，可以与其他任何厂家的分析仪进行连接；②完整性：具有完整的"分析前—分析中—分析后"硬件及软件支持；③灵活性：整个系统可以适应安装场地要求，进行多种摆放方式；④智能性：高度智能、人性化的系统设计，最大限度地协助实验室的工作；⑤独立性：各功能单元既相互协作又相对独立，各单元均可独立运作；⑥完备性：唯一具有"冷藏储存"，后处理自动化的系统。

2.TLA 临床实际应用优势

TLA 主要是指实现临床实验室的标本分析前、分析中和分析后的全程自动化处理，总体上按自动化规模和实现模式要分为三类：全实验室自动化（TLA）、模块实验室自动化和工作站自动化。TLA 可通过所有过程的自动化处理而得以实现，最终全面实现全自动化；模块式实验室自动化系统是重点针对解决工作流程中"瓶颈环节"的自动化而进行，从而逐步统一实现自动化。TLA 在日本和欧美国家临床实验室主要用于以解决巨大的测试任务与人力资源紧缺之间的突出矛盾。

标本流到达临床实验室后，利用管标的条形码加以识别、分类、自动混匀、开盖或离心分出血清，在线成分送到各类自动化分析系统进行测试。标本保存和复查标本的检测，依靠进程控制软件全程监控，实验室结果与 HIS 的双向实时数据交换。原来检验的全过程需 20 多个繁杂的操作步骤，其中分析前、后处理需占全程的 70% 时间，真正用于分析测试和工作人员审核报告时间只占 30% 左右，TLA 系统可以将操作步骤简化至 5~7 步，保证工作人员有更多的时间和精力对实验结果进行校正和审核，差错率明显降低，从而保障了测试的准确性，能为患者提供更高效优质的服务。总的来说 TLA 优势在于：①快速的样品处理和结果报告；②工作流程的自动化和合理化；③提高工作效率，节省人力成本，提高运营绩效；④提高实验室的生物安全，减少工作人员与标本的接触频率；⑤促进实验室的标准化建设与管理水平的提高。

3.建设与发展 TLA 面临的问题与解决办法

TLA 虽然在国外已有多年的历史，但在我国仍然是一个新生事物，充分认识它仍需一段时间，由于大规模 TLA 的建设耗资巨大，我国由于医疗体制与国外不尽相同，部分医院的标本量大和业务发展迅速，实验室自动化基础良好，经济实力雄厚的单位考虑选择建设大规模 TLA，甚至将 TLA 拓展至含有分子诊断或组学研究平台；中小层次的医院可根据自身需要和能力，考虑适宜中小用户的 MLA，逐步扩大全实验室自动化的规模。只有科学适度地建设我国 TLA，才能使 TLA 在我国健康蓬勃发展，从而使我国医学检验水平不断发展与提高。在认识和理解 TLA，有一大误区以为是 TLA 就是临床实验室所有工作都将自动化，由于医学检验方法原理的差别，不可能也没必要一步全部实现自动化，TLA 的核心在检验全程的自动化，重在改变了工作流程，提高工作效率，保证工作质量，建设不同程度 TLA 对科室和业务发展均大有益处。TLA 是临床测定全过程的全程自动化，并非要实现实验室所有工作的自动化，TLA 只有规模不同而已。

TLA 系统的建设是一项综合性的系统工程，涉及面广，以检验科为主体，涉及信息、财务、门诊及住院护理、样品配送等多部门的综合配套改造。在 TLA 系统的建设中，医院应根据自身的基本情况和检验科的业务发展，结合投入经费、医院规模、检验标本量、检验项目种类、医院及科室工作流程、场地等具体情况进行总体规划，再分阶段逐步落实建设，注意 TLA 系统的兼容与扩展，最终实现大规模的实验室自动化。通过分阶段使 TLA 系统投入分布在几年内，有利于降低投资风险，并可在 TLA 建设和发展过程中发现缺点和不足之处，从而在后阶段通过调整补充得以修改和完善。TLA 的建设其中很重要一点是原有 LIS 及 HIS 的改造工程，必须建设符合 TLA 工作流程的 LIS 及 HIS 系统，才能充分发挥 TLA 的优势和效益，这是国内医疗单位在购置 TLA 同时必须首先考虑和解决的问题。

其实，TLA 作为一个检验专业发展的重要方向，具有强大的生命力，建设 TLA 是摆在我国检验诊断专业发展面前的一次机遇。国内检验诊断仪器研发要认识到我国发展 TLA 的潮流不可逆转，大力发展能整合到 TLA 环境下的自动化分析仪器研发能力，比如条形码试剂的阅读器、标本管理系、TLA 的全程监控软件等。由于受语言和工作模式不一，在原有基础上，深入研究我国 TLA 的实验室信息系统及医院信息系统，为我国进一步应用和发展 TLA 将发挥重要作用。建议和应用发展 TLA 也是摆在检验技术、设备维护、信息技术和医院管理人员等面前的一项重要任务，只有相关专业人员和各行业的共同努力，加深对 TLA 的全面的认识和开展相关应用研究，借我国建设和发展 TLA 的契机，才能进一步促进我国医学检验诊断水平的提高。

九、为更好地服务于临床和适应市场经济要求，临床检验的潜在需求和有效供给研究进展

供给和需求是经济学中两个相对应的核心概念，是市场经济的永恒主题。随着医疗服务市场化的逐步推进，以及患者健康意识和自我利益意识的增强，作为医疗卫生服务重要组成部分的临床检验面临着新的机遇和挑战。如何自觉遵循市场价值规律要求，挖掘临床检验潜在需求，提高临床检验供给的有效性，以更多、更适宜的临床检验服务赢得患者，夺取临床检验市场的主动权，必将成为医院管理者紧迫需要研究的一个重要课题。

（一）临床检验的潜在需求

1.临床检验潜在需求的概念

临床检验需求是指一定时期，一定价格水平下，患者愿意并有能力使用的临床检验质量，是医疗服务市场需求不可分割的一部分。它既包括那些现实的临床检验需求，也包括那些由于种种原因被抑制、尚处在未被开发状态的临床检验需求，这后部分检验需求被称为临床检验的潜在需求。

2.临床检验潜在需求的特点

①主观性。潜在检验需求本质上是人们期待通过一定的临床检验消费而获得特定效用的主观愿望，会因个体的差异而有很大区别。②转化性。潜在检验需求是没有被显化的需求，当具备一定条件时，可以变为现实的检验消费。大量的现实检验消费一般都是由潜在检验需求转化而来的。③不确定性。潜在检验需求现实化要经过从检验消费动机的产生、购买到检验需求的满足等多个环节，每个环节都可能存在着不确定的因素。④转化诱因的多样性。可能是自我需要、他人引导，也可是多种因素的并存。

3.临床检验潜在需求的种类

依据潜在检验需求形成的原因不同，可以分为：①购买力不足型的潜在检验需求。现代临床检验的开展大多需要昂贵的试剂和仪器，较高的检验收费就意味着一些经济承受力不足的患者获取相应检验消费的愿望被抑制。②有效供给不足型的潜在检验需求。由于受诸如供给能力、供给意愿等原因的影响，使得一些患者的个性化检验需求得不到满足。③不熟悉型的潜在检验需求。检验医学的飞速发展，临床检验不仅项目多，而且新，专业性和技术性较强，常常使得患者甚至临床医师对一些临床检验指标的内涵不很了解或者根本不知道，从而不能充分使用。④市场竞争倾向型的潜在检验需求。在激烈竞争的医疗服务市场环境下，大量同质临床检验项目的存在，使得某些检验部门的部分常规项目，不能得到充分使用而处于潜在状态。据调查北京、上海的个别国家级医院除检验科外有不少于 30 个临床实验室向患者出具报告，甚至出现一家医院同一个化验项目有几个实验室争抢患者的情况。

（二）临床检验的有效供给

1.临床检验有效供给的概念

临床检验有效供给指最大限度与患者临床检验需求相适应的临床检验供给的数量、质量和类别等。判

断一项临床检验供给是否有效，首先取决于是否具有现实的使用价位，不能够真正满足患者的临床诊疗需要或健康评价目的的临床检验供给，是无效供给；同时，超过患者经济承受能力的检验供给也只能是无效供给。那些由于种种原因不能真正满足患者检验需求的临床检验供给，统称为临床检验无效供给。

2.临床检验无效检验供给的种类

按照临床检验无效供给形成的原因可分为：①盲目开展检验项目造成的无效供给。有些医院为赶时髦、求先进，盲目或超前配置一些不符合患者实际需要的高、新、尖检验技术和设备，造成一些临床检验供给没有使用价值。如引进的三分类、五分类血细胞仪，一个患者的血标本一次 20 左右个项目全出来了，看似先进了，但临床真正用到的项目却很少。②检验收费过高造成的无效供给。人们获取临床检验的能力存在很大差异，当一些检验的收费标准超过现实购买力时，不能为患者所最终消费而变得无效。③操作不规范造成的无效供给。规范性操作是保证临床检验供给有效性的基本要求，而现实的一些不规范检验操作，造成都分检验结果的可靠性较差，临床参考价值不大。如药物浓度的检测，据了解，全国开展此项目的 500 家以上实验室中，目前只有不足 50 家参加室间质评活动，不到总数的 1/10。因此，抽查发现，30%～50% 的化验单和标本不符合要求。④检验技术缺陷造成的无效供给。任何先进的临床检验技术都有特定的适用范围和不可避免的技术缺陷。如现在的自动化细菌培养，仍然需要 3～5d，检验结果对及时指导临床诊断和用药的有效性将大打折扣。⑤诱导检验需求造成的无效供给。临床医师或者为了自身利益，或者对临床检验缺乏针对性了解，往往让患者做一些"拉网式"的化验。如，肝功能检查，一般几个关键指标便能反映问题，但医生总喜欢做"生化20项"，显然一些检验指标的使用是不合理的，无效的。

（三）临床检验潜在需求和有效供给的统一性

1.提高临床检验有效性有利于潜在检验需求向现实转化

有效的临床检验供给使临床检验能够很好地为患者临床诊疗和健康评价服务，可以增强患者和医生对临床检验的信任度和依赖程度，有利于进一步激发人们对临床检验消费的愿望，促进潜在检验需求向现实转化。否则，缺乏必要性、科学性和临床价值的临床检验项目是没有市场潜力和发展前途的。

2.挖掘潜在检验需求有利于提高临床检验供给有效性

通过市场调查和市场细分来寻找临床检验目标市场，发现和统掘潜在的检验需求，提高临床检验的品种和档次，可以使人们的检验需求得到更有效的满足。同时，捕捉其他竞争者不重视或没有发现的潜在检验需求，并创造一定的条件抢先开发成功，便赢得了临床检验市场的先占竞争优势，吸引更多的患者，从而可以取得较好的效益，这是提高临床检验有效供给水平的物质基础。

3.挖掘潜在需求和提高供给有效性都是推进临床检验事业持续稳定发展的手段

供给能创造需求，也能抑制需求，需求反过来又影响着供给。临床检验的有效供给与潜在需求本质上是一致的，分别从供给和需求两个方面拉动临床检验市场。提高临床检验供给有效性有利于临床检验事业稳定发展，而挖掘临床检验潜在需求，可拓展检验新领域，有利于临床检验事业的持续发展。

（四）几点思考

1.深入调研，充分把握临床检验供求信息

挖掘潜在检验需求和增加有效供给不是随心所欲凭空进行的，要对临床检验市场进行深入细致的调研和分析，了解市场供求信息，并结合消费群体的收入水平、人群特征、社会文化背景、消费偏好等细分临床检验市场。只有在真正把握人们对临床检验消费要求和偏好的基础上，才可能洞察到人们深层的、潜伏的和成长中的检验消费愿望，也才能生产出人们特别偏爱的检验产品。如通过对亚健康人群的调研，可以发现，由于各种社会、心理应激等因素所致的亚健康状态可导致机体一系列的生物学改变，检验医学作为临床医学的侦察兵，如果能够利用基础医学科学的发现和现代分析技术，积极介入这一新的医学领域，将会极大地促进本学科的发展。

2.树立市场营销观念，主动培养临床检验消费

学会使用宣传、教育和引导等市场营销手段，可帮助人们进一步认识自己的潜在检验需求，培养人们形成新的检验消费理念，赢得新检验项目的品牌知名度，实现其市场化。同时，还可促使人们真正了解和正确使用已有的检验项目和指标，增加对临床检验的认可和接受程度，这对促进临床检验的发展是非常必要的。

院内营销：主要向临床医师营销。患者的临床检验需求意识主要来源于临床医师。检验科室针对新的检验仪器、设备、项目向临床科室组织开展多种形式的专题座谈，建立和临床医师联合查访机制，多与临床医师沟通协商。一方面可以将实验室检查和临床表现、治疗方案进行同步分析，从中找出更有针对性和关联度的检验项目或指标来指导临床诊疗和监测病情变化，从而极大地提高临床检验的有效性。另一方面通过和临床医师交流沟通，让临床医师全面了解和正确认知临床检验，主动引导他们消费，同时也可以洞察他们对临床检验的潜在需求。

院外营销：主要向患者及其家属营销。人们往往把临床检验科室看作辅助科室，并未认识到检验医学在现代医学中所处的重要地位。而医院领导将精力更多的花费在实验室的硬件建设上，忽略了对临床检验的市场营销。如果临床检验的消费仅靠医师单方推动是远远不够的。通过医院的外部营销，可以使人们正确认知临床检验的价值、特点，给临床检验一个应有的地位，以激发对临床检验消费的热情和主导性，还可增加人们对临床检验的理性消费和避免对临床检验效用的片面理解，从而诱发医患冲突。

3.坚持先进性、实用性和经济性相结合的质量观，实现临床检验供求的动态平衡

①紧跟时代步伐，保持临床检验项目的先进性，是提高临床检验质量的重要手段。随着社会经济的发展，人们对临床检验的需求和有效性的要求在不断变化着。如近年来，凝血检测、肿瘤标志物的合理选用、医院感染监测以及分子生物学方法应用于病毒的检测等先进的临床检验技术，均成为临床检验的前沿课题。如果不适时创新和开展新的检验供给项目，会使得一些现实临床检验项目因不符合患者需求而被闲置，也抑制人们更高层次的临床检验需求。②临床检验项目的实用性和有效性是衡量检验质量的基本标准。开展临床检验的目的主要为了服务和临床诊疗工作，因此，强化临床检验的"临床意识"是强调检验科的工作必须与临床医疗工作相结合的检验医学发展建设的重要理念。③临床检验项目经济性是维持检验先进性和实用性的基础。目前，人们的收入水平整体不高，而医疗费用却不断攀升，从而对临床检验的消费能力受到很大限制。如果完全依靠高收费维持先进检验技术的运转，是难以持久的，同时，仅靠高新检验技术服务于临床也往往是不现实的，更是不经济的。临床检验项目的开展应坚持经济性原则，应进行成本效益论证，采用那些先进和实用性较强，且与当地社会经济水平相适应、人们能够承受的检验技术的检验项目。

4.坚持临床检验经济效益和社会效益相兼顾的原则，拉近供求双方的距离

改变只单纯以经济效益为衡量科室好坏的观念，避免仅仅为了医院自身利益，购置价格较低质量难以保证的二手仪器和使用价格低廉但未经国家批准上市的试剂。应重视检验供给的质量和效用，重视检验供给的社会适应性，如，在农村社区卫生服务提供一些质高、价廉、使用方便的临床检验技术和项目，以社

会效益树立起临床检验的职业形象，更大程度获取人们的认可与支持，从而带动经济效益的提高，最终以经济效益和社会效益相互促进机制共同推动检验事业的良性发展。

5.整合检验资源，提高临床检验的整体有效性和创新能力

一是整合临床检验项目。在充分调研和科学论证的基础上，以患者利益为导向，以提高临床检验的有效性为目的，减少、合并同类检验项目，避免重复、禁用、无质控的检验项目。二是整合院内分散的检验资源。临床科室设立检验室的目的主要是为了提高检验项目的实用性和针对性。但是，由于检验人员、设备和资金的限制和标本量不足的问题，难以保证检验的先进性和有效性，也不符合经济性原则。因此，应统一规划和规范院内各检验部门的职能，在合理分工的基础上，加强彼此合作，联合开发和互补性的开展检验工作。条件允许的情况下，可考虑合并临床各科室自建的实验室，组合医院大型现代自动化检验中心，承担全院各种检验标本的及时检测，这既可节省检验资源，并增强其使用效率和效益，还可提高临床检验的质量，最终提高临床检验的整体水平与档次。

十、用循证医学原理指导临床最佳组合检验项目的应用进展

现代临床检验工作的新变化提倡循证检验医学的应用研究。现代临床检验工作具有：微量标本、多参数分析、自动化、智能化、高质量控制、床边检测、流水线检测、简便快速等特点。现代临床检验工作面临 3 种挑战：①难以选择有效检验诊断项目；②难以选择有效检测方法；③难以判断新的检验诊断临床应用价值。循证检验医学要求今天的检验工作者更多地关注检验方法的评价、检验与临床的沟通以及检验结果对健康诊疗的影响。面对这些新的挑战，检验人员要有循证的意识，善于利用循证检验医学的观点追踪和鉴别医学文献，为临床提供最佳"证据"。检验医学的发展使得临床实验室检查的内容更广、方法更快捷。在现代临床医学中起着越来越重要的作用。临床实验室服务的质量直接影响着临床医师的医疗决策质量，临床实验室要提供高质量的服务，需要认真思考：哪些检验项目可提供最好的证据?该检验项目结果是否可靠?该结果是否用于患者的医疗关怀?通过严格评价，在获得最佳证据之后，制订检验项目组合的指南，为临床医师提供更好的实验室诊断指标。

1.检验项目的严格评价

检验项目的评价内容包括技术和诊断性能，对诊断决策、治疗决策和患者诊治结果的影响，以及经济效能等。①技术性能评价对检验方法的灵敏度、准确度、精密度、分析测量范围等技术性能指标进行逐一评价或验证。这是传统的方法学评价内容，各指标的具体评价方案在教科书里均有介绍，并可参考临床和实验室标准协会的评价方案，即过去的临床实验室标准化委员会。②诊断性能评价：即方法的临床灵敏度、临床特异度、阳性似然比、阴性似然比、阳性预测值、阴性预测值等诊断性能的评价和系统评价。在循证医学和临床流行病学教科书里多有具体的评价方法。③结果评价：评价检验某项目的应用是否影响了临床医师决策?患者是否减少了就医的次数?是否减少了医疗用药?缩短了住院日，是否减少了不适当的额外检查?减少了再次入院次数?能否早期出院返回工作岗位?是否寿命得到延长、生活质量得以提高?某疾病的发生率或死亡率是否有所下降?结果评价是在技术和诊断性能之上的更高级的评价，它更强调从患者和社会角度来评价，患者是否由于某检验项目的应用能最后受益。可通过对大量人群的追踪、随访调查或设计标准的随机对照试验或对大样本研究的综合分析结果来进行评价，例：某医院分析了 13000 个怀疑心肌梗死心电图 ST 段未升高的患者，检测肌钙蛋白及其预后的影响,结果显示,肌钙蛋白阴性的患者死亡率为 1.5%,阳性的患者死亡率为 6%。④经济性能的评价：评价某试验检查的成本-效益，即是否该检验项目的受益大

于支出；成本-效果，即当实验室的经费开支固定，如何花费最有效；成本-效用，即健康结果的质量评价。从其内容看，经济性能的评价也包含了结果评价。技术和诊断性能的评价是检验项目严格评价的基础；第二层面是检验结果对临床决策和患者结果的影响；经济学评价是技术性能、临床效能和健康结果相关信息的综合结果。

2.经济学评价标准

对临床实验室服务质量的评价主要来自于4个方面，即患者、医疗服务机构、付钱的第三方（如医疗保险）和社会，站在社会层面的评价是最高级的。例：对心肌肌钙蛋白 I（cTnI）检测于胸痛患者的危险程度分级，以早期诊断，防止发生严重的心脏疾病的评价结果如下：①来自临床实验室：增加检验项目，将增加支出，而不能给实验室事业带来效益，对于经典开支固定的实验室会很谨慎地开展此检验项目。②来自医院：由于 cTnI 的应用，患者得以及时采取诊断和治疗，而缩短了住院日，减少了整个医院支出，患者的满意度也提高。因此，医院认为开展此检验项目值得。③来自社会：因患者及时得到治疗，可早期出院、早日返回工作岗位，有利于整个社会。

检验项目经济性能的评价有"硬"指标（如住院时间、病发率、死亡率）和"软"指标（如满意度、抱怨率），对其进行有效评价要求能满足一系列标准，如有明确的关于支出和结果的经济指标；能建立有效的干预；能得出每一项重要指标的支出和结果，并能准确定量检测；研究结果强调用户所关心的问题等。

3.检验项目的有效组合

随着检验医学的飞速发展，推出了很多新的技术和检验项目。为达到满意的临床灵敏度和特异性，临床实验室根据诊断目的，通过多项检查形成检验组合，可有效提高实验诊断的临床灵敏度和临床特异性。如何进行有效、合理的组合是摆在检验医学工作者面前的重要任务，它直接影响着临床实验室的服务质量。现实是，一些证明有效的项目未得到应有的重视和应用，如胱抑蛋白酶抑制剂 c 对早期肾小球滤过功能的检测、心肌肌钙蛋白对心肌梗死的早期诊断和冠状动脉综合征危险度分级等检验项目。而另一方面，为追求经济效益，临床实验室尽可能的组合"一大包"的检验项目，这表现出"过度服务"。因医疗体制的不同，临床实验室服务提供者所站的角度不同，可能对组合的选择和控制不同。在循证医学理念指导下的组合项目是最合理、有效的，有益于患者、医疗服务机构和社会，对于控制医疗成本、降低医疗技用、提高医疗服务的有效性有重要意义。有很多教科书、文章及网站提供了检验项目的选择和组合原则，也有完整的检验项目的系统评价资料。临床实验室应参考现有的资料，特别是积极应用循证医学的研究成果，结合本单位的具体实际，进行项目的有效组合。

根据不同的医疗目的设计组合项目，对于初步筛查，要求组合项目有高的临床灵敏度；对于鉴别诊断或确定性诊断，要求有高的临床特异性。在一些国家制定有实验室检验项目组合指南，以下是临床和检验医学专家制定的常见检验项目的组合举例，供参考：①健康体检或初诊：贫血：全血细胞分析；代谢性疾病：血糖、血尿酸、胆固醇、三酰甘油测定以初诊有无糖尿病、高尿酸血症、高脂血症。肝脏疾病：总蛋白、白蛋白、氨基转移酶、γ-谷氨酰转肽酶测定以临床推测肝脏功能，病毒性肝炎的血清标志物测定对肝脏疾病作病原推理。肾脏疾病：尿素、肌酐测定临床推测肾脏功能；尿常规检查有无尿路感染和糖尿病。消化道肿瘤：大便潜血。甲状腺功能初筛；促甲状腺激素（TSH）。②鉴别诊断：按甲状腺功能紊乱的鉴别诊断流程操作。③个别疾病检验组合：a.糖尿病：空腹血糖测定用于糖尿病筛查；空腹和餐后 2h 糖测定用于糖尿病诊断；糖化血红蛋白测定监测糖尿病的控制情况；尿糖测定用于初诊和自我监测。b.心脏疾病：急性心肌梗死（AMl）：肌红蛋白和 CKMB 亚型（早期诊断）；肌钙蛋白（确诊）、乳酸脱氢酶和肌钙蛋白（回顾性诊断）。心力衰竭，心钠肽（ANP）、脑钠肽（BNP）。危险性预测：超敏C反应蛋白。c.呼吸道疾病：急性咽炎：咽部细菌培养、白细胞计数及分类；肺炎：全血细胞分析及白细胞分类、痰革兰染色和培养、血培养、血气（严重）。d.急性脑膜炎：脑脊液细胞计数、脑脊液革兰染色、脑脊液葡萄糖和乳酸、血清葡萄糖和乳酸。

循证检验医学将各种临床检验上升到科学的高度，以解决现代检验诊断所面临的各种困惑和挑战。因此，临床检验医学的实践必须科学化，统计方法必须正确，才能为临床疾病的诊断、治疗和预后的科学决策提供"最佳证据"，从而推动现代检验医学的向前发展。用循证医学指导临床检验组合项目，既要保持和提高服务质量，又要降低成本和维持市场利润，是当今实验室管理者、检验医学和临床医学工作者所面临的新的竞争挑战。

十一、生物芯片技术发展现状及临床应用前景

21世纪是生命科学的世纪，也是一个信息爆炸的时代。2002年6月26日首张人类基因图和测序计划（HGP）完成后；科学家们开始进入功能基因组，即"后基因时代"的研究。随蛋白组学研究与疾病相关基因和功能蛋白不断发展，出现了大量的生物信息和需要解决的医学问题。随之，现代生物技术，转入基因组学技术，蛋白组学技术，生物信息学，生物芯片技术，基因克隆、重组、表达技术，动物体细胞克隆技术等方面，其中引人关注的是生物芯片技术。生物芯片技术始于20世纪80年代后期，被评为1998年度世界十大科技进展之一，其概念源于计算机芯片。其成熟标志为全球掀起至今方兴未艾的技术研究和产业化生产的热切。

（一）生物芯片成为医学热点的原因

在生物芯片热、生物芯片黄金论等提法还未被熟知之际又出现了生物芯片泡沫论、生物芯片遥远论等新名词。生物芯片现状与前景如何？与我们临床实验室有多远？这些动向都为检验界同行们所关注。究其缘由，有以下四点。

1 实验诊断背景的变化

现代生物学的发展，带动了医学科学的迅速发展，医学实验诊断领域也发生了诸多变化：①医学手段不断增加。如脏器组织移植、干细胞移植、基因治疗、外科学微创手术、内和学路径等。②医疗观念的变化。如细致的咨询、取样认可、投诉的增多、质量体系的导入、国家实验室认可委员会对IS015189推广等。③以图像融合为基础的综合诊断。④行政和医疗保险的组合，迈步促成相关病路径的制定、术前组合的形成和相关生物信息论基础上的网状信息的组合。

2.检验的自动化

实验诊断的背景改变，需要更快、更准的辅助手段，传统的手工操作转向全自动化分析是检验医学一个跨越性发展以标志。全自动分析仪可在瞬间对患者样品进行分析，并得到数十项检测结果，不仅满足了不断扩大的临床医学的需求，也实现了由单项指标分析发展为组合分析的实验检测需求。检验分析的进步及大幅度提速，为临床医学提供了前所未有的帮助，使许多疾病得以早期诊断，极大地方便了临床诊治。但目前的技术仍不能满足如瀑布般倾泻而来的蛋白质组学在临床中的应用问题。

3.个体化诊断的需要

临床诊疗对检验分析提出了更高的要求。目前正展基于证据的实验室医疗（EBW），而证据的关键是患者就诊时，个体状态的证据。这一个体化证据的标记物随生物科学和医学科学的发展而爆炸式的增加。如药物基因组学可进一步阐明药物处置和药效个体差异的遗传特征，为每个患者选择最佳药物疗法和剂量提供科学依据，这种个体化诊治需要了解遗传背景、代谢状态和药物耐受等众多信息。而用多通量的生物芯片分析技术可同时对数万个功能基因进行分析，并对数千种蛋白进行测定。这些分析技术还有可能提供许多疑难疾病（包括恶性肿瘤、心脑血管疾病、突发性疾病的病原学等）早期诊断和预测作用，尤其在个体化诊断上带来的希望，使人类免除各种族病的困扰成为可能。

4.生物芯片技术的成熟

目前国内外许多研究部门及公司都积极致力于研究开发简便、快速、廉价的生物芯片。以基因芯片为例，应用基因芯片进行基因测定所需要的费用已经降到基因组计划开始时的几百分之一的水平。1992 年基因诊断市场 5800 万美金，占诊断市场的 1％；2000 年发展到 5 亿；2005 年估计为 60 亿，占诊断市场的15％。这预示生物芯片等分析技术的进步和使用已向临床应用扩展，生物芯片技术正在不断发展成熟。

（二）生物芯片技术的现状及合理使用

基础医学研究的迅速发展与疾病发生发展密切相关的多种生物标志被大量发现，要求测定多种大分子蛋白和小分子细胞因子及信号传导分子及数以万计的疾病相关基因和基因突变，原有测定方法不能快速准确处理如此大量的生物个体化网络信息。因此，人们致力于发展简便、快速、小型、廉价的生物芯片技术。

生物化学的中心法则，多年来被理解为单一的基因转录和表达一种产生及功能蛋白是通过单一渠道完成的，因而采用某种化学方法检测相应表达产物及一种蛋白可分析和诊断某种疾病。近年来临床医学的进步和检测技术的发展，已可用数个项目的组合检测，了解一组表达物的信息。基因组学的发展和生物信息论的逐步形成，使我们认识到一种功能是通过网状信息传递系统的相互作用和相互调节来最终表达的，要掌握这种综合信息需要多到数十个或上千个标志物信息的综合分析。

随着生物芯片技术的研究和应用，许多人尚存在生物芯片给我们带来好处多还是坏处多的疑问。然而，任何事物都是双刃剑，生物芯片技术也是同样，有利有弊，但利远远大于弊。生物芯片技术研究和应用无疑将给我们带来诸多好处：①开创无限的科学发展的光明前景，将给人类健康、保险带来福音，并为生物学的研究提供有效工具；②提供无限商机。虽然，目前芯片检测价格相对偏高，但有关专家预测，1 张生物芯片成本在未来十年将降低到 1 美元左右，但它可提供人类全基因信息或数以千计的蛋白和多肽表达量的信息，为疾病的诊治将提供更多的实验室证据。

目前，生物芯片技术应用到临床还面临着一些问题。首先，要求具备自动化的体系。即除完善的管道、电路、电子控制系统和机械系统组成的传统第一代酶学、免疫学、杂交、陈列等技术外，还应借助连续杂交、流式系统、动态阵列等第二代技术。其次，需要合理使用敏感性荧光物等标记物的信号放大系统和核酸相关扩增法等，才能使许多微量或痕量物的测定变成可能。此外，还需注意标记物的价值、标准化、可质控、多样品的处理、相应的软件等的需求。另外，测定系统和消耗材料应具有低价格、指标明确、操作简便、周期短、报结果快、可任选相关项目等优点，才能具有临床可推广性。

目前生物技术刚刚兴起，许多工作尚处于实验室的研究阶段，但这一领域的前景令人振奋，在不远的将来，相信生物芯片可以从临床研究实验室走入临床常规检测。总之，生物芯片技术将成为一种影响着生命科学许多领域的检测方法与途径。

十二、蛋白质组学研究技术及其临床应用进展

基因研究是 20 世纪生命科学研究的主要领域。20 世纪 50 年代前，以遗传学为代表，通过对基因分离、连锁等研究，最后提出了 DNA 双螺旋结构。20 世纪中末期，以分子生物学为代表，通过对基因复制、转录、翻译及遗传密码的分析与破译，最终完善了"中心法则"。随着人类基因组计划（HGP）规模空前的推进和初步完成，基因研究已近顶峰，而进入了后基因组时代。由于 3 万多个基因的功能研究比 HGP 更为复杂和艰巨，更能揭示生命和疾病的关系，故其必将成为 21 世纪生命科学研究的主要方向。后基因组学研究以"基因组学"为中心，同时分化出代表生命科学不同侧面的多种"组学"研究，比如，蛋白质组学、环境基因组学、药物基因组学、比较基因组学等。在这些领域中，蛋白质作为生命活动的"执行者"，参与了 DNA 合成、基因转录激活、蛋白质翻译、修饰和定位以及信息传导等重要的生物过程，已成为新的研究焦点。

（一）蛋白质组学在疾病研究中的进展

蛋白质组学在人类疾病的研究中已被广泛应用。基因组学可帮助人们了解导致疾病发生的核酸变化的机制，蛋白质组学则帮助人们在蛋白质水平上分析导致疾病的蛋白质变化，确定分子标志以供诊断和了解疾病发生的不同过程、同一病症的患者不同的病因，以及疾病与年龄、疾病的组织特异性等问题。

1.肿瘤研究人类疾病的蛋白质组研究通常采用比较蛋白质组分析方法

近年来，蛋白质组学技术对研究细胞的增殖、分化、肿瘤形成等方面进行了探索。另外，鉴定了一批肿瘤相关蛋白，为肿瘤的早期诊断、疗效监测和颈后判断提供了依据。

（1）肝脏肿瘤：肝细胞癌（Hcc）是原发性肝癌中最常见的一种。乙型肝炎病毒（HBv）和丙型肝炎病毒（Hcv）与肝癌的发生有非常密切的关系。Seow 等对 Hcc 的几个亚型 HepG2、Huh7、SK-HePl、HGp3B 等与正常组织作比较，创建了一个全面的蛋白质组分析数据库，为 Hcc 的诊治提供了更完善可靠的依据o

（2）前列腺肿瘤：AharM 等研究前列腺肿瘤中失控的蛋白质。通过对正常、良性增生和恶性肿瘤前列腺上皮细胞进行分析，检测出癌细胞中 40 种特异蛋白质的改变。

（3）乳腺肿瘤：Paweletz 等 SELDI-UF-MS 对 12 例乳腺癌患者和 15 名正常女性的乳液进行检测，结果在二者间发现显著差异。该技术甚至对乳房 x 线照片误诊为癌的阴性病例亦有很高的鉴别力。Li 等也利用该技术检测了 169 例乳腺癌患者的血清标本，检测到一组 3 个蛋白质标志物能进行有效鉴别诊断；其灵敏度为 93%，特异性为 91%，为乳腺癌的早期诊断提供了福音。

（4）膀胱肿瘤：Vlahou 等用质谱技术对 94 例膀胱癌患者的尿液标本进行研究，发现 5 种表达有差异的蛋白质（分子量 3300～133000），联合应用这些标志物检测膀胱癌的灵敏度为 87%，特异性为 66%，比传统的检测方法的灵敏度和特异性均有不同程度的提高，且无创伤性，这为膀胱痛的鉴别诊断提供了一个良好的技术平台。

（5）其他肿瘤：在对 15 份大肠癌组织的分析中发现，分子量为 13000、等电点为 5.16 的 calgranulinB 在肿瘤组织中特异性高表达，表达水平且随细胞恶变程度的加深而升高。在对正常肾细胞与肾癌细胞的蛋白质组比较研究发现，有 4 种蛋白质在正常肾细胞中表达，而在肾癌细胞中则不表达。而在对卵巢肿瘤的研究中发现 PC2NA、癌蛋白 18（0P18）和应激蛋白 calreticulin、PH2SP60、HSP90 在恶性卵巢肿瘤中的表

达水平升高，而原肌球蛋白 21、22 在交界性和恶性肿瘤中的表达水平下降。这些都为肿瘤的临床诊断提供了寻找可能的分子标志物的途径。

2.心血管疾病心脏组织的蛋白质变化可引起心脏功能的改变

Corbett 等用扩张型心肌病死亡患者心脏组织，通过二维电泳和计算机分析，发现 77 种蛋白质含量较正常对照组减少，其中有与收缩相关的肌球蛋白，这些蛋白质的减少与扩张型心肌病的蛋白酶活性的变化相关。另外，还认为肌球蛋白的减少加重了心肌收缩障碍，从而导致心衰。

3.神经系统疾病阿尔茨海默病（AD）

神经系统疾病阿尔茨海默病（AD）是最常见的一种痴呆性疾病，危害到约 400 万名老年人的健康。在出现明显的认知障碍和其他临床症状之前的很长一段时间内，大脑中就存在异常改变。Pasinetti 等用微阵列发现 AD 患者大脑皮质某些基因产物的表达发生改变，随后，他们用一系列平行的高通量蛋白质组研究证实了此结果，并发现突触活动中的蛋白质表达在 AD 早期也有改变。

4.自身免疫性疾病

自身免疫性疾病 Uchida 等用 SELDI-TOF-MS 技术比较风湿性关节炎和骨关节炎患者的滑膜腔液蛋白质图谱，发现许多可用于鉴别诊断的候选生物标志物。其中，分子量为 10850 的蛋白质峰是在风湿性关节炎中表达比较明显的标志物。

5.致病微生物

近年来，人类越来越重视感染性疾病对人类健康的影响。因此，对那些致病微生物的蛋白质组进行分析，以了解其毒性因子、抗原及疫苗的制备都非常重要，而对其相关疾病的诊断、治疗和预防也同样重要。在对幽门螺旋杆菌的研究中，有学者发现，有 20 多种幽门螺旋杆菌蛋白能够与感染该菌患者的血清发生反应。在免疫杂交和 2-DE 研究发现，感染螺旋体患者在疾病的不同时期，血清中有与螺旋体蛋白 OspA、OspB、0spC、鞭毛蛋白、p83/100 和 P39 反应的各种抗体。这些螺旋体蛋白都可作为诊断标志蛋白质。另外，在用 2-DE 与免疫杂交技术进行弓形虫感染患者血液的研究时发现，9 种弓形虫蛋白出现于所有的血清样品中，其中 7 种与疾病的不同时期有关，这有望提高弓形虫的检出率。

（二）展望

目前，许多蛋白质组学的分析技术仍然主要运用于基础研究领域，虽然在临床诊断、鉴别诊断、疗效监测、判断预后等方面也有应用，但总体上还比较有限，也不成熟。将蛋白质分析技术真正运用于临床实验室诊断方面，还有很长的路要走。这不但取决于蛋白质分析技术本身的发展，同时还要符合临床实验室诊断的标准。这主要包括：①方法学的标准化。包括分析前、中、后各个步骤及其质量控制，使结果稳定，且空间差异小，便于不同实验室之间结果的比较。②蛋白质标志物的大样本量的多中心考核，使其临床应用的价值得到公认。③分析过程的自动化程度要高，使其分析结果和临床报告准确、快速。④检测成本要低可充分利用现有技术高还原、信息量大等特点，用 1 张指纹图谱在发现新标志物的同时，得到若干临床已经确定的标志物。这样，一些传统的检验项目就可被替代，使患者临床检验的总体费用不增加。随着这些方面日益得到完善和标准化，蛋白质分析技术真正运用于临床也指日可待。

近年来，蛋白组学的研究正在如火如荼地进行着。用蛋白质组研究人类疾病的范围也日趋扩大，但这些研究仍停留在相对初级阶段。同时，如何进一步鉴定、验证，然后成为应用于临床的生物标志物尚需进一步研究证实，这些标志物想要成为临床上重要的诊断和鉴别诊断的可信依据也需要时间的验证。但无论如何，功能蛋白质组研究在医学领域的广泛应用具有巨大的潜力和难以估量的应用前景，可能在不久的将来能为全面了解人类疾病的发生、发展、转归机制，揭示人类生命活动的奥秘和为人类的做成做出贡献。

十三、抗生素的合理使用与遏制细菌耐药性的发展研究进展

由病原微生物引起的感染仍然是威胁人类健康的主要元凶。根据 1998 年世界卫生组织的统计资料，感染死亡人数占全部死亡人数的第二位。而在全球因感染死亡人数中，发展中国家几乎占到二分之一。

尽管抗生素的发展大大地降低了感染的发病率和病死率，但细菌耐药性的出现和蔓延却严重影响和破坏着人类抗感染治疗。特别引起人们极大关注的是耐甲氧西林的葡萄球菌（MRS）、耐万古霉素的肠球菌（VRE）、耐青霉素的肺炎球菌（PRSP）和产超广谱 β 内酰胺酶的革兰阴性杆菌，虽然这些病原菌会因国家和地区不同而有所不同，但是这些主要病原菌已经普遍发展成为对两种以上抗生素耐药的多重耐药菌株。

根据国家食品药品监督管理局规定，从 2004 年 7 月 1 日起，所有抗生素类药物包括口服抗生素将作为处方药进行规范管理。这一规定对于合理使用抗生案、遏制细菌耐药性的出现和发展将起到重要的作用。

1.合理使用抗生素的个体责任和社会义务

细菌耐药性在全球范围的出现和蔓延使很多现有抗生素面临挑战。因此，作为临床医生，他们不仅肩负着治疗患者的责任（个体责任），而且还负有尽可能维持细菌对抗生素敏感性的社会员任（社会义务）。

首先，抗生素应该仅用于治疗细菌性感染，而不能用于治疗病毒性疾病。但确诊感染的原因或多或少还存在一定的困难，如无法尽快明确病原，且检测细菌性感染的快速方法尚不完备，于是经验治疗依然成为临床治疗普遍采取的方法。非必需抗生素的使用（治疗作用不明显，但也没有什么严重后果）；其负面作用是：①对患者无明显疗效，还具有产生副作用的危险性；②给患者带来不必要的药物货用负担及治疗副作用带来的负担；③加重感染的危险性；④增加细菌耐药性发展和传播的潜在危险。

因此，抗生素的用药选择应该依据细菌学鉴定和当地耐药菌株的分布特点。

2.合理的抗生素处方

理想的抗感染治疗方针应以彻底清除病原菌为目标。药代动力学（PK）和药放学（PD）通常作为预测病原菌清除和确定及选择抗生素的最好方法。另外，通过 PK/PD 参数来调整处方以达到最大临床治疗效果和降低耐药性菌株的出现和发展。Dagan 等的调查结果表明，在临床治愈率达97%的 123 例急性中耳炎患儿中，在进行抗菌治疗 4~5d 后，耳分泌物的细菌培养均为阴性。而治愈率仅为 63%的患者组其细菌培养阳性率也高。在慢性气管炎恶化病例的治疗中，同样也证明了临床治愈率与细菌清除之间的一致性。

3.病原菌的清除

临床将病原菌的清除作为抗感染治疗的基本目的，如果患者的临床特征和检验结果并不能提供证明哪些抗生素可以达到达一目的，那么根据人和动物实验结果表明，PK/PD 的关系可作为预测抗菌效果的指标。

抗生素的抗菌作用可分为时间依赖（如青霉素、头孢菌素等）和浓度依赖（氨基糖苷类、氟喹诺酮类等）。作为时间依赖性抗生素，PK/PD 参数预示着病原菌的清除取决于在 2 次给药期间内感染部位的 MIC 大于抗生素浓度所维持时间（T > MIC），如 2 次给药时间间隔为 8h，大于 MIC 值的浓度维持 4h（50%），就 3h（37%）要好。浓度依赖性抗生素是指浓度–时间曲线下面积（AUC）和 MIC 值的比值或者血浆最大浓度与 MIC 的比值，比值越大预示病原菌的清除情况越好。氟喹诺酮药物的 AUC/MIC 比值为 25 可以完全消除肺炎链球菌，而对于革兰阴性病原菌其比值要大于 125。PD 参数也可以用来预测在治疗中细菌产生耐

药性的潜在危险。根据氟喹诺酮治疗下呼吸道感染分组研究，当 AUC/MIC 比值 > 100 时，仅有 9.3% 的病原菌对其产生耐药性，而当 AUC/MIC 比值 < 100 时，则 82.4% 的细菌会产生对氟哇诺酮的耐药。对于新抗生素的研发和选用，应用抗生素治疗时，PK/PD 参数可以用来判断抗生素消除病原菌的有效性。同时根据 PK/PD 也可对耐药菌株采取不同组合来进行抗感染治疗。

4.抗生素处方的改变对细菌耐药性的影响

尽管抗生素的消耗量与细菌耐药性的发生密切相关，但两者关系是相当复杂的。例如 1995 年英国公布，单独使用甲氧嘧啶治疗大肠埃希菌尿道感染与复方磺胺甲噁唑的疗效相同。因此有关机构要求医生一般只能用甲氧嘧啶进行治疗这类感染。结果复方磺胺甲噁唑的处方量从 1991 年的 3208000/年减少到 1999 年的 77000/年。但从大肠埃希菌对磺族的耐药率 1991 年为 39.7%，1999 年为 46.0% 数字分析，并未得到预想的结果。耐药基因分析表明，临床分离的大肠埃希茵的磺胺耐药基因至少与其他两种不同抗生素的耐药基因相连，而且超过 80% 的分离菌株携带这种相连耐药基因。

5.合理使用抗生素的基本原则

理想的做法根据药物指南指导抗生素的使用，而药物指南应包括本地区或者能够反映本地区细菌耐药特性、抗生素剂量、供应情况和临床实际疗效等内容。此外，地方药物指南也具有其本身的价值。地方药物指南包括的范围应较为广泛、突出合理使用抗生素处方的重要性。最基本的原则是要使临床医生感到药物指南与他们的实践和经验相关，只有如此才能给患者提供最好的医疗服务。

建立合理使用抗生素的基本原则，其目的并不是要编写另外的药物指南或者指导医生每天的具体工作，而是要确定抗生素处方的基本原则，这与国家、地方药物指南和临床实践并不矛盾。根据现有的知识，这一原则代表了有关各方的基本共识：①鉴定是否细菌性感染；②准确的临床和实验室诊断；③通过细菌耐药性监测来确定本地区、本单位常见病原菌的耐药水平；④以清除病原菌为主要目标；⑤依靠 PD 参数来确定最理想的剂量和疗程；⑥认真评价由于细菌耐药性和治疗失败而导致的经济损失；⑦药物指南和药品基本目录相结合；⑧使用抗生素患者的信息情况等。

十四、病毒性疾病的诊断发展趋势

随着抗菌药物不断研制及广泛应用，细菌性疾病明显得到控制，而病毒性疾病却难以控制，尤其是各种病毒感染后会产生许多血清型。同时同一种病毒感染不同个体或不同器官可表现出不同的临床特征，而不同病毒引起的疾病又表现出相同的临床症状，因此仅靠临床症状和流行病学资料很难确定某一病例的真正病原，所以必须对引起疾病的病原体进行明确诊断，达到有效治疗的效果，控制疾病的流行。

由于病毒性疾病的诊断技术的快速发展，特别是在不同级别的医院检验部门、疾病预防控制部门以及研究部门都开展了相应的病毒性疾病的诊断及方法的研究，为临床提供了大量有意义的检测结果。下面仅就病毒性疾病诊断技术的发展、现状和趋势作一简要阐述。

1.目前我国病毒性疾病诊断的现状

近年来，病毒性疾病的诊断已经发展成为对已知某种病毒的诊断、治疗、预后观察的重要手段。同时，开展病毒性疾病的诊断也是衡量一个医院整体水平，包括检测项目、检测质量，以及所应用的技术手段是否先进。目前能够开展病毒性疾病的诊断单位，尚不普遍，即使开展，大多数仍以血清学检测为主，采用的多是商品化试剂盒。而用现代分子生物学技术诊断疾病尚仅作为"参考诊断"。分析存在的差距，主要表现在几方面：①病毒性疾病诊断仪器设备不足：开展病毒性疾病的早期诊断，大多数采用分子生物学技术和方法，而这种非开放的仪器及试剂价格昂贵，同时被检测的样本有限，仪器设备通常由受过特殊培训的技术人员操作，从而限制其发展。②病毒性疾病的诊断技术力量不足：我国各大医疗检验实验室，多数未设立独立的病毒性疾病的诊断实验室，常与免疫实验室混用；实验室技术人员大多数不是专职，缺乏高级、复合型检验人才。而现代分子诊断技术在病毒性疾病诊断中，有它独特的技术要求，如实验仪器设备的使用、质量控制、结果的判断等，均需要受过一定专业训练的技术人员操作。③病毒性疾病诊断方法的局限性：血清学试验是诊断病毒感染的重要手段。采用血清学方法检测病毒感染，必须采取病人的双份血清，要求无菌操作；三大血清学试验所测出的抗体水平不平行关系；检测需时间长，质量控制难以保证；技术人员必须具有一定的经验，同时也必须具备安全防护措施利条件。

分子生物学技术为病毒病的诊断开辟了新的途径，特别是 PCR 技术的高度敏感性和特异性，使病毒性疾病的诊断技术有了一个飞跃。它可以从分于水平上早期诊断各种病毒性疾病，并从基因序列上判断疾病的发生、发展、变异等，这些技术方法在病毒性疾病诊断中，有它独特的技术要求，如技术、仪器、环境、质量控制、结果的重复性等。所以，一般的实验室难于开展。

2.病毒性疾病诊断发展的趋势

面对 21 世纪赋予我们检验工作者的使命和今后的挑战，我们不仅要利用现代的科技手段早期快速诊断病毒性疾病，而且还要发展具有我国自主知识产权和先进的诊断仪器和试剂，提升病毒病的防治技术，建立有效的病毒病诊断和筛选技术，及时发现病原，控制疾病的流行，对保障人类健康和国家经济将起到重要作用。为此，尽快开发利用高新技术已迫在眉睫。

（1）利用分子生物学技术：开展病毒基因水平检测，达到早期对病毒核酸的诊断。如定量 PCR、基因芯片、DNA 序列分析等。以及利用蛋白质芯片、抗体芯片、液体芯片技术，实现快速高通量标准化进行基于抗原抗体反应的病原体检测，这些技术可以在一次分析中快速确定 100 种抗体所识别的抗原，其以上技术方法在诊断病毒性疾病中将发挥其特有的作用。

（2）自动化技术：自动化检验具有重复性好、干扰因素少，结果判断客观准确，一次可同时进行大批量样品测定，缩短时间等优点，同时又可避免标本之间的污染以及标本对人、环境的污染，也便于进行室内及空间质量控制，消除批间和人为的误差，是将来医学诊断技术上发展的主要方向。

（3）非核标记素技术:20 世纪 60 年代建立的放射免疫检测方法（RIA）广泛应用于病毒性疾病的抗原抗体定量检测试验，对操作人员健康的危害、环境的污染及污物的处理等，使其在应用范围会受到一些影响。取而代之的是非核标记技术，如化学发光（CLIA）技术、时间分辨免疫荧光、电化学发光、免疫胶体金等技术，这些诊断方法逐步成熟并得到普及。

（4）家庭用试剂盒的开发：家庭床边检验即家庭用试剂盒，可使患者在自己的家里独自进行检查，不需要复杂的仪器设备和较高的技术要求，特别是对某些疾病不愿意去医院检测而怕暴露检测结果的如艾滋病，需要隐秘检测，受检者可以通过预先记录的信息得知结果，患者如果愿意也可以与医生讨论结果，阳性结果可向咨询员咨询。因此在确保检验结果可靠的前提下，在发展大型精确的自动化分析手段的同时，床边检验技术也有其自身发展所特有的应用前景。

（5）发展快速检测试剂：对于职业性暴露确定病源病例的血清学状态，以及以前未做过相应的具有传染性病源检测，如正在分娩的孕妇不可能再来取结果的患者，如性病门诊、急诊等。10~15min 出检测结果，其敏感性和特异性均比较高。

（6）不同检测标本的诊断方法：以往临床检验大多采用血清标本，检测的多是抗体。根据疾病进展的不同时期，建立对不同时期检测不同部位的相应的标志物，可早期确诊疾病。

　　综上所述，病毒性疾病的诊断会受到地域、人员、经济条件等诸因素的影响，特别是新技术、新方法的使用，所以，对一些经济条件差的实验室，可以开展现有的、国家批准的或建议使用的方法，检测结果重复性好、操作简便，且不会给患者增加经济负担的诊断试剂。对于不明原因的疾病、新发传染病等，可采集相应的标本，送到上一级实验室进一步检测。对病毒性疾病的诊断，不能单单以实验室检测为依据，要参考流行病学资料、临床表现等多项指标为根据，特别是现代分子生物学技术突飞猛进地发展，为我们提供了先进的科技手段和方法。但是也不能完全依靠分子技术，因为有些技术是不能代替的，还必须依靠传统、经典的诊断技术；再加上新发传染性病毒病的不断涌现流行，导致人们对病毒病的诊断与防治技术提出了新的要求。另外，在众多的病毒学检验方法中病毒病的诊断，可根据实验室条件、具体情况合理选择诊断方法，将有助于对病毒病的诊断。对于疑难病例往往需要选择多种方法检测，始能达到目的。

　　现在全国各大、中型医院临床检验水平的快速提高，在一定程度上主要是依靠进口仪器和试剂的应用。当然，适当地引进国外的先进技术和设备，会推动我国病毒病诊断的快速发展和进步，但过多地依赖国外的技术和设备并非上策，甚至会受到国外的限制，拉大差距。因此，应努力依靠自身力量，建立更有效的病毒病诊断和筛查技术，及时找出病原，控制疾病的流行，保障人类健康和国家经济的发展。